L'invention des enfants

Che vuoi ? Nouvelle série n° 31, 2009
Revue du Cercle Freudien

Directeur de publication : Serge Reznik

Couverture : Michel Audureau
Réadaptation : Clara Kunde

Éditeur : L'Harmattan, 5-7 rue de l'École Polytechnique, 75005 Paris

Les textes proposés à la revue sont à envoyer à :
Serge Reznik, 10 rue Rubens, 75013 Paris
sreznik@free.fr

À paraître : *Che vuoi ?* n° 32
Automne 2009 : Les perversions

Publié avec le concours du Centre National du Livre

Che vuoi ?

Nouvelle série n° 31, 2009

L'invention des enfants

L'Harmattan

5-7, rue de l'Ecole polytechnique ; 75005 Paris

http://www.librairieharmattan.com
diffusion.harmattan@wanadoo.fr
harmattan1@wanadoo.fr

ISBN : 978-2-296-09485-7
EAN : 9782296094857

Che vuoi ? est depuis 1994 la revue du Cercle freudien. Revue de psychanalyse, elle contribue au travail d'élaboration indispensable à la pratique en mettant en œuvre les deux principes fondateurs de l'association : l'accueil de l'hétérogène, le risque de l'énonciation. Chaque numéro est conçu comme un ensemble visant à dégager une problématique à partir d'un thème choisi par le Comité de rédaction. Un Cabinet de lecture présente des ouvrages récemment parus.

C'est pourquoi la question de *l'Autre qui revient au sujet de la place où il en attend un oracle, sous le libellé d'un :* Che vuoi ? *que veux-tu ? est celle qui conduit le mieux au chemin de son propre désir —, s'il se met, grâce au savoir-faire d'un partenaire du nom de psychanalyste, à la reprendre, fût-ce sans bien le savoir, dans le sens d'un : Que me veut-il ?*

J. Lacan (*Écrits*, p. 815)

SOMMAIRE

L'enfant en jeu

Cabinet de lecture

Éditorial

Après les premières découvertes de Freud sur la sexualité infantile et le scandale qu'elles causèrent, les psychanalystes se sont rapidement intéressés au traitement des enfants, et à celui des psychoses. Le Jardin d'enfants d'Anna Freud à Vienne accueillait des enfants gravement atteints, dont certains déjà étaient en analyse, ainsi que la totalité du personnel. Par la suite, on connaît le rôle pionnier de Mélanie Klein dans l'analyse d'enfants et d'Anna Freud dans la fondation et le développement d'institutions de soins, qui furent aussi des lieux de formation pour des générations de psychanalystes. À Londres, la *Tavistock Clinic* fut créée en 1920, la *Hampstead Clinic* pendant la Deuxième Guerre mondiale. En France, ce rôle fut tenu dès le début des années 50 par Jenny Aubry dans son service de l'Hôpital des Enfants-Malades et par Françoise Dolto à sa consultation de l'Hôpital Trousseau, et aussi, dans les mêmes années, par René Diatkine et Serge Lebovici au Centre Alfred Binet, dans le cadre de l'Organisation de la Santé Mentale du XIIIe arrondissement de Paris.

Qu'est-ce que la fréquentation des enfants a apporté à la pratique de la psychanalyse ? En quoi a-t-elle conduit à revoir les concepts ou à les préciser, à repenser les modalités, à inventer des dispositifs, à préciser les enjeux, les apports et les limites ?

Ce numéro de *Che vuoi ?* a voulu interroger les avancées de la psychanalyse avec les enfants, particulièrement au regard des évènements historiques qui ont marqué sa naissance. Des enfants ont été confrontés à une destruction de masse par l'entreprise génocidaire du Troisième Reich. Enfants assassinés dont le spectre hante l'Europe, enfants cachés dont certains réussirent à survivre, mais à quel prix ? Après la guerre leurs voix se sont tues, la mémoire s'est réfugiée dans les corps. Quelques-uns sont devenus écrivains ; en quoi leur témoignage peut-il nous éclairer ? Plusieurs textes leur rendent hommage, et tout particulièrement à l'œuvre d'Aharon Appelfeld.

Comment faire la part entre la construction des fantasmes et la réalité parfois atroce des situations dans lesquelles l'enfant est plongé ? Question toujours vive depuis les premiers échanges entre

Freud et Ferenczi, puis les grandes controverses qui opposèrent les partisans d'Anna à ceux de Mélanie pendant les années de guerre, même si les catégories lacaniennes du symbolique, de l'imaginaire et du réel viennent aujourd'hui lui donner une autre portée.

Dans les lieux de soins où ils exercent, les psychanalystes sont de plus en plus aux prises avec l'écrasement de l'espace psychique par le factuel : l'évaluation tend à se substituer à l'invention. Quand une idéologie scientiste réduisant les mouvements subjectifs à un ensemble de comportements rencontre le pouvoir politique et ses relais administratifs, tout ce qui relève du transfert est désavoué. Un fichage des populations indésirables peut se mettre en place ; il en rappelle d'autres, de sinistre mémoire. Rappelons ici, pour ceux qui trouveraient ces rapprochements excessifs, que Lacan tenait les nazis pour des « précurseurs par rapport à ce qui ira en se développant comme conséquence du remaniement des groupes sociaux par la science, et nommément de l'universalisation qu'elle y introduit » et prophétisait, en 1967, « l'extension de plus en plus dure des procès de ségrégation »[1]. Au fronton de l'École freudienne, munis des bonnes lunettes, on aurait pu lire : « Que nul n'entre ici s'il n'a pris la mesure du fait des camps de concentration. »

Les textes rassemblés permettent d'entendre les enfants à travers le jeu, le dessin, la mémoire, la création littéraire. Ils ouvrent également sur l'extrême importance de la fonction des « passeurs » que les enfants, au cours de leur vie, auront ou n'auront pas la chance de rencontrer.

Le Comité de rédaction

---

[1]Lacan (J.), « Proposition du 9 octobre 1967 sur le psychanalyste de l'École », in *Autres écrits*, Paris, Seuil, 2001, p. 257.

Terrains d'entente

« Et la lune qui se promène dans un ciel d'extraterrestre »[1]

José Morel Cinq-Mars[2]

Je les regarde.

Ils ouvrent le placard, sortent les jouets, s'installent.

Comme Adam aux premiers jours du monde, ils découvrent les animaux un à un, et les nomment. Ils les organisent en bande ou en couple, les font s'affronter, se suivre, se chercher, se battre, se mordre, se détruire, s'exterminer. Ils installent des barrières, cherchent le camion fourrière, font intervenir la police, les pompiers parfois, l'ambulance souvent.

Ils font rouler les voitures, voler les avions, rugir les locomotives. Ils partent en voyage, provoquent des accidents, inventent des sauvetages. Ils multiplient les chocs, les chutes, les heurts, les coups, la casse, les feux, les explosions, les catastrophes.

Ils examinent le biberon grand, s'emparent de la seringue et du stéthoscope, réclament la moto rouge. Ils pensent, ils trient, ils classent, ils murmurent, ils grommellent, ils soufflent, ils crient, ils reniflent, ils gargouillent, ils pètent, ils rotent, et parfois sortent pour pisser. Ou parce qu'ils en ont assez. Ou juste pour vérifier que de l'avoir oubliée un moment n'a pas fait disparaître leur mère.

Ils s'assoient sur mon fauteuil, s'en font un manège puis me le rendent, l'œil rieur ou à contrecœur. Ils lorgnent mes lunettes, feuillettent l'agenda, soupèsent le téléphone.

Ils s'emparent des crayons, du papier, de la pâte à modeler, réclament de la colle, du scotch, une règle, des ciseaux, parfois l'agrafeuse, ou le liquide correcteur. Ils griffent, percent, collent, comptent, trouent, coupent, découpent, arrachent, déchirent, chiffonnent, et repartent en laissant tout là, rangé ou en tas.

Parfois aussi ils mordent. De peur plus que de rage. Ou, immobiles, pleurent en silence.

> *Souvent ils se taisent. Parfois ils chantent. Ou déclament un bout de rimailles apprises à l'école. Et puis, tel un éclair de givre, une phrase éclate, lumineuse, en mots qu'il faut saisir avant que la mémoire ne défaille, ruinée par la boiterie grammaticale. Rien de plus difficile que de reproduire le mot à mot d'une conversation d'enfants. Rien de plus risqué que de prétendre imiter leurs dessins ou leurs gribouillis.*
>
> *Ils défont le monde et le refont. Ils défont leur monde et le refont.*
>
> *Et je les accompagne.*

Soixante-dix ans après la mort de Sigmund Freud, comment dresser l'inventaire de ce que les psychanalystes ont dit, pensé et théorisé à partir du travail mené avec des enfants ? Leur savoir excède largement ce qui s'en écrit. Parler avec quelques collègues estimés suffit pour se persuader que ce qui se pratique et ce qui se pense dans le champ de la psychanalyse est bien plus riche et inventif que ce qui s'en transmet officiellement. Il faut du temps, de l'énergie et certaines dispositions personnelles pour s'exposer à partager publiquement ce que l'on apprit en s'efforçant de se tenir à cette place d'équilibriste de celui qui tente, en psychanalyste, de donner la parole à des enfants, d'en entendre quelque chose et d'y répondre au mieux. Tous ne s'y risquent pas. Et puis, il y a tant à lire, tant à reprendre des colloques, des conférences, des journées d'études et autres rencontres savantes, sans parler de ce qui ne circule pas aisément d'une association à l'autre. Comment savoir ce qui s'est pensé et transmis ? Comment être certain que ce que l'on croit découvrir ne l'a pas déjà été par d'autres ? C'est pourquoi de la question posée par *Che vuoi ?*, « qu'est-ce qui s'est inventé dans la psychanalyse par la fréquentation des enfants ? », je proposerais la reformulation suivante : « Qu'ai-je appris, moi, psychologue progressivement et de plus en plus explicitement appuyée à la psychanalyse, des enfants que j'ai croisés dans mon travail en PMI ? »

LA PRÉSENCE

Psychologue clinicienne de formation, c'est sans conteste aux enfants que je dois d'être devenue psychanalyste. C'est pour eux que j'ai voulu approfondir les notions et concepts que j'avais – bien mal – acquis pendant mes années d'université, puis plus tard dans les séminaires de psychanalyse d'enfants. C'est pour eux que j'ai cherché à lever ce qui en moi résistait à une écoute plus aiguisée ; c'est avec eux que j'ai trouvé mon style, celui d'une *psyd'banlieue;* pour eux que j'ai tenté d'inventer une pratique qui ne soit pas ligotée par la doxa mais vivifiée par la théorie. C'est pour eux surtout que je n'ai pas rebroussé le chemin qui menait à la forêt des paradoxes et des contradictions, quand soigner, protéger et écouter ne s'articulaient pas si aisément que je l'aurais voulu.

J'ai eu la chance de commencer à exercer, au début des années 80, au moment où sous l'impulsion de Françoise Dolto les crèches se transformaient de « consignes pour les bébés » en « lieux d'éveil ». Ce fut aussi une chance d'avoir rejoint dès mes débuts d'autres jeunes psychologues, qui, avec le temps, deviendraient elles aussi psychanalystes. (J'écris « elles » parce qu'à cette époque comme au temps présent, les hommes actifs dans le champ de la petite enfance restent une exception.) Avec ces psychologues put non seulement se penser une « pratique sans divan » mais encore se raconter nos déboires de débutants. Se les raconter, en rire, et les dépasser. Souvenir d'un soir où à cinq ou six nous avions partagé nos ratages les plus spectaculaires et nos perplexités : enfants qui hurlaient quand on leur adressait la parole, qui se sauvaient dès qu'on leur proposait d'entrer dans notre bureau ou qui opposaient à chacune de nos questions un « et toi ? » provocateur. L'espace d'un moment, nous avions réuni nos embarras de n'y rien comprendre à ce que balbutiaient des petits à l'articulation approximative et nos déconvenues au sortir d'entretiens où les parents nous avaient regardés patauger avec ceux qui semblaient s'être transformés en dragons fulminants. Notre désarroi était à la mesure de notre étonnement ; dans les livres et les histoires de cas, tout avait toujours l'air si simple, si logique ! Oui, ce fut une chance d'apprendre *ensemble* qu'un enfant n'est pas une image et que les récits de cure sont précisément des récits. D'être reconstruits, ils comportent toujours une part de fiction ; jamais plus nous ne pourrons prétendre : « Voici quelle fut l'histoire » –, ce qui est tout autre chose que de dire : « Voici comment j'ai compris l'histoire. » Il n'est qu'à observer comment deux psychanalystes, même chevronnés, entendent de façon différente un même récit de cas. Voyez par exemple comment dix psychanalystes lisent aujourd'hui l'histoire rapportée par Freud de la dite « jeune homosexuelle »[3]...

Qu'il s'agisse d'un déluré de quatre ans qui veut ce qu'il veut et ne veut pas ce qu'il ne veut pas, d'un enfant inhibé qui ne dit mot et se terre dans un coin ou d'un autre, angoissé, qui installe le chaos dans votre bureau, c'est collectivement que nous avons appris que l'important était d'installer un espace de rencontre entre cet enfant-là et soi. Sur ce point, la plus belle des théories n'aura souvent pas été plus utile que quelques années d'expérience de baby-sitting ou d'animation de colonie de vacances... Avec les enfants, tout se joue dans le mystère de la présence, la leur, et celle du psychanalyste. C'est ce même mystère qui fera, que les années passant, et sans qu'il n'y ait rien à faire, les enfants sembleront s'apaiser dès qu'ils auront franchi le seuil de votre bureau. Mystère de la présence, autant dire du *transfert* : celui qui s'installe entre deux sujets, quel que soit leur âge. Mystère agissant de la confiance profonde construite au fil des ans dans la soif de parole du petit sujet et dans la force de son désir. Il s'agira toujours moins d'interpréter que de laisser place à ce qui peut advenir. Avec tranquillité, mais sans complaisance.

FIGURES DE BÉBÉS, DE MÈRES ET DE PÈRES

Parce que les crèches avaient su faire une place aux psychologues, j'ai pu me familiariser avec plusieurs centaines d'enfants « ordinaires » et leurs parents « ordinaires ». Ce fut donc une autre chance que d'avoir pu, pendant une quinzaine d'années, regarder grandir et connaître *un par un* des enfants, de la naissance, ou presque, à l'âge de la maternelle, tout en recueillant pour chacun, un bout de son histoire. J'ai pu former ainsi ce regard sur la pathologie qu'on acquiert quand on a eu tout le loisir d'observer comment va « un enfant qui va bien quand il va mal ». J'ai acquis ainsi une expérience concrète du continuum qui va du normal au pathologique et vérifié comment ce qui est épinglé comme symptôme chez un enfant résulte de son effort pour se guérir lui-même ou pour guérir l'autre, son parent ou l'institution.

Travailler en crèche, c'était rencontrer des enfants petits, *en bonne santé, séparés de façon répétée mais momentanée de leurs parents.* Les connaissances sur la structuration psychique et l'entrée dans la parole des enfants s'en trouvèrent largement enrichies car l'occasion était bonne de prendre la mesure de ce que signifiait pour un *infans* d'être plongé dans le langage avant même sa naissance, puis avant qu'il n'ait lui-même acquis la maîtrise de la langue. À écouter les parents raconter les premiers mois ou les premières semaines précédant l'entrée de leur bébé en crèche se voyait clairement démentie l'opinion de Freud selon laquelle la vie d'un bébé serait à peu de chose près la même que celle d'un autre[4]. Il se vérifiait en effet que la vie des nourrissons était infiniment plus variable qu'on avait pu le croire et que les cartes distribuées dès la toute petite enfance n'étaient pas les mêmes pour tous. D'avoir pu en prendre conscience a étoffé le travail d'anamnèse dans les psychanalyses d'adultes. Je dois à cette expérience d'écoute des parents à l'arrivée des tout-petits en crèche de porter l'attention la plus grande aux détails des premiers mois de vie des sujets adultes que je rencontre aujourd'hui, et notamment à l'exploration de cette question : qui d'autre que la mère leur a donné des soins qui ont compté ?

« Et la lune qui se promène dans un ciel d'extraterrestre »

L'expérience clinique auprès d'enfants en collectivité a aussi permis de mieux déplier les enjeux, les bienfaits et les ratés des séparations précoces, ainsi que la grande diversité de formes sous lesquelles elles s'inscrivent dans la vie d'un bébé. Certes, il y a les hospitalisations, les abandons, les ruptures forcées suite à des sursauts de l'histoire ou à des inconsistances graves des parents, mais il y a aussi toutes les séparations de la vie qui va... Et de ces séparations sans tragédie, il y avait beaucoup à apprendre.

L'enfance est un temps aussi contrasté que peut l'être l'âge adulte. Le paradis perdu des premières années ne vaut pas pour tous. Certains enfants détestent être petits et n'ont de cesse que de devenir grands. Et cependant, si cette diversité produit des effets repérables, ce n'est pas pour autant que l'on sache d'avance *lesquels* : le savoir sur les enfants n'est pas plus objectivable que celui sur leurs aînés, et il n'est pas plus de certitude dans le monde de la petite enfance que dans celui des adultes. Si une connaissance plus fine des tout-petits permet de mieux se représenter ce que peut être leur univers psychique et de les aider à s'extirper des contradictions dans lesquelles ils se sont englués, le pouvoir prédictif du psychologue ne s'en trouve pas augmenté. Je dirais même qu'on reconnaît le psychologue d'expérience à ceci qu'il ne se risque pas à faire des prédictions sur le devenir d'un enfant.

En halte-garderie comme en crèche, les enfants sont présents à la demande de leurs parents, tandis que les psychologues sont présents à la demande de l'institution. Les parents y sont donc dans une position différente de celle qu'ils peuvent avoir dans un lieu de consultation thérapeutique. Quand je rencontrais les parents, et je les rencontrais tous, c'était à *ma* demande, une demande que j'ai vite appris à formuler explicitement, refusant les rencontres de hasard sur le mode faussement surpris, « tiens, vous êtes là ? » Au moment de l'admission, cette demande, je la justifiais par mon souhait de *faire connaissance* avec eux et avec leur enfant, et par celui de me présenter, puisque je serais amenée à croiser régulièrement leur enfant bien que la crèche n'ait pas vocation à être un lieu de soin[5]. Et, rien ne ressemblant plus à un bébé sur un tapis de jeu qu'un autre bébé sur le même tapis de jeu, je m'étais vite rendu compte qu'après avoir parlé avec les parents, je ne voyais plus des bébés, mais un, un autre et un autre encore... Je m'efforçais de donner à ce premier entretien une tournure la plus légère possible. Plutôt un « Parlez-moi donc de votre bébé » qu'une invitation sauvage à examiner en profondeur un lien en formation. Cette façon de travailler s'est vite révélée plus profitable que je ne l'aurais imaginée. Ce premier entretien pouvait, ou pas, être suivi par la suite de rencontres informelles en fin de journée où nous conversions des petits faits de la vie des enfants. Plus j'apprenais à me montrer intéressée mais pas intrusive, plus j'étais disponible mais pas pressante, et plus les parents ont demandé à me rencontrer lorsque apparaissait un souci concernant leur enfant. Finis les rendez-vous plus ou moins délicatement proposés : c'est spontanément qu'ils recouraient à moi. J'ai ainsi commencé à comprendre qu'une de mes tâches pouvait être de « rendre un psy possible » pour tout de suite ou pour la suite[6]. « Rendre un psy possible » par une offre de rencontre la plus ouverte possible contredit une vision plus directive de la prévention qui consisterait par exemple à introduire en douce un psychologue dans une consultation pédiatrique ou à l'installer anonymement dans la salle de pesée pour un « passage obligé » où seraient repérés les enfants en difficulté ou les liens parentaux vacillants.

Cette connaissance d'hommes et de femmes en pleine possession de leurs droits, devoirs et privilèges de parents a favorisé la remise en question de ce qui avait pu être transmis dans ma formation comme figure stéréotypée de père et de mère. Si la psychanalyse a appris quelques chose au cours des dernières décennies c'est au moins ceci qu'il y a bien plus de sortes de mères que d'auteurs de psychanalyse, lesquels semblent parfois n'en avoir jamais connu qu'une : la leur. Jeune mère comblée par un fils forcément préféré à ses filles, mère sacrifiée, déprimée, empêchée ou *rock and roll*, déesse toute-puissante ou femme « suffisamment bonne », chaque auteur construit sa théorie à partir d'une mère qui vient s'insérer comme figure de La Mère dans son échafaudage théorique.

J'ai aussi appris aussi que les figures de mères évoluent en fonction de l'idéologie dominante et des représentations véhiculées à un moment donné de la vie d'une société. Aux premiers temps de ma pratique les mères étaient supposées toutes déchirées à l'idée de laisser (voire d'« abandonner ») leur enfant à la crèche. Le personnel déplorait ou compatissait aux résistances qu'elles opposaient à une séparation jugée bonne et nécessaire pour qu'un enfant grandisse bien. Quinze ans plus tard, le même personnel se plaignait plutôt de ce qu'il percevait comme désinvolture et démission chez des mères qui n'accouraient plus ventre à terre quand leur bébé était fiévreux ou qui le laissaient à garder le temps de quelques vacances sans lui. La figure de la mère démissionnaire supplanta alors celle de la mère « trop attachée »... C'est la rencontre répétée avec toutes sortes de mères qui a permis de questionner ces clichés en même temps qu'elle a conduit à reformuler une théorie du maternage qui semblait réduire le rôle maternel aux seuls soins donnés à l'enfant. Oui, les mères aussi parlent. Non, comme il commença à se dire[7], elles ne sont pas toutes étrangères à la transmission symbolique. Il en alla de même pour le père qu'on avait trop souvent réduit à n'être que « celui qui sépare la mère de son enfant » ou à n'avoir d'importance que celle de son nom. Car, si la mise en place des Noms-du-Père garantit qu'un sujet ne s'enfoncera pas dans la psychose, il reste encore beaucoup à dire sur la place du père réel dans la formation psychique de son enfant et sur le rôle qu'il joue dans la façon dont celui-ci se construit. Il y aurait par ailleurs à réfléchir sur les effets de la défection des hommes, pères ou éducateurs, du champ de l'enfance et de la petite enfance. Comment penser que grandir dans un monde restreint à celui des femmes, un monde où nul homme dont la parole, reconnue significative, n'aurait été *concrètement* rencontré, puisse rester sans effet sur la construction de l'identité des garçons comme sur celle des filles ? La bisexualité psychique de chacun mise en évidence par Freud a trop commodément servi d'alibi pour masquer le désastre que peut entraîner la désertion des pères du monde de leurs enfants et pour obérer la richesse de ce qui se joue, et de ce qui se transmet, quand un homme s'occupe de ses enfants, et autrement qu'en place de substitut maternel.

TRAVAILLER *AVEC* LES PARENTS

Réduire les stéréotypes entourant la figure des parents fut un pas. Apprendre à travailler avec eux autrement que dans la rivalité, l'accusation ou le jugement, même bienveillant, en fut un second. Qu'il s'agisse du grand Autre maternel ou de l'Autre secourable du temps de la *Hilflosigkeit*, il a bien fallu apprendre à faire avec ceux qui les incarnaient, car ce que nous avons appris c'est que nul enfant ne peut être écouté *contre* ses parents.

Si nous avons dû apprendre à travailler plus étroitement avec les parents c'est bien sûr parce qu'une des spécificités du travail clinique avec des enfants petits est de nécessiter qu'ils soient conduits au psychanalyste et qu'à cet égard, il faut bien obtenir la collaboration active des parents. Mais c'est aussi parce que soigner un enfant ne peut se faire sans la participation psychique de ses parents. Cette collaboration se vérifie par la façon dont les parents respectent le cadre (pas de questions intrusives – « qu'est-ce que tu as dit à la dame ? –, pas de retards massifs ou répétés, pas de tentative pour détourner le cadre à son profit personnel, pas de passages à l'acte – départ en colo, chez les grands-parents –, etc.) et livrent les informations utiles au traitement. Elle se vérifie surtout lorsqu'ils accueillent favorablement, ou tout au moins patiemment, les changements induits chez l'enfant et qui remanient sa place dans la famille.

Ce qui frappe quand je relis des textes qui ont été pour moi fondateurs, c'est combien ce travail avec les parents était vite abandonné, comme si on avait tôt fait d'enfermer les parents dans leurs premières paroles, leurs premières réactions. Comme si on avait attendu d'eux qu'ils fassent confiance d'emblée au psychanalyste et à sa façon énigmatique de travailler. En crèche, et dans une moindre mesure en consultation de PMI, j'ai appris que les attitudes des parents ne sont pas immuables : fermés ou réticents un jour, ils peuvent se montrer accessibles à la discussion un autre. De même, la confiance est-elle à construire et exige du temps. Accueillir un enfant avec ses parents ce sera donc aussi prendre du temps pour les parents, et respecter leur capacité de mouvement psychique. Bonnes ou mauvaises, ils peuvent avoir leurs raisons pour ne pas entendre tout de suite que leur enfant aurait besoin de l'aide d'un psychanalyste ou pour se montrer réticents à l'égard de cette forme d'aide-là.

Dans la littérature psychanalytique, il n'est pas très fréquent qu'hommage soit rendu aux parents dont on reconnaîtrait qu'ils ont pu contribuer au mieux-être psychique de leur enfant ou l'aider dans la résolution des conflits qui le minent. Leur apport est le plus souvent minoré ou ignoré comme si dans le déroulement d'une thérapie, ils ne pouvaient être que des gêneurs, ou au mieux, des « rapporteurs fidèles » des faits et gestes de leur enfant. Par ailleurs, l'idée qu'ils puissent bouger dans leur façon d'être est peu prise en compte et peu valorisée. Et pourtant, la plasticité psychique des parents n'est pas moindre que celles des adultes qui consultent pour eux-mêmes.

La réputation de certains éminents psychanalystes a pu faire que le transfert installé d'emblée entre les parents et eux-mêmes leur épargnât d'avoir à construire ce lien autour de l'enfant, mais les années passant, force est de constater que la position d'autorité du psychanalyste s'est vue profondément remise en question, sommé qu'il est désormais de s'expliquer sur ses méthodes et ses visées. Plutôt que tenter de contourner ces demandes, l'expérience du « partage de l'enfant » telle qu'elle a pu se construire dans l'espace du travail en crèche a été précieuse pour développer un art de l'alliance avec les parents dont les enfants avaient besoin de soins psychiques. Plus d'une fois, avoir pris le temps d'exposer nos hypothèses et nos façons de travailler a permis d'obtenir la collaboration de parents, a priori réticents ou incrédules, dans la mise au jour du sens d'un symptôme de leur enfant.

Cet art de l'alliance est bien sûr à mille lieux de la soumission à des règles impératives comme celle par laquelle on se croyait quitte de la question de la reconnaissance du père : « Pas de thérapie sans avoir vu le père. » Vous dire mon trouble le jour où une mère dont je n'avais pas pris en charge la petite fille parce que le père ne le souhaitait pas me téléphona en disant : « Le père de ma fille vient d'être assassiné, la recevrez-vous maintenant ? »... La règle, c'est qu'on n'accueille pas un enfant sans avoir accueilli ses parents dans son propre espace psychique, tels qu'ils sont, quels qu'ils soient. Si parfois des parents peuvent s'être montrés toxiques pour leurs enfants ou activement et consciemment maléfiques, ce n'est heureusement pas le cas de figure le plus fréquent. Les enfants vont souvent mal d'être pris dans une transmission inconsciente qui les met en difficulté, ou bien d'avoir été soumis à des événements qui se seront révélés traumatiques. De cette transmission inconsciente comme de ces traumatismes, les parents ne peuvent être tenus pour coupables. Quand l'effroi, le désespoir, la rage, la terreur, la douleur, se sont transmis de mère à fils ou à filles, de père à fils ou à fille, les parents n'ont pas à être accusés, mais on a à leur rappeler que leur responsabilité de parents est d'aider l'enfant, y compris quand son trouble s'exprime uniquement à l'extérieur du cercle familial, à l'école par exemple. Le travail de psychanalyste d'enfant c'est aussi, parfois, d'« aider à aider ».

Les femmes sont plus naturellement convaincues que les hommes des bienfaits de la parole, pour elles-mêmes et pour leurs enfants. Pas étonnant donc que majoritairement ce soient des femmes qui amènent leurs enfants en consultation. Faut-il pour autant les croire quand elles se plaignent du désengagement des pères auprès de leurs enfants ? Les pères ont parfois besoin de s'approcher doucement. Aussi leur intérêt pour leur enfant peut-il se donner à lire dans un coup de fil en cours d'entretien « pour s'assurer que la mère parle bien français », dans le fait de l'avoir conduite sur le lieu de consultation, même sans pouvoir franchir le pas de la porte, ou dans la façon de faire poser une question par celle qui sera devenue momentanément leur « porte-parole ». Il se vérifie souvent qu'il suffit d'inviter un père en soulignant combien sa présence favorisera le travail engagé pour qu'il surmonte son embarras et accepte de venir nous parler de son fils ou de sa fille. Inviter plus qu'obliger, laisser du temps, apprivoiser... Rendre la rencontre possible au parent, voilà ce qui est apparu important, et efficient. Accueillir les parents avec leurs peurs, leurs maladresses, leurs fantasmes, voire leurs humiliations (avez-vous remarqué combien difficile il peut être pour un parent qui, plus jeune, a été « passé au psy » de venir vous rencontrer ?) telle est aussi notre tâche pour aider un enfant à aller mieux. Quoi qu'il se passe avec nous, l'enfant reste l'enfant de ses parents et c'est avec eux qu'il doit continuer à se construire. Françoise Dolto ne rappelait-elle pas justement que c'est avec ses parents que l'enfant doit vivre son œdipe et pas avec le psychanalyste ?

En cinquante ans, la place des parents face aux « spécialistes » de tous ordres s'est modifiée. Le secret et l'assurance qui ont pu caractériser le style de certains psychanalystes d'enfants n'ont plus le même succès aujourd'hui où les parents nous mettent plutôt au défi de faire ou de dire quelque chose qui puisse fonder notre autorité. Les parents supportent moins de ne pas comprendre ce que nous faisons ni pourquoi nous le faisons. Il s'agit donc de faire reconnaître notre compétence non sur le mystère entretenu mais sur l'engagement auprès des enfants eux-mêmes ; engagement du psychanalyste que scandalisent les réductions objectivantes, le mensonge, les incohérences et les inconséquences de l'administration, l'autoritarisme, la violence d'un système ou d'un groupe social ; engagement d'une personne qui a le sentiment aigu de la difficulté de vivre. La confiance se fondera alors moins sur le silence promu en exigence que sur le partage raisonné des informations. Ce n'est pas trahir un secret de l'enfant que d'expliquer à ses parents pourquoi on se réjouit de le voir utiliser des ciseaux pour couper des bouts de papier ou de raconter ce qui peut être lu dans ce qu'ils voient comme un gribouillage informe. Ce n'est pas trahir un enfant que de remettre en perspective pour les parents ce que son transfert sur le psychanalyste peut avoir d'inquiétant pour eux. « Vous êtes donc une sorcière ? » interroge une mère étonnée et déconcertée de ce que son fils, par ailleurs rejeté de partout, réclame de venir me voir. Expliquer qu'il s'agit moins de trouver l'explication du mal que de faire en sorte que l'enfant aille mieux. Ne pas se draper dans la morgue d'un « surtout ne pas guérir », comme le dénonçait récemment Olivier Grignon[8], mais parler, oui, d'un « aller mieux ». Écouter les déceptions, le désarroi, l'impatience. Ne pas les partager, mais ne pas les rejeter. Quand je me réjouis de ce que tel enfant autiste m'interpelle en me nommant « PMI », comprendre que la mère ne peut pas s'en réjouir autant que moi, car si je vois le chemin parcouru, elle, elle voit ce qui reste à parcourir. Or, être parent, c'est tout de même ça : projeter un avenir possible à son enfant. Le temps du psychanalyste n'est pas celui du parent. Et l'on sait à quels ravages conduit le fait pour un parent de se prendre pour le psy de son enfant...

LA DEMANDE

La question de la place des parents dans le travail clinique avec un enfant ne va pas sans celle de la *demande,* qu'on a parfois tellement rigidifiée qu'elle a pu devenir en certaines circonstances un obstacle à toute prise en charge. Que nul travail de changement psychique ne puisse se faire sans le consentement du sujet, cela va de soi. Mais qu'appelle-t-on *demande,* au juste ? Une prise de rendez-vous formelle et individuelle ? Ou autre chose, qui serait plus proche d'un appel ? Dans l'insistance mise à entendre plutôt qu'attendre la demande, ne s'agit-il pas à chaque fois de repérer ce qui rendra le travail possible, ce qui sera nécessaire pour installer un cadre thérapeutique ? Attendre pour bouger qu'une demande explicitée et conventionnelle ait été formulée, n'est-ce pas une résistance du psychanalyste ? Une façon discrète de se désengager ? Une demande peut prendre tant de formes différentes... Celle d'un tout petit en crèche se repérait souvent à ceci qu'un enfant qui m'ignorait habituellement venait un jour s'asseoir sur mes jambes croisées en tailleur tandis que je discutais avec les adultes du service. Chaque fois que cela s'est produit, je disais à l'enfant que sans doute il y avait quelque chose qui le tourmentait et dont il voulait que je parle avec ses parents, et je faisais en sorte de les rencontrer. Chaque fois je me suis aperçue que quelque chose se passait dans la vie de l'enfant dont il était nécessaire de parler avec ses parents. J'ai souvent constaté que les enfants petits perçoivent rapidement et avec une acuité étonnante ce qu'offre un psychanalyste : ils entrent dans le bureau, regardent les jouets à leur disposition et installent cette Autre Scène où l'on s'efforce d'aller les rejoindre. Qu'ils jouent, avec cette voracité particulière, suffit pour y voir une demande...

J'ai souvent noté combien les mères qui avaient bénéficié d'un, et souvent d'un seul entretien, avec une psychologue en maternité – de celles qui frappent à la porte de jeunes accouchées « qui ne demandent rien » – trouvaient ultérieurement le chemin pour une de prise rendez-vous avec moi à la PMI. Pareil pour celui ou celle qui en sa jeunesse pouvait évoquer un lien fort à un éducateur ou un enseignant « formidable ». J'en ai déduit que, de même que la sublimation choisit ses objets parmi ceux que la société lui indique déjà, il faut pour « demander du *psy* » avoir déjà connu cette expérience particulière qui consiste à parler en étant écouté. Pour qui n'a jamais eu cette expérience, il sera nécessaire qu'une offre de parole lui soit faite de façon soutenue, et recevable par lui. Car, qu'il s'agisse d'attendre, présent et disponible, qu'on vienne « demander » ou qu'il s'agisse d'aller au-devant de celui ou de celle dont on pourrait penser qu'il a à dire, la demande ne peut être dissociée de la forme de l'offre, qui met en scène notre désir de psychanalyste, et qui oblige à travailler la distinction entre intrusion et proposition, entre interprétation sauvage et éclairage nouveau, et qui conduit à repenser la question du tact dans notre profession.

Combien de fois n'ai-je pas entendu une mère déclarer qu'il avait fallu que quelqu'un lui propose de rencontrer la psychologue de la PMI pour qu'elle s'y décide. « Je savais que j'en avais besoin, mais il fallait qu'on me le dise, et que ce soit financièrement possible. » Outre la question du paiement en analyse, que je laisse ici de côté, se dessine ici la question de l'indication et celle de ce que j'appellerais le « transfert en cascade ». Si nous avons appris quelque chose, c'est à travailler avec des populations dont on aurait dit précédemment qu'elles étaient inaptes au travail psychique. Et de fait, si on en reste à entendre la demande comme la capacité de s'avouer que l'on a besoin d'aide pour éclaircir certaines questions d'ordre psychique et que pour ce faire on va prendre rendez-vous avec Monsieur ou Madame X entrevu à la télévision ou dont le nom a circulé lors du dernier dîner en ville, oui, il y a des populations qui resteront exclues des soins psychiques. Par contre, si on considère qu'une demande existe chaque fois que sont réunis un symptôme, une souffrance et le souhait d'y changer quelque chose, alors on peut dire que cette demande est à entendre, ne serait-ce que pour la rediriger là où elle pourra être prise en considération. Je dois à mes collègues pédiatres, puéricultrices, éducatrices, assistantes sociales, directrices d'école maternelle, médecins de ville, etc. la plupart des patients qui sont venus me rencontrer à la PMI. Il est important de dire ici que ces orientations n'ont été suivies d'effets que lorsqu'elles se sont appuyées sur un transfert déjà en place entre la famille et le consultant premier, et qu'elles ont été d'autant mieux suivies d'effet que ce premier consultant est demeuré un interlocuteur pour la famille.

Qui demande ? La mère ou l'enfant ? Et comment s'y repérer ? Faut-il recevoir l'enfant seul ? Ou avec ses parents ? Ou les parents sans l'enfant ? Avec l'expérience, j'ai appris à me fier aux enfants. Il y a des parents qui ne peuvent formuler une demande qu'à travers leur enfant. Par la liberté de circulation qu'elle permettait j'ai pu observer en PMI que certains enfants se débrouillaient pour emmener leurs parents jusque dans mon bureau et que ceci une fois réalisé, ils s'éclipsaient en douce. D'autres fois, l'enfant restait là mais il manifestait d'une certaine façon qu'il n'était là que pour permettre à son parent soit de parler de quelque chose qui l'encombrait, lui, soit de quelque chose dont l'enfant avait besoin d'entendre parler. Quand la difficulté semblait être pour le parent de prendre en compte son enfant, je me suis aperçue que spontanément, je me positionnais à hauteur d'enfant. Quand le travail à mener semblait plutôt être de soutenir une séparation mère-enfant, je restais dans mon fauteuil pour laisser l'enfant prendre suffisamment ses distances avec la mère et explorer l'espace du bureau. Parfois ce mouvement ne se faisait qu'en plusieurs temps, chaque temps modifiant le dispositif. Dans tout ceci, j'ai eu à désapprendre qu'il y aurait *une* façon de faire ; et puis j'ai dû apprendre à ne pas céder à l'injonction du « soin précoce » en prenant du temps, le temps nécessaire pour accueillir, pour installer la confiance, pour comprendre, pour intervenir. M'avait-on parlé, dans ma formation, de ce nécessaire sens du timing, de cette liberté laissée à l'autre d'avancer à son rythme ? Je ne crois pas.

TRAVAILLER AVEC LES AUTRES

À l'exception capitale d'un stage en psychothérapie institutionnelle, mes années d'études ne m'avaient pas préparée à travailler avec d'autres professionnels. On m'avait plutôt transmis l'idée du « splendide isolement du psychanalyste », de sorte que je n'avais guère d'outils pour aborder le travail d'équipe, ou alors seulement pour l'imaginer en position de surplomb, superviseur obligé de mes collègues, ou, à la rigueur, animatrice d'un groupe de parole. Quelque chose comme un fantasme de toute-puissance du psychanalyste circulait. Le mot juste et le dernier mot ne pouvaient qu'être les siens.

Dans la pratique, tout n'était évidemment pas si simple. D'abord parce qu'exerçant dans divers centres de PMI, j'ai vite compris qu'avant d'arriver jusqu'à moi, une famille devait d'abord passer par le lieu d'accueil de ce centre. Or, selon la qualité des collègues qui occupaient ce poste stratégique, parvenir jusqu'à mon bureau pouvait relever d'une avancée en terrain miné ou d'une promenade dans un jardin d'été. Qu'on le veuille ou non, cette traversée première rejaillit sur l'offre faite et sur la qualité des entretiens menés. Un accueil bienveillant et discret facilite incontestablement le travail du psychologue en créant un climat favorable à la mise en confiance. À l'inverse, les lieux où règnent l'arbitraire et le rejet, la pitié condescendante ou le mépris larvé sont évidemment dissuasifs, sans compter qu'il serait insensé ou suicidaire de parler en un lieu où rien ne garantit la confidentialité d'un échange et l'intimité d'une rencontre. Quand l'accueil est trop rude ou quand l'institution est trop folle, les parents ne reviennent pas... sans qu'il s'agisse toujours d'une résistance de leur part. Pour travailler comme nous le souhaitions auprès des enfants et de leurs parents, il nous a donc fallu apprendre, hors de tout lien hiérarchique, à partager avec d'autres l'espace, le temps, le souci du fonctionnement général du Centre et celui des familles en particulier. Il n'y avait pas « nos » patients d'un côté et ceux de la PMI de l'autre, mais des familles dont nous tentions ensemble et chacun selon sa fonction d'aider au mieux. Il n'y avait pas non plus « nos » préoccupations, distinctes de celles des autres, mais un projet commun où nous devions nous efforcer d'inclure ce qui était nécessaire pour recevoir décemment les familles : un bureau qui ne soit pas un lieu de passage, des jouets en nombre suffisant, une porte qui reste fermée aussi longtemps que nécessaire, un minimum de confort pour asseoir les parents et... une certaine tranquillité d'esprit.

Ce n'était pourtant pas le plus difficile. Rendre les collègues sensibles à la dimension psychique de ce qui pouvait apparaître de prime abord comme un problème de puériculture ou un symptôme strictement médical fut bien plus ardu. Sur ce point aussi, notre formation était restée d'autant plus silencieuse qu'au début des années 80 les champs des savoirs étaient fréquemment présentés comme s'opposant les uns aux autres. Trop souvent le seul savoir admis était celui de qui avait réussi à prendre le pouvoir dans l'institution ou à sa marge. L'époque était au « ou, ou » : ou le psy ou le pédiatre, ou le psy ou le juge, ou le psy ou l'éducateur, ou le psy ou le marabout, etc. Articuler plutôt qu'opposer devint un enjeu pour bien travailler. Si nous avons cherché à faire entendre qu'un symptôme qui n'est pas d'origine somatique n'est pas « rien », il nous a fallu aussi entendre que la psychanalyse n'était pas omnisciente. Un bébé perturbé par les dissensions entre ses parents ou par des ratés dans la transmission pouvait aussi souffrir d'une otite qui méritait d'être soignée médicalement... J'appris ainsi à ne pas renoncer à voir ce que je voyais ou à sentir ce que je sentais, sans prétendre toujours connaître la cause de ce qui m'interrogeait. J'ai le souvenir vif d'une petite fille connue à la crèche dont l'état m'inquiétait vivement sans que je puisse trouver quoi que ce soit dans le discours des parents qui puisse apaiser mon questionnement ni même en rendre compte. « Je ne sais pas ce qu'elle a, mais elle a quelque chose qui ne va pas », répétais-je en vain à la directrice, au médecin de la crèche, à l'éducatrice... Il fallut quelques mois pour que mon inquiétude insistante, renforcée par celle de l'auxiliaire de puériculture qui s'occupait de la petite fille au quotidien, persuade les parents d'aller voir un spécialiste : une tumeur maligne fut alors diagnostiquée qui nécessita l'ablation de l'œil. Fort heureusement, il n'y eut pas de métastase. Je n'ose imaginer ce qui se serait passé si j'avais calé sur mon inquiétude dont j'ignorais si son fondement était psychique ou somatique.

Un autre motif de travail avec les collègues fut celui de l'adresse : quand et comment proposer à des parents de rencontrer un psychologue ? S'il s'agissait au début d'éviter les recommandations désastreuses du type : « Allez donc voir la dame gentille, elle vous donnera des conseils », ou pire, le chantage : « Pas d'aide de la mairie si vous ne voyez pas la psy », en crèche comme en PMI, il est vite apparu que le travail d'adresse était un travail en soi et que mieux les membres d'une équipe se connaissaient, mieux se faisait l'adresse, et ce avec un minimum d'information échangé. Au fil du temps, il se révéla en effet que l'important était moins de se transmettre ce qui était connu de l'histoire ou de la situation présente d'une famille, que de se connaître les uns les autres et de s'estimer dans nos fonctions respectives. On vérifia ainsi que le plus fédérateur dans le travail auprès d'une même famille est l'habitude prise de parler ensemble de nos conceptions du métier. Avoir une représentation assez précise du style de l'autre et apprécier ce style est souvent le meilleur facteur d'une adresse réussie. Partir de ce qui inquiète le parent, quoi que ce soit, est le second facteur de réussite de l'adresse, même lorsque ce qui fonde cette inquiétude peut paraître dérisoire au vu d'autres difficultés plus graves rencontrées par l'enfant : ce qui permet à une famille de venir consulter n'est pas si important, ce qui l'est, c'est de créer la possibilité d'une rencontre avec le psychanalyste.

DE LA PRÉVENTION

Certains mots, d'avoir été trop mal utilisés, finissent par s'user. *Prévention* est l'un de ces mots. On l'associe souvent au qualificatif *précoce*. Insidieusement s'est répandue l'idée que « prévention précoce » serait synonyme de dépistage des difficultés chez les jeunes enfants ou de dysfonctionnement dans le lien parent-enfant. Comme Freud qui dans l'enthousiasme de ses découvertes avait imaginé qu'on pourrait un jour prévenir la névrose en utilisant la psychanalyse comme vaccin, certains voudraient aujourd'hui utiliser des formes dérivées de celle-ci pour la transformer en outil prédictif du malheur ou du conflit. Au nom d'une croyance en une prophylaxie psychique, de soi-disant experts multiplient des études dont les résultats sont utilisés pour établir des grilles de dépistage et des protocoles des soins. Ils rêvent d'éradiquer dès l'enfance tout signe susceptible d'évoluer vers une pathologie mentale ou vers un trouble social. Mieux (ou pire), confondant sagesse et bonheur, des hérauts scientistes prétendent qu'à défaut de posséder le gène du bonheur[9], on pourrait désormais en acquérir le mode d'emploi : quelques leçons d'un bon coach y suffiraient...

Au terme d'une trentaine d'années d'exercice de la psychologie clinique dans ce qui pourrait être désigné comme un champ de prévention, j'en arrive pourtant à cette position paradoxale qu'il n'y a pas d'autres actions de prévention que *politiques*. « Prévention précoce » n'a pas vraiment de sens car cet enfant d'école maternelle qui va mal, n'est-ce pas plus tôt qu'il aurait fallu l'aider ? Dès sa naissance ? Pendant la grossesse de la mère ? Avant que celle-ci ne soit enceinte ? Quand elle était adolescente ? Grande enfant ? Plus petite ? À l'école maternelle ?... C'est l'histoire de l'œuf et de la poule : il y a toujours un « avant », on arrive toujours après. La prévention ne relève pas de la mathématique des probabilités, elle n'est pas non plus une course pour précéder le risque, une entreprise pour le dissoudre. La seule prévention précoce qui soit est celle qui découle d'une offre de soin *dès que possible* et *le mieux possible* chaque fois que surgit un signe de souffrance psychique ou un appel à l'aide chez un bébé, un enfant, un adolescent, un adulte, une personne âgée. Ainsi formulée, la prévention relève des politiques de la santé et c'est au champ politique qu'il revient de faire en sorte que soient disponibles des *psys* capables de soigner un enfant en panne ou en peine pour des causes psychiques.

Pour qu'une politique de santé soit à la hauteur d'un projet de prévention des maux psychiques, il faut des *psys* formés longuement et continûment à entendre la souffrance, y compris dans ses manifestations paradoxales. Des psys qui ne s'effraient pas devant la complexité d'une logique consciente ou inconsciente, ni face à des émois violents (haine, colère, dégoût, rejet, révolte...) ou à des réactions de sidération. Il faut que ces *psys* aient appris qu'un fantasme n'est pas un souhait, qu'un rêve n'est pas un projet, que le désir n'est pas raisonnable et que la jouissance sans frein est mortelle. Il faut encore et surtout qu'on ait accordé à ces *psys* les moyens nécessaires – en temps, en lieux, en nombre et en liberté de penser – pour jouer leur rôle, sans être tenus de se transformer en agents moralisateurs ou normalisateurs.

La prévention de la souffrance psychique passe par la possibilité donnée aux *psys* de développer un langage commun avec les autres professionnels, notamment avec ceux qui pourraient être en position d'entendre la dimension psychique d'une problématique complexe. Elle requiert enfin d'avoir su établir des liens de confiance avec les parents qui n'auront à redouter ni un jugement hâtif, ni une intrusion mal venue ni un silence glacial. La seule prévention pensable est celle qui, sans opposer les savoirs, les cultures, les façons de faire et les langages, *rend un psy possible* au cœur de la société, parmi les autres professionnels au service des sujets en souffrance ou en déshérence.

ÉPINEUSES QUESTIONS

Aujourd'hui bien plus qu'autrefois, le corps social vient s'insérer entre le petit enfant et le psychanalyste. Celui-ci sait que, lorsqu'il offre un espace de parole à des enfants, le médecin, l'éducateur, l'assistante sociale, le juge, ne sont jamais loin. Il en est ainsi parce que le regard porté sur les enfants s'est considérablement transformé depuis la Seconde Guerre mondiale. Sous l'action conjointe des chercheurs, des juristes et des différents professionnels, l'enfant qui était jusqu'alors pensé comme un objet de soins, sans mémoire et sans sensibilité, est devenu « une personne » à laquelle ont été reconnues des compétences, puis des droits. Ce faisant, on s'est aussi socialement inquiété de la façon dont certains parmi eux étaient l'objet de mauvais traitements et de négligence graves, et l'on s'est alarmé des effets désastreux provoqués par des abus sexuels, avec ou sans violence, restés intraités. En raison de ce puissant mouvement d'intérêt, la psychanalyse d'enfants s'est trouvée à la fois plébiscitée comme science éclairant le développement psychique, mais aussi entravée par le poids de la dénonciation obligatoire des crimes et délits dont elle pourrait être informée. Les psychanalystes ont en effet été de plus en plus fréquemment accusés d'avoir laissé se perpétuer des situations dramatiques en considérant comme fantasme ce qui s'avérait une réalité. Le secret des cures d'enfants fut ainsi remis en question et la non moins délicate question du discernement entre ce qui est pure fiction et de ce qui ne l'est pas apparut de plus en plus souvent comme cruciale.

Très tôt, Freud s'était montré sensible à la vulnérabilité de l'enfant petit. L'usage conservé du terme de *Hilflosigkeit* indique que cette fragilité des enfants reste un thème majeur de la psychanalyse. D'un autre côté, c'est en se détournant de sa première hypothèse, suivant laquelle des séductions précoces seraient la principale cause des névroses, que le maître viennois a mis en évidence l'existence d'une réalité psychique, intimement liée à la vie fantasmatique, et énoncé le postulat capital qui veut qu'un événement imaginé puisse avoir les mêmes effets sur la réalité psychique qu'un événement réellement vécu[10].

La difficulté présente vient donc de ceci : la question de déterminer si un souvenir ou une évocation sont réels ou fictifs n'est pas pertinente concernant l'acte psychanalytique proprement dit, qui est un acte de parole. Certains événements resteront en effet à jamais indécidables, ce qui ne veut pas dire qu'ils conserveront toujours leur charge pathogène. Néanmoins, pour que le psychanalyste reste crédible aux yeux de l'enfant – et même à ses propres yeux –, encore faut-il qu'il ne contribue pas à faire durer par son silence ou par sa désinvolture une situation où le rapport de force entre adulte et enfant maintient celui-ci dans une position de sujétion à l'égard de pratiques perverses, sadiques ou toxiques de la part de celui-là. On retrouve là la question de l'intrication entre réalité psychique et réalité factuelle, telle que relancée par l'exhumation hors du purgatoire éditorial des travaux de Ferenczi à la fin des années 70. L'extraordinaire succès du texte sur la « Confusion des langues »[11] indique assez comment le psychanalyste s'est trouvé embarrassé pour démêler ce qui relevait du fantasme de séduction, commun à tous les enfants, de ce qui relevait de fantasmes ayant pris racine dans des pratiques perverties de séduction entre adultes et enfants. Une image possible pour illustrer le problème est la suivante : « On ne soigne pas un enfant sous les bombes, on commence par le mettre à l'abri. Ensuite on cause. » À quoi on pourrait ajouter : « Mais si on le peut, on vérifie que l'enfant est sous des bombes et pas devant un film de guerre… »

La nécessité de prendre en compte la vulnérabilité d'un enfant se complique aussi de la mise en lumière par Freud de la force irrépressible de la sexualité infantile dont les désirs, dit-il, ne s'éteignent jamais, rebelles qu'ils sont à toute éducation. Cent ans après sa découverte, la sexualité infantile reste un scandale. La société ne demande qu'à protéger les enfants, mais elle veut ignorer les manifestations de la sexualité infantile. Le mythe de l'enfance innocente trouve ici tout son sens : il s'agit de préserver la croyance des adultes dans leurs propres théories sexuelles infantiles, tout en maintenant refoulées les satisfactions liées à leur sexualité infantile. Pour que la psychanalyse ne se transforme pas en manœuvre répressive, il faut pourtant que l'enfant puisse donner libre cours à ses fantasmes et que l'intensité de sa curiosité sexuelle trouve un lieu où s'exprimer sans être aussitôt méjugée. La susceptibilité contemporaine à toutes formes d'abus sexuels conduit à des égarements dans la prise en compte de faits liés à l'expression de cette sexualité infantile. À chasser la pédophilie comme crime absolu, on en vient à diaboliser toute expression de la sexualité chez un enfant petit, d'où d'inquiétantes dérives. La mise en examen d'enfants de maternelle ayant « joué au docteur » est devenue d'une banalité consternante. Parents ou éducateurs sont soupçonnés des pires choses au moindre geste ou comportement qui puisse être taxé de sexuel. De même, les campagnes visant à donner force et crédibilité à la parole d'un enfant conduisent parfois à l'enfermer dans ses dires, en oubliant les caractéristiques des paroles d'enfant. Sans parler de leur suggestibilité ni de la lente construction de la distinction entre réalité et fiction, faut-il insister sur le fait que si les enfants disent vrai, ils disent vrai à leur façon ? Qui s'attendrait vraiment à voir apparaître une femme magnifique quand un enfant assure que sa maman « est la plus belle du monde » ?

Si je parlais de position d'équilibriste pour le psychanalyste d'enfants, et tout particulièrement aujourd'hui, c'est précisément parce que l'un des points épineux du travail avec des enfants tout petits c'est d'écouter ce qui se vit sur la scène psychique sans négliger le fait qu'un enfant peut être plongé dans des situations réellement toxiques, réellement insensées, et qu'il n'est pas en son pouvoir d'y échapper.

L'équilibre n'est pas plus facile à trouver quand le réel qui met à mal un enfant dans son désir de grandir et de prendre sa place dans le monde n'est pas familial, mais social ou politique. Qu'on pense par exemple à ces enfants mutiques à l'école dont on sait à quel arbitraire administratif ils doivent de vivre dans des conditions précaires et duquel ils reçoivent le message clair : « Pas de place pour toi ici. *Out* ! » Quand le grand Autre s'incarne dans une figure de haine et d'exclusion, la psychanalyste que je m'efforce d'être se trouve parfois en panne. Je cherche encore comment penser ces questions douloureuses.

À suivre, donc.

---

[1]Phrase dictée par un petit garçon qui d'avoir été confié avant l'âge de la parole à une institution folle put se croire, un temps, être né extraterrestre.

[2]Le travail qui suit est largement inspiré de longues et fréquentes conversations avec ma collègue Marie-José Villain, le plus souvent menées en bord de mer où marcher c'est réfléchir. Qu'elle soit ici remerciée.

[3]Cf. « La jeune homosexuelle. Lectures croisées », *Les Lettres de la SPF*, n° 12, diffusion PUF.

[4]« ...comme tous les êtres humains, au moins dans leurs premières années, vivent à peu près la même chose, ils y réagissent aussi de manière similaire » Sigmund Freud (1939), *L'homme Moïse et la religion monothéiste*, Paris, Gallimard, folio, 1986, p. 193.

[5]Qu'une crèche ou une halte-garderie ait pu être thérapeutique pour des enfants, cela est incontestable, mais une piscine, un square ou le jardin d'une voisine compréhensive, à l'occasion, peuvent l'être aussi. Il ne faut pas confondre un effet possible avec une raison d'être.

[6]Car ce « psy » pourrait n'être pas moi mais quelqu'un d'autre, plus tard : un psychologue scolaire, un consultant de CMP, un autre psychologue de crèche, etc.

[7]Cf. par exemple : « Si le signifiant du père est celui d'une séparation possible, celui de la mère – c'est-à-dire de son désir, comme du désir du père – peut aussi accomplir cette fonction », Patrick Guyomard, *La jouissance du tragique, Antigone, Lacan et le désir de l'analyste*, Paris, Aubier, 1992, p. 123. Ou bien encore : « Cette instance [de l'idéal du moi] pourrait bien, en effet, se constituer très tôt à partir d'un certain regard de la mère, selon lequel le sujet *infans* serait déjà anticipé comme susceptible de complétude et d'efficience. Mais c'est au travers de la marque reçue de la loi (de la castration symbolique) comme expression du pouvoir paternel, que cette ébauche de l'idéal du moi en viendra à représenter durablement pour le sujet la condition même par laquelle il pourrait accéder à l'exercice d'une jouissance effective », Bernard Penot, *Figures du déni. En deçà du négatif*, Paris, Dunod, 1989, p. 201.

[8]Meeting de la nuit sécuritaire, Montreuil, Maison de la parole errante, 7 février 2009.

[9]« Si le vieux cliché qui veut que le bonheur ne s'achète pas semble exact, ces nouvelles recherches montrent qu'on peut au moins en hériter. Ce travail est le fruit d'une collaboration entre des Britanniques et des Australiens. L'étude a porté sur 1000 paires de jumeaux, véritables ou non. Il a été découvert que des gènes qui contrôlent la moitié de la personnalité déterminent également ce qui rend les gens heureux ou non. Les secteurs de la vie dans lesquels ces gènes s'expriment recouvrent aussi bien les relations humaines, que la santé, la carrière ou plus généralement le bien être. » Cette étude a été publiée dans le journal *Psychological Science*. Lu sur unisciences.com/bien_etre/news/gene_bonheur_heritage.php ?id=396

[10]« On a l'impression que tous ces événements de la vie infantile constituent l'élément nécessaire, indispensable de la névrose. Si ces événements correspondent à la réalité, tant mieux ; si la réalité les récuse, ils sont formés d'après tels ou tels indices et complétés par l'imagination. Le résultat est le

même, et il ne nous a pas encore été donné de constater une différence quant aux effets, selon que les événements de la vie infantile sont un produit de la fantaisie ou de la réalité », Sigmund Freud (1916-17) *Introduction à la psychanalyse,* ch. 22, « Les modes de formation des symptômes », tr. fr., Paris, Payot, 1961, p. 349.

[11]Ferenczi (S.) (1932), « Confusion de langue entre les adultes et les enfants », *Psychanalyse IV. Oeuvres Complètes*, tr. fr. 1982, Paris, Payot, p. 255-256.

Bécassine et ses enfants

ou

Le manège enchanté de l'évaluation en santé mentale

Catherine Desnos

LES PERSONNAGES

- Le Rapport d'expertise de l'Inserm, publié en 2005, sur « Les troubles des conduites chez l'enfant et l'adolescent »[1],
- Le livre collectif *Pas de zéro de conduite pour les enfants de 3 ans*[2], de juin 2006,
- Le livre du pédopsychiatre canadien Richard Tremblay, membre de l'expertise Inserm, paru en mars 2008 sous le titre *Prévenir la violence dès la petite enfance*[3],
- L'enquête filmée *Enfants, graines de délinquance ?*[4], présentée sur France 5 en novembre 2008.

LA SCÈNE

Les controverses nées de la publication du rapport de l'Inserm.

LE DÉCOR

Sur la base de ce rapport, le ministère de l'Intérieur de l'époque envisage, dans son projet de loi sur la prévention de la délinquance, de mettre en place un dépistage précoce des troubles du comportement puisque ceux-ci sont déclarés statistiquement prédictifs, à 36 mois, d'une délinquance future. La mobilisation médiatique et celle initiée par le collectif de la pétition *Pas de zéro de conduite pour les enfants de 3 ans*, qui a récolté près de 200 000 signatures, font échouer cette tentative.

LES COSTUMES

Les études standardisées, le chiffrage statistique et les diagrammes pour Tremblay et les autres signataires du rapport Inserm. Les discours sur le sujet et sa singularité pour le monde psychanalytique.

LE METTEUR EN SCÈNE
Le gouvernement, à qui il incombe d'initier, d'infirmer, ou de confirmer, des mesures de santé publique et des mesures de sécurité publique.

L'AUTEUR BICÉPHALE
Le gouvernement, qui enterre ou fait valoir les rapports d'expertise suivant ses propres besoins et credos et, pour plagier Charlie Chaplin, les temps modernes.

LA SCRIPTE
Une psychanalyste travaillant depuis une vingtaine d'années dans un centre médico-psycho-pédagogique (CMPP) avec des enfants et leurs familles.

*

Rideaux ouverts ou rideaux fermés, la pièce continue de se dérouler. Le scénario visible oppose une conception « performante » de l'être humain, revendiquée par les thérapies cognitivo-comportementales (TCC), à une expérience plus complexe, voire contrariée, de l'être humain aux prises avec ses conflits internes, élaborée par les psychanalystes. Leurs actions respectives varient entre l'attaque avec mépris de l'autre, ou la self-défense. À l'instar de certaines pièces de théâtre, plusieurs scènes se déroulent simultanément et la focale n'est pas la même suivant le spectateur, ce qui rend la pièce difficile à raconter. Essayons de trouver les bonnes questions et espérons que petit à petit elles permettront d'y voir plus clair.

C'est d'abord le prologue, fracassant.
Des hommes sont délinquants et meurtriers.
Tous les hommes ont été des enfants.
Les enfants sont parmi nous.
Qui ?

Qui ne retiendrait son souffle ? Telles sont les intrigues angoissantes que la télévision nous donne à voir chaque soir. Dans la réalité ce sont des drames qui font peur à tout le monde. Continuons cependant : si tous les enfants agressifs de trois ans ne deviennent pas des délinquants ou des criminels, une grande partie des délinquants et des criminels ont été des enfants impulsifs, coléreux, agités. Tel est le constat de l'Inserm.

La peur empêcherait-elle le danger ? Peut-on amoindrir la violence en initialisant les processus de prévention par la peur que nous aurions des enfants ?

SCÈNE 1 : LE DIAGNOSTIC

Le diagnostic « trouble des conduites » est-il valide ? Ce ne semble pas être entièrement le cas, d'une part parce qu'il n'instaure pas une frontière nette entre le normal et le pathologique ; d'autre part, parce que pour un même enfant d'autres diagnostics sont possibles : par exemple le TOP (trouble oppositionnel avec provocation) ou le TDAH (trouble de l'attention avec hyperactivité). Le « trouble des conduites » n'est donc pas un diagnostic discriminant, ce qui est pourtant un des critères méthodologiques exigibles en médecine.

Maintenant, que l'on appelle *caractériel* un enfant opposant, agité ou qu'on le dise atteint d'un trouble des conduites, qu'est-ce que cela change sur le fond ? À nos yeux, pas grand-chose, car pour nous un diagnostic incite à consulter en recherchant les raisons d'une souffrance et d'un dysfonctionnement. Qu'est-ce que cela change aux yeux des partisans des TCC et des « nouvelles politiques de santé » ? Pourquoi ces nouvelles dénominations sont-elles importantes pour eux ?

Parce que leur objet est d'isoler *un* trouble, les conduites agressives, la violence agie sur autrui, et de tenter de remonter à son origine, y compris prénatale et périnatale, en établissant des probabilités statistiques dans tous les champs où il y a déjà des cotations : le comportemental, l'émotionnel, le sociologique, le génétique, le biologique, le neurologique, l'éthologique... Les résultats sont donc des chiffrages. De façon très résumée, les conclusions qu'ils tirent de ces chiffres sont que plus on intervient tôt et plus on aide les parents à s'occuper de leurs enfants, mieux c'est. Dès le premier. Les drogues, le tabac et l'alcool pendant la grossesse font mauvais ménage avec le fœtus. Il vaut mieux faire de petits groupes d'enfants pour les aider à apprendre plutôt que de grands groupes d'adolescents déjà répertoriés comme délinquants : les mettre ensemble favorise plus la criminalité que le retour à un comportement socialement acceptable. Les enfants exclus par les autres du fait de leur comportement et/ou qui s'isolent sont plus susceptibles de développer différentes pathologies. Il faut donc développer les habiletés parentales et enfantines et intervenir avant qu'il ne soit trop tard...

Tout cela paraît de strict bon sens. Alors, franchement, pourquoi tant de gens en colère ?

SCÈNE 2 : CATALOGUE OU SENS ?

Les statistiques semblent pousser la pensée des gens qui s'en emparent vers la prédiction. Or, est-il possible de seulement imaginer le nombre de variables qu'il faudrait intégrer pour retracer une vie humaine ? Simplement pour essayer de l'évoquer ? Alors, prédire ! Ensuite, quelles que soient les variables que l'on identifie, à partir du moment où on les met ensemble, même si c'est une poule et un clou, on aboutira à un chiffrage. Ce chiffrage sera considéré comme plus ou moins pertinent, entraînant de ce fait des discussions sur la méthodologie (les items choisis, les groupes témoins, les « placebos »), mais pas sur le type de culture qui se met alors à prévaloir. Pour appréhender l'humain, préférons-nous lire Shakespeare, ou savoir que n % des amours adolescentes se terminent tragiquement lorsque leurs parents respectifs sont enserrés dans de très anciennes et très virulentes querelles ?

Reprenons. Dans le mode de pensée objectivant, le chiffrage se fait sur la base de tests et de questionnaires dont certains démarrent à l'orée de la vie et qui comportent des items comme : « Pleure-t-il ou rit-il trop facilement ? », « Est-il cynique ? », « A-t-il un index de moralité bas ? » (à 3 ans), « Est-il désobéissant ? », « A-t-il déjà mis le feu ? » À partir d'un certain nombre d'items cochés, puisque la cotation les rend équivalents, des clignotants s'allument ; en résulte ce que le technicien formé à lire le test appelle une alerte. Les adultes, mais aussi les enfants sont dans le monde occidental de plus en plus classés, évalués, tant dans le champ professionnel que dans celui de la santé mentale.

D'où vient cette pression au classement ?

Concernant la santé mentale, une première réponse apparaît lorsque l'on remarque la concomitance de ces modes de classement avec le changement de perspective intervenu dans la nosographie de la santé mentale internationale, c'est-à-dire dans le mode de référencement des maladies psychiatriques depuis l'apparition des DSM (manuels diagnostiques et statistiques des troubles mentaux). Dans le DSM II de 1968 apparaissent 145 pathologies différentes ; 230 pour le DSM III de 1980, et 410 pour le DSM IV de 1994. Le nombre d'entités pathologiques répertoriées a quasiment triplé. Sommes-nous trois fois plus malades ? On ne saurait l'exclure. Mais il y a surtout que l'on s'est mis à compiler des symptômes un par un, en les désignant par le trouble qu'ils apportent à une fonction, au détriment des maladies elles-mêmes. Par exemple, un enfant qui régresse pourra être triste, anxieux et faire pipi au lit... Doit-on se demander pourquoi il régresse et ce qu'on peut faire, ou bien traiter le pipi au lit, la tristesse et l'anxiété séparément ? C'est ce que propose l'industrie pharmaceutique, dont l'influence dans le changement de perspective noté précédemment est majoritairement reconnue.

Par exemple, qui saurait dire qui est la poule et qui est l'œuf, entre la Ritaline et les troubles du comportement ? Ce qui est sûr, c'est qu'à partir du moment où l'on dispose de cette molécule, elle est de plus en plus prescrite.

Ce qui frappe surtout dans ces compilations, c'est la disparition du sens. Pas *le* sens, *la* cause, mais *la recherche du sens comme processus interne au travail de soin*. Les causes, le contexte, l'histoire sont radicalement absents du rapport de l'Inserm, ainsi que du livre de Tremblay mentionné plus haut. L'un et l'autre envisagent simplement des co-morbidités, par exemple l'anxiété ou la dépression. Comorbidité veut dire que l'on ne cherche pas s'il y a un lien entre les deux et quelle serait la nature de ce lien. Les troubles sont simplement juxtaposés, on signale qu'ils sont souvent associés au trouble des conduites, mais aucune relation, éventuellement causale, n'est recherchée.

Petit rappel clinique : Françoise Dolto disait que certains enfants qui grimpent aux rideaux et se montrent agressifs ont une mère dépressive. Elle appelait cela l'électrochoc du pauvre. Si nous prenons maintenant une focale plus courte, lorsque Tremblay parle de « conduites externalisées » pour nommer les agressions, il faut bien entendre qu'il désigne par là ce qu'il fait lui-même : il clive radicalement un comportement de son auteur, du sens que ce comportement pourrait avoir pour toutes les personnes impliquées et de la place occupée par son auteur pour ces personnes. Dans le livre cité de Tremblay, l'unique occurrence d'une « internalisation » est une association entre l'agression et la colère : « [...] J'ai fini par comprendre [...] qu'il est plus facile d'identifier les origines du développement de l'agression physique quand on commence par étudier le développement de la colère et les comportements qui lui sont associés. »[5] Certes, mais pourquoi seulement la colère ? Pourquoi par exemple n'envisage-t-il pas la peur, entre autres facteurs, comme pouvant être une des causes de l'agression (« la meilleure défense, c'est l'attaque »), alors que le rapport Inserm développe tout un chapitre sur la fonction de l'agression chez l'animal de laboratoire ? Les études citées dans ce chapitre mesurent le stress physique et social, lesquels se différencient en fonction de la nature des « stresseurs », inanimés ou vivants ; elles sont d'une grande finesse descriptive[6]. Se pourrait-il que Tremblay n'intègre pas la peur ou le stress dans ses analyses « humaines » parce que ces émotions, plus que pour la colère, conduiraient à prendre en compte le(s)

« stressseur(s) », ce qui mènerait à s'intéresser non seulement à l'environnement mais à la nature du lien humain en cause ?

De même, comment se fait-il que son livre ne fasse référence à aucune étude sur les sociétés à très bas niveau de violence physique, ni aux études sur la transformation d'adultes civilisés en criminels (cf. le nazisme, les guerres civiles, les dictatures, les terrorismes, etc.) ? Ces études ne manquent pourtant pas, Boris Cyrulnik en fait régulièrement état dans ses ouvrages[7].

Ces incohérences montrent à quel point est puissant le mouvement qui fragmente et tend à formater. L'on peut remarquer à ce propos que les troubles dénommés « réactionnels » dans la CFTMEA (Classification française des maladies mentales des enfants et des adolescents) sont tous devenus dans la CIM 10 (Classification internationale des maladies mentales, moins utilisée dans le monde anglo-saxon que le DSM), des « troubles de l'adaptation ».

SCÈNE 3 : CERVEAU OU BOÎTE NOIRE ?

À dissocier l'individu de son psychisme, Tremblay reproduit cliniquement et fidèlement le fonctionnement dont il voudrait se débarrasser : celui de ces gens qui agissent « hétéro-agressivement » par défaut d'élaboration intérieure (il range les « auto-agressivement » au rayon des co-morbidités). Il fait comme si le cerveau était une boîte noire à n'ouvrir qu'en cas d'accident (l'agression physique). Tenter de remédier à ce triste état de fait ne devrait pas vouloir dire procéder à l'identique.

Les 200 000 signataires de la pétition *Pas de zéro de conduite* ne sont pas tous des psy-chiatres, -chologues, -chothérapeutes, -chanalystes, loin s'en faut. Quand le journal *Le Monde* fait sa « Une »[8] sur la publication du rapport Inserm le lendemain de sa parution, peut-être le journaliste a-t-il lu les 428 pages dans la nuit, mais plus probablement, des éléments ont « fuité » du fait d'une inquiétude diffuse, déjà présente. Pouvons-nous nous risquer à en dire quelque chose ? Je pense que c'est à cause du syndrome de la « boîte noire », de l'escamotage logique à l'œuvre.

On ne peut pas traiter de l'enfance potentiellement dangereuse avant de traiter de l'enfance en danger. Si nous n'avons pas le minimum d'empathie (qui est un des items qu'ils s'attachent à coter… pour les autres), nous permettant de nous demander ce qui arrive à un enfant lorsqu'il manifeste des symptômes, nous ne sommes plus des adultes responsables à divers titres de sa sécurité et de son développement affectif et cognitif. Nous nous mettons juste à l'observer comme un adulte en miniature. Il est du reste frappant que cette réflexion vienne plusieurs fois à Tremblay, tant dans son livre que dans son film *La violence de l'agneau* : « Si les petits de 2 ou 3 ans avaient nos armes et notre force physique, ils nous tueraient. » Sans doute, mais ils seraient bien embêtés et ce n'est pas une raison pour en avoir peur ! Et ces remarques n'ont rien à voir avec la psychanalyse ou avec sa défense supposée. Tout le monde ne s'est pas entendu parler, c'est-à-dire n'a pas l'expérience d'une ouverture potentielle sur son monde intérieur. Tout le monde ne sait pas à quel point il est déterminé, construit par le langage, tout le monde ne s'enseigne pas de ses actes manqués ou de ses lapsus ; mais tout le monde sait que les petits sont des êtres en devenir, en formation, et que le regard porté sur eux ne peut pas être un regard d'entomologiste prédictif, parce que sinon... Sinon quoi ?

SCÈNE 4 : OBSERVATION OU CLINIQUE ?

La logique de la fragmentation et de l'adéquation (le formatage) apporte avec elle deux risques importants : le phénomène d'autoréalisation, qui fait que regarder et intervenir auprès d'un enfant comme s'il était un danger en puissance, le « condamne », le dispose plus à le devenir. Dans la vie, mieux vaut ne pas avoir trop peur et encore moins des enfants. Ensuite, la stigmatisation, l'exclusion en puissance contenue dans ce regard mobilise les ressources propres de l'enfant d'abord et avant tout pour faire face à l'hostilité qu'il ressent, c'est-à-dire pour se défendre, plus que pour avancer, puisque ce n'est pas lui qui est pris en considération, lui et ce avec quoi il se débat, mais son comportement anti-social.

Nous avons toujours le choix quand nous sommes sensibles à un phénomène de le traiter comme un problème ou comme un symptôme. Un enfant qui n'apprend pas à l'école, tant qu'il ne gêne pas les autres c'est un problème pour lui, pour ses parents et sa maîtresse. La maîtresse peut le voir comme un symptôme dans son enseignement (méthode syllabique ou globale par exemple), ou un symptôme de l'enfant (qui n'a aucune appétence orale). Les parents peuvent aussi le voir comme un problème et l'aider à travailler, ou comme un symptôme, pouvant venir d'eux (par exemple, ils ne sont jamais à la maison avec l'enfant), ou pouvant venir de l'enfant (qui du reste n'aime pas grand-chose depuis quelque temps). Pour l'enfant, c'est assez simple : si personne n'entend que ça peut être un symptôme, ça restera juste un problème compliquant drôlement sa vie.

« Symptôme » appelle une question : symptôme de quoi ? « Problème » implique de l'action : problème à traiter. Par la recherche qu'il initie, « symptôme » ouvre un espace, accroît les perceptions et dilate le temps. « Problème » n'ouvre pas d'espace et de ce fait contracte le temps. Quand on a un problème, on veut qu'il soit géré rapidement – si cela ne paraît pas possible, on le cache, le dénie, le déplace, etc. ! J'ai pris à l'instant l'exemple d'un enfant qui n'apprend pas, mais c'est la même chose avec un enfant dont l'agitation ou l'agressivité perturbe tout le monde, à cette importante nuance près que dans ce cas, il ne suffit pas de considérer ses difficultés comme un symptôme. Les psychanalystes ont là une part de responsabilité sociale dans le recours actuel à une vision comportementale. La psychanalyse avec les enfants est différente de l'analyse avec les adultes au moins sur ce point : l'étanchéité par rapport au monde extérieur n'est ni toujours possible ni souhaitable. Il faut pouvoir prendre en compte l'impact du comportement d'un enfant sur son entourage au sens large. Déplier un symptôme, se rendre sensible à ses composants, ne s'oppose pas au fait d'être attentif aux retours de l'environnement et de les soutenir.

Par contre, sont antagonistes une position d'observation et une position de soin. *Parce qu'on ne peut pas soigner de loin.* Or tous ces classements qui aboutissent éventuellement à l'état d'alerte précédemment cité flèchent vers l'extérieur en promettant des solutions, *mais ne disent pas comment* on soigne. Cette dissociation entre l'observation et le soin prédispose aux « techniques » soignantes, à l'application de « grilles de soin ». Dans le rapport Inserm, comme dans le livre de Tremblay, sont essentiellement préconisées des thérapies cognitivo-comportementales et des mesures de soutien à la parentalité. Il n'y a pas pour autant de clinique rapportée de ces mesures et thérapies, mais seulement des évaluations portant sur des programmes standardisés de prévention.

D'où la difficulté de se faire une idée de ce qu'ils font, concrètement. Pourtant il y a bien *in fine* quelqu'un qui parle avec un enfant, avec une famille, avec un enseignant. Est-ce un travers de psychanalyste que de se demander, y compris pour des programmes qui s'appliquent directement au « trouble des conduites », comment les comportementalistes se comportent avec les enfants ? Avec un enfant qui a des terreurs nocturnes ? Avec un enfant inhibé ? Avec un enfant qui se masturbe à longueur de temps ? Avec un enfant qui n'est jamais content ? Est-il possible de se faire une idée clinique de la pertinence thérapeutique d'une méthode qui cible un trouble, non pas par des évaluations, elles aussi standardisées, mais par le compte-rendu du travail lui-même ? Les outils statistiques sont précieux, mais ne remplacent pas la pensée. Me revient la boutade d'un économiste entendue à la radio : « Si vous avez la tête dans le four et le cul dans le frigo, d'un point de vue statistique, vous êtes à la bonne température parce que vous êtes dans la norme. Le seul hic, c'est que vous êtes mort. »

Revenons au soin. Autant on comprend bien que des adultes puissent faire appel à des techniques comportementales pour s'aider à résoudre une phobie de l'avion ou du dentiste, ou même une addiction au tabac par exemple, autant on est très réticent devant toute protocolisation comportementale dans la prise en charge des difficultés ou du mal-être des enfants. Il est d'ailleurs à signaler que jusqu'à une époque récente, ni les thérapies comportementales, ni les TCC n'étaient préconisées pour les enfants. Les institutions de la petite enfance semblaient préservées de cette soi-disant rationalisation.

La protocolisation pousse à l'anonymat, il est fondamental de ne pas se leurrer sur ce point. Le monde actuel semble avoir un peu perdu de vue que c'est par les relations créées que nous nous « élevons », pas par l'administration d'engrais (pédagogie) ou de pesticides (épouvantail diagnostique) à dose normée, comme si les enfants étaient des tomates hors-sol. En d'autres termes, si tous les enfants se trouvent mieux avec de l'attention, de l'écoute, des champs d'expérimentation variés, de la pédagogie et des adultes qui n'ont pas trop peur de leur déplaire, certains ont la malchance d'être soignés « au nom de la science ». Par exemple, des fillettes de 11-12 ans débutant une anorexie se retrouvent hospitalisées trois semaines sans droit de visite familial, non parce que la clinique le voudrait mais parce que le protocole est ainsi fait. Protocole qui est même contractualisé ![9]

Cet anonymat socialisé me rappelle l'exergue d'un livre : « Tant et tant de chevaux, mais personne ne connaît plus leurs noms, ni leur pelage, ni leur origine... »[10] Sommes-nous perdus dans la civilisation de masse ? Le grand nombre exclut-il le nom ? Allons-nous tous donner à nos enfants des prénoms rares, dans l'espoir qu'ils surnageront dans l'anonymat ambiant ? Ou pour rehausser notre narcissisme ? La pente du classement, avec la distance qu'elle instaure, nous empêchera-t-elle d'essuyer les larmes et les colères de nos enfants à la crèche ou à l'école ? J'ai vu des petits de 4 ans hurler dans l'entrée des écoles, sans que le personnel éducatif ne songe à les prendre dans les bras, à leur hauteur, et à parler avec eux. Par contre, on dit après : cet enfant est difficile. Certes, l'école n'est pas un lieu de soin, mais y agir si tôt avec si peu de « portage » révèle que la culture diagnostique qui autorise à poser des appellations et des trajectoires sur des enfants très petits est passée par là.

SCÈNE 5 : DE L'ACTION ?

Peu encline à la mélancolie et favorable aux évaluations chiffrées, la puissance publique, centrant nombre de ses discours sur la sécurité, est par nature compatible avec des programmes d'action évalués, qui promettent des solutions clefs en main, depuis le diagnostic de troubles jusqu'aux rééducations, sans trop s'interroger sur les raisons en cause. Elle accompagne ainsi un courant sociétal puissant qui tente de réduire la complexité des choses plutôt que de la clarifier et qui se défie du langage, particulièrement du temps (et des effets, imprévisibles) de la parole. Protocole et compilation ne sont en effet ni clinique, ni discours. Le vocabulaire de la réussite et de la performance (avec tous les *coachs*) a envahi la scène sociale, là où antérieurement le vocabulaire du refoulement, avec l'inconscient et le conflit psychique, structurait l'espace. Bien sûr cela m'attriste parce que j'ai l'impression que nous y perdons en intelligibilité des phénomènes, mais je n'ai pas assez de hauteur de vue pour savoir s'il s'agit d'un mouvement de balancier qui peut, après tout, avoir sa valeur de confrontation avec d'autres façons de penser et de faire, ou d'un changement profond de civilisation.

Ce que je remarque, avec ces questionnaires et auto-questionnaires, avec tous ces classements, c'est que les enfants ont de moins en moins de marge. Il est assez paradoxal de voir que l'on pousse à la perception de soi et au contrôle de soi et qu'en même temps, on en appelle à la restauration de l'autorité. Comme si tout cela était un même « package ». Déplions. Vous surprenez un petit, la main dans le pot de confiture, et il vous dit : « C'est pas moi. » Bonne chance à votre relation si vous lui répondez : « Si, c'est toi, je t'ai vu », au lieu, par exemple, de « non je sais, c'est ta main ». Personne n'est dupe, l'honneur est sauf et l'humour gagne. Vous expliquez de long en large et en travers à Paul qu'il ne doit pas taper Jacques et quand Paul tapera Jacques vous pourrez l'entendre (se) dire « Paul pas taper, pas bien taper ». La capacité à se voir, comme celle de réfréner ses pulsions, est donc une affaire plus complexe que la morale ne le dit. C'est une affaire intéressant (sans exclusivité) les psychanalystes. Il faut savoir à ce sujet que *pousser la conscience très tôt, trop tôt, loin de favoriser l'intégration lente des pulsions et des règles sociales, accroît surtout l'angoisse*. Un bon exemple en est donné dans le film *Enfants, graines de délinquants ?*. Deux journalistes français sont allés au Canada voir ce que donnaient concrètement les programmes d'évaluation et de suivi des enfants atteints de « trouble des conduites ». C'est instructif. On y voit, entre autres choses, de jeunes adolescents embêtés de ne pouvoir répondre que par oui ou par non (jamais *parfois* ou *je ne sais pas*) aux questionnaires précités. Vive la complexité du langage. Le film permet également de mieux mesurer l'intérêt et l'écho que ces programmes suscitent en France – ainsi que la résistance qu'ils rencontrent[11]. Prenons l'exemple du questionnaire de la MGEN que la région PACA a fait remplir en 2005[12] sur la santé mentale des enfants scolarisés de 6 à 11 ans, questionnaire rempli séparément par les trois parties, les enseignants, les enfants, leurs parents. Un des résultats est que 23 % des enfants pensent qu'ils souffrent de troubles du comportement, pour 8 % des parents et 6 % des enseignants. Et lorsqu'on croise ces résultats, on s'aperçoit qu'on ne peut pas les superposer ! Ce ne sont pas les mêmes enfants qui se pensent troublés et qui sont désignés comme fauteurs de troubles (sauf pour 0,7 % d'entre eux, bienvenue au royaume du découpage !)[13]. Ce décalage massif renvoie au fait que la perception passe par la subjectivité, et que les enfants ayant bien plus peur de mal se conduire et/ou du regard de l'adulte qu'on ne l'imagine, majorent la gravité de leurs troubles.

DÉCHIFFRAGE 1

Ne sommes-nous pas en train d'installer une grande confusion des places et des rôles ? Ces questionnaires sont donnés à l'école maternelle, pour les parents et par le médecin scolaire ; on y trouve des items comme : « L'embrassez-vous ? », « Lui dites-vous : va-t-en je ne veux plus te voir quand il a fait une bêtise ? », « Êtes-vous sur son dos ? », « Fouillez-vous dans ses poches ? » Éducation nationale, santé mentale, éducation « parentale » mêlées.

Les enseignants répondent, eux, à des items concernant les petits de 3 ans comme : « Taquine-t-il ou brutalise-t-il les autres ? », « Pense-t-il qu'il ne pourra pas réussir ? ».

Dans cette confusion des places (les enfants réduits à l'état d'adultes en miniature), la justice aussi est touchée, avec des policiers qui écoutent mais négligent de plus en plus d'aller vérifier les dires (d'enquêter, donc). Des juges, ceux aux affaires familiales comme les juges pour enfants, qui renvoient de plus en plus à de la médiation et à des expertises. Celles-ci concluent aux « conflits de loyauté », et parlent de dysfonctionnement parental quand les parents se déchirent.

On ne veut pas voir les conflits internes, et on se tient à distance des conflits externes ? On n'ose plus être responsable, donc on écarte en faisant gérer par d'autres ? Les passions effraient, donc on tente de les atténuer en faisant jouer des protocoles ? On n'ose plus trancher et affirmer, quitte à se tromper, mais, notons l'ironie, on en appelle à l'autorité ?

DÉCHIFFRAGE 2

Dans cette façon d'objectiver la violence des petits et de la tracer de manière rétrospective et prédictive, ce que l'on n'entend pas, ce que l'on refuse de voir, c'est ce que depuis Freud l'on nomme sexualité infantile. Dans une société presque sans plus aucun tabou du côté des pratiques sexuelles des adultes, cet énorme machin mettant sérieusement en mouvement l'enfantine curiosité humaine que reste le choc de la différence des sexes, passerait presque inaperçu. Et le développement des enfants, qui se fait par une érotique à l'œuvre, orale, anale, génitale pour ne citer que les formes les plus importantes, n'est plus alors appréhendé qu'en termes de comportement. Les manifestations de la sexualité infantile en deviennent potentiellement pathologiques. Ce n'est pas drôle. On a vu dans plusieurs pays des plaintes pour harcèlement sexuel à l'encontre de petits de 5 ans. Difficile d'imaginer que ce soit totalement sans conséquence sur leur sexualité adulte. Quand les petites filles se parent de fanfreluches roses et de bijoux, y verrons-nous des manipulatrices perverses ? Soyez inquiets, c'est à l'œuvre. Pas encore en ce qui concerne les prévisions de délinquance pour les porteuses de fanfreluches, mais bien pour les petits garçons qui coursent les filles en leur tirant les cheveux ou ceux et celles qui s'emparent sans demander du jouet du voisin. On sait pourtant plutôt bien dans tous les endroits de socialisation des petits (crèche, école), quels sont ceux qui ne vont pas bien. Il n'est pas besoin de cotations objectivantes, rendant inopérant le discernement nécessaire entre sexualité infantile et pathologies, pour le voir et le dire. Évidemment, il y a des enfants et des familles qui passent au travers des mailles de la prévention et du soin, mais s'imaginer qu'on va attraper ces poissons-là, si j'ose dire, avec des grilles de comportement qui étouffent et figent tout le monde (adultes et enfants) ressemble quand même à un mauvais plan. Sans compter l'argent public qui part dans ces « recherches ».

L'AVENIR ?

D'un point de vue clinique, aucune société humaine ne perdure sans limiter la sexualité infantile, dont les excès d'insatiabilité, d'avidité, de volonté d'emprise sur l'autre, voire de volonté de nuire sont visibles et dommageables (sauf pour ceux qui en usent pour accéder aux places de pouvoir... ou pour s'y maintenir). La morale et les oripeaux de l'autorité sont nécessaires mais non suffisants, d'autant moins quand les adultes ont peur ; peur pour eux et pour l'avenir de leurs enfants, voire peur de leurs enfants. Mais la longue-vue du soin à distance, « scientifiquement » prescrit, participe du phénomène de violence que l'on prétend combattre.

Par contre, accompagner le développement des enfants et apporter les castrations orales et anales en temps voulu, c'est apporter à l'enfant les bases de la vie sociale. C'est lui faire passer, en mots ou en actes : ce n'est pas parce que tu dis que c'est (mais tu peux dire) ou, ce n'est pas parce que tu veux comme ça que c'est comme ça (mais tu peux vouloir). C'est en ne grossissant pas à la loupe la possible tyrannie infantile qu'on la traite. Le mouvement désirant n'a pas à être combattu mais déployé (il l'est de fait par l'enfant, quand par bonheur il n'est pas dressé) et limité (par les adultes) : il y a un au-delà de toi (comme il y a un au-delà de chacun de nous) et de ce que tu vises.

Cela paraît une bien pauvre clinique en regard des affaires criminelles ? Oui, mais soyons honnêtes, tout est une pauvre clinique dans ces cas.

Commençons donc par ce que nous pouvons faire, qui est de mettre au contact des petits des gens qui s'en sentent psychiquement responsables, qui ont envie de leur servir d'interlocuteurs. Et pour tous les enfants qui se tricotent continûment une cotte de maille serrée de tyrannie et de mégalomanie, travaillons avec leurs parents, qui sont souvent très angoissés et convaincus de ne pas savoir faire, mais qui ne peuvent aborder cette question (cet auto-sabordage dénarcissisant) que dans une relation de vraie confiance, longue à instaurer. Quant aux petits qui sont insupportables, en dehors des pathologies psychotiques, je suis sûre que l'on pourrait statistiquement remarquer que leurs parents parlent beaucoup de la « souffrance » de leurs enfants là où eux-mêmes ont juste peur d'intervenir concrètement. Bruno Bettelheim remarquait dès les années 1950 que l'impuissance des parents renvoie régulièrement à des épisodes de leur propre situation infantile[14]. La culpabilité consciente et inconsciente, tant pour les adultes que pour les enfants, n'est pas un bon terreau, même si jamais nous n'en pourrons mesurer le degré exact d'acidité.

C'est en nous *contentant* d'aimer les enfants, en nous réfugiant dans ce lien comme s'il était le plus fort de tous et le moins précaire, que comme adultes nous défaillons. Notre travail est aussi de les contraindre à se développer (les « castrations symboligènes » de Dolto sont à mes yeux la meilleure façon de le dire). Sinon, ils risquent vraiment de se transformer en autant de bulles narcissiques, peut-être admirables mais sûrement invivables et aveugles aux autres. La tâche est culturellement immense, en ces temps où chacun peut de plus en plus vivre parallèlement aux autres avec ses propres objets de consommation, sans nécessité de croiser les ressentis. Puissions-nous préserver autant que possible les lieux sociaux du vivre ensemble, en ne confondant pas l'exigence de responsabilité avec les formes actuelles d'évaluations codifiées, qui fragilisent et les liens et la responsabilité non pas juridique mais humaine.

PROSPECTIVE

À ne pas être sensible à la sexualité infantile dans son développement, à ne pas préserver la part d'ombre et d'intimité (de non mise en lumière, de non objectivation) inhérente à la sexualité, ce qui ressort fatalement ce sont les comportements, les sensations. Les garçons adolescents espèrent et certains croient savoir faire avec l'autre sexe grâce aux films pornos. Les filles de 14 ans sont socialement mises à mal à l'école quand elles se font traiter de « frigides » par les « bonnes ». Bienvenue dans la violence des interclasses et ayons une pensée compatissante pour les professeurs qui tentent d'inculquer, par exemple, les règles de fonctionnement du Parlement européen au milieu de cette jungle ouverte. Bien sûr, cela n'empêchera pas les adolescents de tomber amoureux, mais le don de soi, cette manière d'abandon inhérent au sentiment amoureux est à l'heure actuelle socialement vécu comme une faiblesse et une fragilité, alors que c'est lui qui prédispose aux plus importantes mutations créatrices pour les êtres humains. Ce qui est maltraité dans notre civilisation, ce sont les ressentis, les émois liés à la rencontre de l'autre, les temps nécessaires à l'intériorité, qui est aussi une condition de la pensée. Ce n'est donc pas simplement que nous, adultes, risquerions de traiter les enfants comme des adultes en miniature, c'est aussi que eux nous singent, de plus en plus tôt et de plus en plus anesthésiés.

POUR CONCLURE, UN PEU

Abandonner les relations et la parole peut, néanmoins, être non seulement efficace mais utile. Je suis entièrement favorable à la mise en place des radars qui nous verbalisent (sic) anonymement sur les routes, même si mon permis de conduire n'est plus tout à fait ce qu'il était et même si être pris à 95 km/h au lieu de 90 km/h déclenche une colère que la morale réprouve. Mais n'imaginons pas que cette contention comportementale puisse tenir lieu de politique de civilisation. Or ce sont bien des processus de civilisation qu'il nous faut offrir aux petits – et jamais nous ne créerons d'intériorité à partir d'une objectivation comportementale. Tout ce que l'on provoque alors, ce sont des processus de défense, mis en place justement pour tenter de protéger cette intériorité non reconnue. Les enfants ont besoin et appétit d'être accueillis et non pas *traités*. Hospitalité, reviens !

---

[1]Service commun d'expertise collective de l'Inserm SC14 *Troubles des conduites chez l'enfant et l'adolescent*, éd. Inserm, septembre 2005. Également sur internet.
[2]Ouvrage collectif *Pas de zéro de conduite pour les enfants de 3 ans*, Érès, juin 2006. Leur site Internet www.pasde0deconduite.ras.eu.org est aussi riche d'articles et de commentaires.
[3]Tremblay (Richard E.), *Prévenir la violence dès la petite enfance*, Paris, Odile Jacob, mars 2008.

[4]Réalisateurs : Marina Julienne, Christophe Muel, *Enfants, graines de délinquants ?*, avec la participation de France 5, Planète Justice, CNC. Diffusion : novembre 2008.
[5]Tremblay (Richard E.), *Prévenir la violence dès la petite enfance, op. cit.*, p. 88.
[6]*Trouble des conduites chez l'enfant et l'adolescent, op. cit.*, p. 220.
[7]Cyrulnik (B.), *Autobiographie d'un épouvantail*, Paris, Odile Jacob, décembre 2008.
[8]« Le *trouble des conduites* de l'enfant, concept psychiatrique discuté », *Le Monde*, 23 septembre 2005, article de Cécile Prieur.
[9]Au sujet du contrat et de l'opposition entre contrat et don, voici quelques extraits de ce qu'avance Marcel Henaff : « Le contrat est de forme *impersonnelle* [...]. La relation de don doit s'effacer devant la relation marchande lorsqu'il s'agit d'échange équitable de biens. Inversement, la relation marchande n'est pas en mesure de lier les hommes et ne saurait y prétendre [...]. Pour aller plus loin : le lien contractuel n'est pas le lien social et ne doit pas l'être. C'est une des questions les plus graves des sociétés modernes, où l'on voit le rapport de contrat tendre à s'imposer comme modèle de toutes les relations publiques et privées [...]. *Se développe une société neutre, contraignante et efficace, où le déficit de liens personnels est compensé par l'amabilité et la civilité formelle* », in *Prix de la vérité. Le don, l'argent, la philosophie*, Paris, Seuil, coll. « La couleur des idées », février 2002.
[10]Ruffato (L.), *Tant et tant de chevaux*, Métailié, mars 2005.
[11]Giampino (S.), titre provisoire : *L'enfance est-elle une maladie ?*, Paris, Albin Michel, à paraître en septembre 2009.
[12]Informations et exemples donnés sur www.fondationmgen.org/PDF/pedagogie_PACA.pdf.
[13]Statistiques données dans le film *Enfants, graines de délinquants ?*.
[14]Bettelheim (B.), *Dialogues avec les mères*, Paris, Robert Laffont, coll. « Réponses », trad. française 1973, 1re publication aux États-Unis en 1962.

L'invention de l'enfant dans le transfert : une mise en scène d'un impossible

Marie-José Sophie Collaudin

Si tu voulais être une vraie dame,
il faudrait faire un autre métier.
Elvire

RÉCIT

Elvire, dans sa sixième année, (m')arrive accompagnée par sa mère et son père, il y a vingt ans environ. Ses parents attendent d'un psychanalyste, pour leur fille, la guérison de crises comitiales généralisées ayant chacune entraîné une hospitalisation avec bilan neurologique et prescription médicamenteuse au long cours. La première crise survint un matin dans son lit, Elvire avait un peu plus de quatre ans et depuis la veille, Daniel, cousin de sa grand-mère maternelle, dans la trentaine comme ses parents, était à la suite d'un accident dans le coma dont il mourut. La deuxième crise arriva lors d'une sieste dans le lit où dormait « Mémé », arrière-grand-mère d'Elvire ayant assuré sa garde pendant le travail de ses parents de ses trois mois à ses trois ans, jusqu'à sa mort (subite, dans son lit en lisant un livre) ; cette mort n'a pas été parlée directement à l'enfant par ces parents, qui semblent pourtant très proches de leur fille. La mère se dit « bizouilleuse » et le père est très amusé, séduit par sa fillette. Elvire a une apparence très poupine pour son âge, parle beaucoup mais de manière presque inintelligible ; pendant le récit de ses crises (convulsions généralisées à tout l'appareil moteur, suivies de perte de conscience et d'urine), Elvire s'étend sur le divan les jambes écartées. Je m'adresse à elle pour me présenter, lui dire pourquoi ses parents viennent avec elle me parler, et l'invite à me parler d'elle avec un modelage ou (et) un dessin en plus des mots : Elvire s'installe sur le siège à vis devant la table et me dit : « Je suis grande » (*grande* remplace ici son énoncé phonématique qui est son patronyme) ; puis : « Prête-moi ton gros crayon » (mon stylo). Je réponds : « Non, tu peux utiliser tous ceux de la boîte qui est là pour toi, mais pas celui-ci, c'est le mien. » Elvire dessine très rapidement et sans dire mot, une forme ronde flanquée d'une excroissance pointue avec à son extrémité un zigzag très appuyé ; cette forme reviendra dans la composition de plusieurs dessins, comme dans la séance suivante (sur la chemise rose préparée pour contenir ses dessins), où une forme quadrangulaire m'est apparue plus tard figurer un lit. À la fin de cette rencontre et des suivantes, lorsque ses parents reviennent dans le bureau et malgré leur injonction d'arrêter, Elvire, de manière compulsive et promptement, met les livres de ma bibliothèque sous le divan. J'interviens là, seulement pour lui dire : « La *séance* (!) est terminée, je t'attends la semaine prochaine pour continuer de parler. » Pendant les trois premières rencontres, j'avais écrit devant Elvire tout ce qu'elle me disait, parce que je ne comprenais que peu de ses paroles et peut-être aussi pour faire limite à son excitation ; à la troisième, je crois, Elvire me dit : « Qu'écris-tu ? – J'écris ce que tu me dis. » Elle : « Pourquoi tu n'écris pas ce que tu me dis ? – C'est toi qui l'écris dans ta tête et dans ton cœur. » Elle : « J'arrive pas. » Elvire s'est mise à parler distinctement et, à la quatrième séance, me dit : « Saul (son unique frère de deux ans son aîné) veut venir chez toi. – C'est lui qui veut venir ou c'est toi qui veux ? » Elle : « C'est moi. – Pourquoi ? » Elle : « Parce que je veux. – Tu l'aimes beaucoup ? » Elle : « Oui, je veux me marier avec lui... – Crois-tu que c'est possible ? » Elle : « ... – Non, puisque c'est interdit. » Elle : « Tu es méchante, je vais te manger... et si ce n'était pas interdit ? – Nous serions des animaux, nous ne pourrions pas parler. » Elle : « Je suis un lion, je te griffe, je te tue, tu es morte. » Plus tard, Elvire dessine « un bonhomme qui a les yeux qui brillent ». Un jour, elle me dit : « J'ai peur de mourir dans mon grandi », ou encore : « Mon papa va me donner un bébé. » Là, je lui ai signifié que j'entendais son rêve mais que c'était interdit pour son père, donc ni permis, ni possible pour elle. Je ne sais plus quand je lui ai parlé de son arrière-grand-mère « Mémé » (qui s'était occupée de ses oncles et tantes et de tous leurs enfants) et de sa mort vécue par Elvire comme une disparition. Je lui avais dit : « Tu ne savais pas que la mort existait, tu as cru que ta "Mémé" t'avait abandonnée, comme tu avais cru qu'elle était la maman de toute la famille », et j'avais fait avec ses parents une généalogie familiale à partir de ses arrière-grands-parents. Ensuite, pendant plusieurs séances, Elvire couvrant une feuille de couleurs à la manière d'un fond, me dit : « C'est la cuisine de Mémé », et sur ce fond, avec des playmobils et des animaux en plastique, elle met en scène des « mariages » : d'abord entre animaux et humains en mélangeant les grands et les petits, ensuite entre grands animaux et entre petits animaux, puis entre humains et là les adultes entre eux et les enfants entre eux. Enfin, Elvire invente un animal qu'elle qualifie d'« imaginaire » et appelle « le dé », le dessine en état évocateur de jouissance sexuelle face à une petite fille, puis le dessine face à des animaux et l'oublie. Puis après quelques dessins *abstraits* où « force rouge » est face à « force verte », Elvire dessine : « C'est un bonhomme, il s'appelle gros cochon. – Pourquoi ? – ... » Ce bonhomme a un pantalon dont une jambe est plus large que l'autre, à côté se trouvent écrites quatre consonnes (qui m'évoquent de l'hébreu) sur lesquelles je questionne Elvire qui répond : « Je ne sais pas, tu sais bien que je ne sais pas lire. » La semaine suivante, son père raconte : « Samedi, Elvire était avec moi dans le jardin, le facteur me remit le courrier que je portai dans la maison. Elvire me suivait, un courant d'air a fermé la porte d'entrée entre elle et moi ; le facteur était en train de partir. Quand je suis sorti dans le jardin, Elvire était en état de crise généralisée, il a fallu l'hospitaliser. » Je demande : « Ce facteur ressemble-t-il à quelqu'un de vos relations ? » Le père se tait, puis : « Au mari de ma sœur Zoé (surnommée Zizou) : Élie. – Parlez-moi de lui. » Il m'apprend que cet homme s'était présenté sous un nom juif, alors qu'il avait un patronyme yougoslave, comme gynécologue, alors qu'il était veilleur de nuit dans une clinique, était mort d'une gangrène généralisée consécutive à une blessure gravissime à la jambe, ayant refusé l'amputation. Tout cela a été su au moment de sa mort. Cet homme portait toujours des pantalons avec une jambe plus large que l'autre, buvait beaucoup d'alcool jusqu'à l'ivresse. Zoé et Élie ont eu deux enfants : une fille et un garçon : Saul (comme le frère d'Elvire). Quelques jours après, au téléphone, la mère d'Elvire, en larmes : « Je me souviens, un après-midi, Elvire avait dix-huit mois, elle était restée seule avec Élie à l'heure de la sieste, pendant que sa femme, moi et les autres enfants sortions faire des courses. Le soir, j'avais vu des taches rosées dans ses couches, je n'ai pas voulu le savoir. » Me revient alors une de ses paroles : « Dans ma famille, les filles qui faisaient pipi au lit étaient menacées d'être assises sur le poêle allumé », puis les différents noms dont Elvire au début m'avait affublée – « madame grosse bête », « grosse maligne », « caca », « zizou », « bizou » – et un dessin d'Elvire : quelques taches rouges estompées avec quelques traits. Lors de la séance suivante, j'ai construit à Elvire, en présence de ses parents, un mythe sur ce qui s'est passé là qui était interdit, en ajoutant qu'à dix-huit mois elle était encore trop petite pour savoir que c'était interdit et que ses parents n'avaient pas voulu cela. Après, Elvire eut une seule crise convulsive, en voiture, un jour où sa mère était vêtue pour la première fois d'une veste de fourrure ayant appartenu à une femme décédée il y a longtemps, inconnue d'Elvire et de sa mère. La mère avait expliqué à ses parents d'où venait cette fourrure devant Elvire, mais avait refusé de répondre à ses questions au sujet de la mort de cette femme. Or, Elvire avait eu une crise environ un an auparavant, en venant à sa séance seule avec son père, vêtu (cela m'a été dit après) d'une fourrure ayant appartenu à Élie. Ce jour-là, Elvire, au téléphone du service d'urgence de l'hôpital où son père l'avait emmenée et où elle est restée quelques heures, m'avait dit : « J'ai des problèmes dans ma tête et dans mon cœur. Peux-tu m'aider à les oublier ? » À la séance suivant ce qui fut sa dernière crise, il a fallu reparler de la mort et des personnes connues et décédées avant ses trois ans : oncle Élie, « Mémé », oncle Daniel. À partir de ce jour, Elvire cessa de mettre *les l'ivres sous l'elit*. La mise en scène n'était plus nécessaire pour parler. Elvire n'eut plus de crise convulsive (les médicaments furent arrêtés). Son état d'excitation intense se déchargeant dans les voies motrices, la limite étant l'épuisement du corps lors de la perte de conscience, état proche de la mort, était maintenant limité, *barré* par les paroles adressées à elle *au bon moment*, transmettant l'interdit auquel sont soumis tous les êtres humains, c'est-à-dire tout *parlêtre*.

Progressivement, Elvire en vient à exprimer des affects :

- Chagrin : « Ma mémé, j'aurais pas voulu qu'elle soit morte. Je l'aimais très beaucoup. »

- Crainte : « Qu'est-ce que ça ferait si j'allais voir mon papa ? » (dans la salle d'attente).

.... à penser : « Est-ce que tonton Daniel (décédé après un coma post-traumatique) il redeviendra vivant ? – Les chiffres, ça ne s'arrête jamais. – Il y a dans les livres des secrets qui ne sont pas pour les enfants. »

.... puis à rêver : « Cette nuit, j'ai pleuré, tu étais morte. » Plus tard : « Je ne trouvais plus mes parents ; je les retrouve, ils étaient dans une barque en face de moi dans une autre barque. » Et : « Celui-là je ne le ferai pas (= je ne le dessinerai pas), c'était trop trop trop long et ça faisait mourir. » Ce rêve, impossible à mettre en forme, parle de cet excès d'excitation qui la faisait convulser lorsqu'un signe lui arrivait par ses perceptions (ressemblance, fourrure), sans parole à elle adressée, ou au réveil quand la vie d'une personne connue et investie par ses parents était en suspens et (ou) que ses parents dormaient, ou encore en se réveillant dans le lit où son arrière-grand-mère est morte.

Elvire, un jour, me dit : « Je ne savais pas parler. Si j'avais eu sept ans (son âge actuel), je lui aurais dit arrête » (le conditionnel pour la première fois) et écrit : « Je n'ai plus de *probl'aime* », et dit : « Je n'ai plus de problème avec tonton Élie, je n'ai plus de problème avec rien », et écrit dans ce dernier dessin, chaque mot ou groupe de mots dans une bulle : zizi-zizou ; mort vivant ; fille (bulle touchant une bulle où se trouve un triangle rouge) : « Je n'ai plus de problème » – bulle venant d'un dessin stylisé : petit arbre au tronc et branches rouges (ce qui reste gravé du transgresseur sans doute ivre ?) attaché à une forme verte comme une tête et des bras (une forme de son image inconsciente du corps de ses dix-huit mois ?) ; deux dates : 1897 ? 1990 (nous sommes en juin 1990). Au verso, en rouge, Elvire écrit : né en 1840 mort en 1897, âge : 57 ; né en 1805, mort en 1885, âge 80, une tache rouge avec quatre traits verticaux sur le bord supérieur, d'autres dates au crayon à papier.

Deux ans après la fin de sa cure, Elvire m'écrit une lettre ; en résumé, elle « va bien, est dans les premières de sa classe, fait du violon et du piano ; en fin de *conte* tout va bien pour moi. E. G. qui t'écrit cette lettre car elle adore la nature. » En bordure du papier à lettres des animaux dont écureuils, oiseaux, avec fleurs et champignons. Elvire disait vouloir devenir vétérinaire. Peut-être le piano et le violon pourront-ils contribuer à ce que la part restante du réel traumatique communique avec celle d'autres sujets et reste du côté de la vie.

LE MAL SACRÉ

Claude Rabant, lors d'un colloque de Correspondances Freudiennes sur « L'interdit, ses énoncés », a parlé de la constitution du tabou qui « s'applique à toute chose qu'il est interdit de toucher », comme « de la première inscription de la jouissance », rappelant Freud : « Notre expression *horreur sacrée* est ce qui convient le mieux pour désigner l'aire du tabou. » C. Rabant a écrit : « Ce qui se prohibe de soi, dans l'horreur sacrée d'une jouissance inconnue, et non par le commandement d'un dieu ou d'un système d'énoncés nécessaires assignant leur propre nécessité, ainsi va le tabou, loi qui ne montre pas ses fondements, loi pure et inquiétante du sacré en son équivoque émergence et son évidence oppressive, son automatisme de sanction. » La mise en réserve de jouissance donnerait sa force à l'interdit ; mais l'interdit, lui, doit être énoncé à haute voix, sans justification ni répétition, par une parole sans demande ni séduction. « Le tabou se transmet par la transgression ; la limite se transgresse en s'inscrivant, n'assure aucun espace stable, mais fait passer sans cesse la menace et la présence obscure de la force sacrée. Le tabou se prohibe de lui-même, sans autre fondement que le danger qu'il constitue en lui-même ; sans le tabou, la mort erre et peut frapper à tout instant. »

Chez les Indiens de l'Himalaya, un rite de transe où les prêtres portent des masques sur le visage a lieu la nuit. Il est interdit de photographier ; si quelqu'un transgresse cela, on le tue ; s'agit-il d'un rite pour permettre d'inscrire quelque chose d'incompatible avec les images ? Une adolescente inconnue venant d'une institution dite « spécialisée », devant une vitrine exposant de tels masques, a eu une crise comitiale : ces masques, ici portés par personne et sans autre pour lui en parler, n'avaient pas de fonction d'inscription ; peut-être devenaient-ils monstrueux ?

Chez les Romains, lors de l'assemblée des Comices où s'élaboraient les lois – tous les citoyens (donc pas les esclaves) avaient le droit d'y assister –, si quelqu'un avait une crise convulsive, la séance du jour était suspendue, remise à plus tard : légiférer apparaissait impossible ; la victime de cette crise était déclarée *sacer*, vouée aux dieux infernaux, et on pouvait la tuer : meurtre ou sacrifice d'un pour la sauvegarde de tous ? Ce *mal sacré, morbus sacer*, était-il entendu comme un signe d'un excès de jouissance hors la loi, voire comme un danger de mort ?

Fédor Dostoïevski, malgré tout ce temps passé à écrire de grands romans et à perdre au jeu, a eu des crises comitiales jusqu'à la fin de sa vie, comme en témoigne, dans son journal, sa deuxième épouse, Anna Grigoievna. On ne connaît pas la date du début de ses crises, mais on sait par son frère que Fédor était victime de « crises de léthargie » – peut-être des crises morphéïques, c'est-à-dire survenant à l'endormissement ou au réveil – et que, enfant, il mettait un papier à côté de son lit sur lequel il avait écrit, si on le trouvait mort, d'attendre cinq jours avant de l'enterrer. Sans doute avait-il peur de mourir pendant son sommeil ou d'être enterré vivant ? Voici comment F. Dostoïevski parle de ces instants précritiques à son ami Strahov : « Pendant quelques instants, j'éprouve un bonheur impensable à l'état normal, et inimaginable pour qui ne l'a pas vécu. Je suis en harmonie parfaite avec moi-même et l'univers entier ; la sensation est si forte et si suave que, pour quelques secondes d'une telle félicité, on donnerait dix ans de vie, peut-être toute sa vie [...] ; croyez-moi, je ne l'échangerais pas contre toutes les joies du monde. » De Kirilov, le héros des *Démons*, publiés en 1869, F. Dostoïevski dit : « Il vit des minutes d'harmonie éternelle [comme s'il n'y avait plus de temps, donc plus de mort], il doit se transformer physiquement ou mourir. » De quelle jouissance F. Dostoïevski ne voulait-il pas être privé ? Peut-être préférait-il perdre au jeu que d'en mourir ?

LA MISE EN SCÈNE À LA PLACE DE LA CRISE

Dans la relation d'un adulte *sujet* et d'un enfant *sujet en construction*, que le tabou se constitue sans commandement ni systèmes d'énoncés, montre l'importance de la position du sujet adulte quant à l'interdit et permet de poser la question d'un lien entre le sans-limite de la crise (sauf la possibilité de l'épuisement du corps) et un sans-limite de la jouissance de l'adulte. À dix-huit mois, ce que Françoise Dolto appelle « image inconsciente du corps », c'est-à-dire « l'ensemble des perceptions transformées en sensations appartenant au sujet par la parole d'un autre à lui adressée », n'est pas très développé, surtout du côté génital, d'autant qu'une mère bizouilleuse ne parle peut-être pas beaucoup à sa fille. Si Élie, comme je le suppose, a en acte transgressé l'interdit de l'inceste en faisant d'Elvire un lieu de jouissance sexuelle, il a provoqué un trop d'excitation (réel traumatique) là où il n'y avait pas de première inscription de cette jouissance, pas de refoulement originaire, donc aucune limite symbolique, ni autre ni Autre, seulement la possibilité d'une limite réelle. Elvire a inventé, dans le transfert, toujours en présence de ses parents, deux mises en scène pour en parler : la première, une fois, s'étendre les jambes écartées sur le divan, mise en scène d'un réel ; la suivante, répétée jusqu'à la construction du « mythe » : mettre les livres sous le lit. Là se parlait, comme dans la crise mais sans convulsions, ce lieu d'excès de jouissance si proche de la mort : par la mise en scène de deux signifiants, *Élie, Ivre,* non liés à des représentations donc ne lui appartenant pas.

Peut-on dire que ce sont des signifiants réels d'un réel en souffrance ? Les quatre consonnes imprononçables écrites sur le dessin à côté du « bonhomme qui s'appelle gros cochon » en sont une première inscription, rendue possible par l'énonciation, dans le transfert, de l'interdit : d'utiliser mon « gros crayon ». Ces quatre lettres ont fait bord à l'excès de jouissance et la limite symbolique, en rencontrant le réel, a donné accès à l'imaginaire. Voilà pourquoi Elvire a pu accepter le mythe qui a « inventé le réel » et interrompu la répétition des crises.

Naissance

Karine de Vion

La mort dans un cri
Et l'enfant dans la vie.
J. Prévert

Accoucher le corps d'un bébé, ce n'est pas encore mettre au monde un enfant et dans le même mouvement naître comme mère. Il y faut une opération supplémentaire, nécessaire mais invisible. Sans cette opération subjectivante, mère et enfant restent dangereusement non-nés, le plus souvent aliénés à une histoire qui les précède. Si nous doutions encore que la psychiatrie périnatale touche radicalement au noyau de ce qui fait un sujet, le récit du traitement de madame Bé devrait nous le rappeler.

Ce traitement débute avec l'appel d'une psychologue de crèche qui s'inquiète de l'état psychique d'une jeune mère déprimée et exagérément anxieuse. Cette jeune femme est décrite comme ambivalente à l'égard de son bébé, et dans un collage à l'enfant. Sur les conseils de la psychologue, elle prend contact avec l'Unité Myriam David ; nous retranscrivons toujours les termes de la demande téléphonique. Ses mots sont les suivants : « Mon enfant ne mange pas, il a des difficultés à s'adapter et moi aussi j'ai du mal. » Elle se présente donc à la consultation avec son enfant de dix mois et insiste d'emblée pour me montrer le carnet de santé.

Depuis quelque temps, elle trouve son fils bizarre : il mange mal, il est très collé à elle et se réveille la nuit. L'anamnèse m'apprend que les troubles sont consécutifs à un épisode infectieux sévère survenu quand l'enfant avait cinq mois. D'où son insistance à vouloir me montrer le carnet de santé.

Dès l'accueil aux Urgences, on lui a fait savoir que c'était grave et que l'enfant devait être hospitalisé. La mère a éprouvé une angoisse terrible, celle de la mort de son bébé. Elle a ensuite été confrontée à un conflit psychique difficile, car il lui fallait choisir entre rester au chevet de son petit ou repartir à la maison s'occuper du grand. Le conflit fut si sérieux qu'elle n'eut pas à choisir : elle tomba elle-même malade et dut être hospitalisée deux jours.

L'enfant me paraît s'être plutôt bien remis de cet épisode, malgré ses symptômes. Certes il est collé à sa mère, mais paraît en bonne santé psychique avec un développement harmonieux, un vrai regard, quelques sourires, une appétence pour le jeu, des auto-érotismes en place.

À vrai dire, lors de ce premier contact, ce n'est pas le bébé qui m'inquiète, c'est plutôt la mère. L'épisode de l'hospitalisation a déclenché chez elle, ou a réveillé, un état d'angoisse persistant et j'imagine qu'il affecte l'enfant. Depuis cet évènement, la mère veille ses deux enfants nuit et jour dans un état de vive tension. Je propose de les revoir la semaine suivante.

La consultation suivante n'aura lieu qu'un an plus tard, et de son fait.

Cette fois, elle a amené ses deux enfants. Le petit n'a plus de symptômes, ce qui conforte plutôt ma première impression. Mais le grand, âgé de 5 ans, m'intrigue par son silence. Madame Bé sort de son mutisme par bribes décousues ; la réticence marque la tonalité des échanges. À peine une phrase est-elle entamée qu'elle se conclut par un « voilà » ou un « c'est tout », suivi d'un silence pesant. L'interlocuteur est ainsi prévenu qu'il ne faut pas en attendre davantage, au risque qu'elle se taise tout à fait.

Les thèmes se mélangent : une douloureuse lassitude de vivre, une grande difficulté à communiquer avec autrui, quelques allusions elliptiques à sa vie d'avant. Madame Bé est africaine. Là-bas, dans son pays, elle vivait avec sa mère et son oncle. Cet oncle, c'est le frère de sa mère. Il les a recueillies quand sa mère a été répudiée ; il les a logées. Silence. Points de suspension, ou point-virgule ? Je m'interroge.

Elle reprend. Elle est arrivée en France pour se marier. Ici, ce n'est pas comme elle l'avait escompté. Pas de prince charmant ; un homme qu'elle épouse sans le connaître, une belle famille rude, des enfants qui naissent très vite. L'énumération est factuelle, les affects semblent tenus à distance, les élisions nombreuses. Par petites touches, elle laisse entendre son impossibilité de s'occuper des enfants au début. Pas envie du tout, pas capable, trop déprimée. Bien sûr, elle les aime, mais tout l'inquiète excessivement, constamment, tout la déborde. Elle craint qu'il ne leur arrive quelque chose et qu'ils ne meurent. Elle ne parle jamais à personne, fuit toutes les occasions de rencontre. Toutes sauf une : la directrice de la crèche des enfants, qu'elle a investie massivement. « Elle est comme ma mère ». C'est elle qui l'a accompagnée jusqu'à la consultation.

Madame Bé parle peu et paraît absentée de sa parole, inatteignable. Elle passe, emmurée et sans goût pour la vie. Tous trois, la mère et les enfants, font bloc, paraissant peu différenciés, amalgamés dans le silence.

Je lui propose, d'une part, un espace où elle serait accueillie avec ses enfants au sein d'un petit groupe de mères et d'enfants, d'autre part un espace distinct où elle serait reçue seule. Il semble assez clair, en effet, qu'il n'est pas question de l'adresser ailleurs, dans une consultation adulte, car elle n'irait sans doute pas et percevrait cela comme un rejet. Par ailleurs, je compte beaucoup sur le petit groupe pour l'accueillir, l'apprivoiser peut-être, et me soulager, il faut bien le dire, d'une certaine hostilité manifeste derrière sa réticence.

Quelques consultations s'égrènent dans le climat que j'ai décrit, puis une thématique se précise : elle évoque la réputation sulfureuse de son oncle au sein du quartier. Les mères des environs, pour protéger leurs filles, les tenaient à distance de cet homme.

Une séance essentielle va marquer le tournant de cette histoire clinique, car il s'agira de l'entrée, tout à fait inattendue pour moi, de cette femme dans sa cure. Dans cette séance « inaugurale », elle révèle un secret d'enfance : « Personne ne me croyait ; tout le monde dans le quartier pensait qu'il m'avait violée. Seulement voilà, il ne m'a jamais violée. » C'est une révélation surprenante, c'est même le contraire de ce à quoi on pouvait s'attendre.

Surgit alors une question qu'elle m'adresse à brûle-pourpoint : « Et vous, est-ce que vous me croyez si je vous dis qu'il ne m'a pas violée ? » Pour la première fois, je la sens présente dans ce qu'elle dit, dans une urgence nouvelle à m'interpeller. J'ignore à cette époque la vérité historique des faits, je l'apprendrai beaucoup plus tard. De toute façon, ce n'est pas cela qui conditionne ma réponse : « Oui, je vous crois et je vous crois au-delà de moi. Je vous crois car c'est le fondement même de mon métier de croire en l'existence d'une vérité dans la parole de l'autre ; une vérité qui cherche à se dire. » À sa question, j'ai répondu par un credo.

L'ANALYSTE NE DÉTIENT PAS LA VÉRITÉ, IL S'EN PORTE GARANT

Parole, Vérité, Credo, ce sont des mots qui appartiennent au champ lexical de la philosophie et du religieux ; et voilà qu'ils surgissent là où on ne les attend pas. La pratique psychanalytique toucherait-elle directement aux plus hautes interrogations humaines, celles qui font le socle de la philosophie et de la théologie ? Cette question théorique surgit de la clinique et impose que l'on s'y arrête pour en dessiner les contours.

Freud s'est davantage intéressé à la religion qu'à la philosophie. *Totem et tabou, L'avenir d'une illusion, L'homme Moïse et le monothéisme,* témoignent de l'intérêt qu'il a porté, en tant que psychanalyste, à la genèse du phénomène religieux dans le psychisme humain et aux questions que pose ce phénomène sous l'angle du fonctionnement psychique. Cet intérêt ne s'est jamais démenti puisque le premier de ces textes date de 1911 tandis que le dernier, *L'homme Moïse,* daté de 1938 est en même temps son dernier ouvrage.

Parallèlement, il correspondit pendant trente ans avec le pasteur Pfister. Dans l'une de ses lettres, il distingue la psychanalyse de la médecine d'une part, de la religion, d'autre part : « Je ne sais si vous avez deviné le lien entre *L'analyse profane* et *L'avenir d'une illusion.* Dans la première, je veux protéger l'analyse contre les médecins, dans l'autre contre les prêtres. J'aimerais la confier à une corporation qui actuellement n'existe pas, une corporation laïque de ministres des âmes qui n'auraient pas besoin d'être médecins et n'auraient pas le droit d'être prêtres. »[1]

Le terrain du *ministère des âmes* était jusqu'alors dévolu à la religion. Si Freud tient tellement à les différencier, n'est-ce pas justement parce que psychanalyse, religion et philosophie ont quelque chose en commun ?

Reprenons pas à pas l'échange avec Madame Bé : « Est-ce que vous me croyez ? » Elle me demande si je peux valider quelque chose qu'elle-même ne peut valider, de sorte qu'elle puisse faire l'économie de la question de la vérité.

Pourquoi ma réponse ferait-elle foi ? Parce qu'elle me met à la place particulière de celle qui saurait, signe du transfert. « Le névrosé se met au travail parce qu'il accorde croyance à l'analyste et il le croit parce qu'il acquiert, à l'égard de la personne de l'analyste, une position de sentiment particulière. »[2]

Mais comment répondre à sa question ? Si je lui réponds que moi, je la crois, alors je détiens sa vérité et la mets dans un rapport d'aliénation à mon moi. Ce n'est ni plus ni moins qu'une position de gourou. Quand je réponds : « Je vous crois au-delà de moi car c'est le fondement de mon métier de croire en la vérité de la parole de l'autre », je déplace le point de vérité. Ce faisant, je mets mes pas dans ceux de Freud : la vérité est chez le patient, mais il ne sait pas qu'il sait, il est coupé de ce savoir. Ce que je lui adresse est une affirmation signée, qui constitue un socle.

Il existe une seconde strate, plus complexe, dans sa question : est-ce que vous me croyez si je vous dis... ? Elle questionne ce qui garantit que les mots puissent dire vrai, elle demande s'il existe un point d'arrimage entre le langage et la vérité.

Bien sûr, la vérité comme entité totale et absolue est inaccessible. Mais on ne saurait faire sans cette catégorie. On est obligé de la supposer. Si les mots ne font pas vérité, comment l'interprétation affecterait-elle le patient ? Les psychanalystes sont concernés par la catégorie de la vérité dans la mesure où cette dimension de la vérité est indissociable du langage. Peut-on la définir comme la tentative de nommer le Réel ?

Pour la psychanalyse, la vérité ne se laisse pas saisir directement et on ne peut pas la dire toute. Elle a la structure du mythe, elle s'attrape dans le mythe. Le paradigme en est le mythe d'Œdipe et Freud ne cessera de réaffirmer l'importance de la mythologie pour la psychanalyse : « Ici encore la mythologie vous donnera le courage de croire à la psychanalyse. »[3] Ou encore, dans une des lettres adressées à Einstein, qui forment le recueil intitulé *Pourquoi la guerre ?* : « Vous devez penser que nos théories sont une manière de mythologie [...] Mais est-ce que toute science ne se ramène pas à cette sorte de mythologie ? »[4]

Revenons à notre question : y a-t-il un point qui arrime le langage à la vérité ? Le langage est une chaîne, dans laquelle chaque terme est défini par un autre terme, comme dans un dictionnaire ; chaque terme renvoie à un autre, c'est vertigineux. D'où peut venir une certitude, si chaque élément du système n'est légitimé que par un autre élément appartenant au même système ? Il faut que la chaîne s'ancre dans un ailleurs, dans un hors système qui puisse faire office de garantie.

Voilà donc la question qui intéresse à la fois le champ de la philosophie, de la théologie et celui de la psychanalyse : y a-t-il un point de conjonction entre langage et vérité, qui serait aussi le point d'arrimage de la subjectivité ? Comment le situer ? Si l'objet d'interrogation est commun, les réponses diffèrent.

Pour la théologie, Dieu est ce point de Vérité. « Je suis la Voie, la Vérité, la Vie », lit-on dans l'Évangile de saint Jean. « Ta parole est Vérité », disent les chrétiens. Voilà le point de conjonction du langage et de la Vérité. D'où une liturgie de la parole, célébrant la parole de Dieu en tant que Vérité, c'est-à-dire en tant que point hors champ garantissant le système.

Il en va de même dans le récit du Buisson ardent, essentiel à l'avènement du monothéisme et à la question de la nomination. Moïse demande au messager de lui révéler le nom secret de Dieu, le nom des noms, clé de la Vérité. Il lui est répondu : « Eye asher eye », phrase en hébreu qui se traduit par « je suis celui qui est », ou « je suis ce que je suis ». Cette réponse énigmatique semble une tautologie. On pourrait penser que Dieu refuse de dévoiler son essence. Mais comme le signale une note de la Bible de Jérusalem, il faut plutôt entendre l'affirmation de Dieu comme transcendance, c'est-à-dire, hors de portée de l'action et de la connaissance.

Pour les Juifs, ce nom restera, mais comme imprononçable – Yahvé n'est pas un nom, c'est le participe présent du verbe être : l'étant. Le Dieu vivant n'a rien de commun avec le néant des idoles, qui toutes avaient des noms. Bien sûr, ce Dieu ne peut pas être nommé. Puisqu'il est lui-même le principe qui permet la nomination, il ne peut être assujetti à aucun système. Il n'appartient pas à la fonction langage, il la permet.

Pour la psychanalyse, il existe bien un point d'arrimage entre le langage et la vérité, mais il n'a aucune signification religieuse ni transcendante. Lorsque Freud s'interroge sur l'origine du sujet et de la subjectivité, il forge différents concepts renvoyant à la dimension de l'originaire, tous commençant par le préfixe allemand *Ur* : refoulement originaire, fantasme originaire, ou encore scène originaire (souvent traduite par scène primitive). Tous désignent les points d'ombilication qui marquent l'entrée de l'humain dans le monde symbolique et dans la subjectivité. Ce sont ces points d'ancrage insus du sujet qui renvoient à l'existence d'une vérité inaccessible.

On trouve aussi chez Freud le terme d'ombilic du rêve. Là encore, il s'agit d'un point qui ne renvoie à rien d'autre et reste inanalysable. Cette préoccupation de l'originaire accompagne Freud jusqu'à la fin de sa vie, marquée par la rédaction de *L'homme Moïse et le monothéisme.* Cette fois, la quête des origines va bien au-delà d'une question personnelle sur des origines personnelles. La vérité première de tout humain, fondatrice mais située au-delà de la barrière du refoulement originaire, ce serait le meurtre du père – le meurtre de Moïse.

Ce point d'arrimage est formalisé par Lacan sous le nom de grand Autre. « Ce qu'il s'agit de marquer par cette convention d'écriture, le grand A, c'est que, au-delà des représentations du moi, au-delà des identifications imaginaires, le sujet est pris dans un ordre radicalement antérieur et extérieur à lui »[5], l'ordre langagier ou ordre symbolique. Le grand Autre est un pur concept sans substantialité, sans Être suprême. Totalement vidé de son contenu religieux, il nomme une pure fonction. « Ce dieu indéracinable est la foi faite au discours. »[6]

Nous, êtres parlants, nous *parions* sur l'existence du grand Autre. Nous *misons* sur la validité du système langagier : il doit ouvrir l'accès à la vérité. Cette fiabilité supposée n'empêche pas les mensonges ; au contraire, c'est ce qui les permet. En témoigne la jubilation avec laquelle les enfants nouvellement entrés dans le langage s'amusent à utiliser un mot pour un autre, à jouer avec le code. Cette capacité à fabriquer du faux met à l'épreuve la validité du langage en même temps qu'elle signe leur assujettissement à l'ordre symbolique. Quand ce point d'arrimage est solide, le sujet n'a même pas besoin de se poser la question. Il est pris dans l'ordre symbolique à son insu et tout va bien, quelle que soit sa croyance. Mais quand l'arrimage fait défaut, c'est plus bruyant. Néologismes ou néo-langages apparaissent chez le patient psychotique. Les *Mémoires d'un névropathe*[7] montrent les efforts désespérés du président Schreber pour fabriquer de l'arrimage là où tout s'est disloqué, jusqu'à inventer la langue fondamentale de Dieu. Il est contraint de fabriquer imaginairement cet arrimage qui fait défaut.

Ces considérations pourraient paraître éloignées de notre travail clinique, mais il n'en est rien. Car les soubassements du langage doivent être pensés pour qui ose proposer une thérapie par la parole. Quand ce point est interrogé par la patiente, c'est le signe qu'un transfert symbolique vient se greffer sur le transfert imaginaire ; à partir de cette séance, madame Bé s'adresse à travers moi au lieu de la Vérité supposée, et non plus seulement à mon moi, petit autre, surface projective.

ÉNONCIATION ET PERLABORATION DU TRAUMATISME

Revenons maintenant à la suite du traitement de madame Bé. Elle entre vraiment dans sa psychothérapie en interrogeant le lieu où ça sait, et peu importe qu'elle prenne appui sur une dénégation. La dénégation est l'énonciation sous une forme négativée d'une pensée refoulée, ou plus exactement partiellement refoulée. « Non, il ne m'a pas violée », c'est la seule position subjective possible à ce moment-là. Cette première phase de traitement est en fait son point nodal, ce qui permet que toute la suite ait lieu.

Pendant que la mère polarise sa demande dans l'espace psychothérapique et commence donc à se dégager du bloc mère-enfants, une énurésie apparaît chez l'aîné. Son silence m'avait déjà alertée, mais il était trop tôt pour proposer un traitement individuel. L'émergence, puis l'intensité des symptômes ouvrent cette possibilité. Le développement récent du traitement de madame Bé fait office de triangulation, de tiers, ce qui permet aussi un dégagement de l'enfant, d'autant qu'à ce moment, le père est exclu du système familial.

Cet enfant commence donc une psychothérapie individuelle avec une thérapeute de l'équipe : madame G. Il investit rapidement l'espace proposé et reconnaît l'importance de ce que sa mère et lui viennent faire à l'Unité, comme en témoigne son exclamation ravie : « Alors, toi aussi tu as ta madame G ! »

La période suivante est agréable pour madame Bé. Elle se sent libérée de son secret et plus légère. Elle pense même à se rapprocher de son mari et se prend à rêver de princes charmants. C'est alors qu'apparaissent des symptômes nouveaux : des symptômes obsessionnels envahissants, l'obligeant à se laver les mains répétitivement dès qu'elle rentre de son travail. Elle est serveuse dans un restaurant et ne supporte pas de satisfaire les demandes alimentaires des clients masculins. Se sentant souillée, elle se hâte de rentrer chez elle pour se laver entièrement, se changer, puis éprouve la nécessité de se laver encore les mains toute la soirée. Parfois, elle prépare un repas pour son mari qui leur rend visite. Cuisiner ne lui pose pas de problème, mais partager le repas avec lui déclenche des vomissements incoercibles. La réactivation de théories sexuelles infantiles à caractère oral est manifeste.

Dans les séances, les éléments du matériel associatif concernent ses deux grossesses. Elle se souvient qu'elle ne pouvait pas manger et qu'elle n'a pas cessé de vomir pendant 9 mois, ou plutôt 7 mois, car les deux enfants sont nés très prématurément. Elle ne garde pas un bon souvenir des naissances, ayant surtout cherché à les expulser activement, c'est-à-dire à s'en débarrasser. Elle se demande aussi si l'on peut tomber enceinte pendant la période des règles. Pour les deux grossesses, elle a continué à avoir ses règles pendant quelques mois, alors qu'elle était déjà enceinte. Elle se souvient de son entrée dans la puberté. Sa mère ne l'avait mise au courant de rien, aussi s'est-elle trouvée démunie quand elle a saigné. Son oncle, présent à ce moment-là, s'est occupé d'elle avant de la renvoyer à sa mère.

Au cours de la séance suivante, quelque chose s'impose à elle. C'est un souvenir, comme toujours déjà là mais resté inaccessible jusqu'alors. La scène se déroule là-bas. C'est la veille de son départ pour la France. Son oncle s'approche d'elle et s'empare de ce qu'il considère être son dû avant que d'en être dépossédé, puisqu'elle part pour se marier et va appartenir à un autre homme. Le souvenir est à la fois flou et précis. Elle se souvient d'avoir saigné... Le sang, les règles, l'oncle et les grossesses semblent inextricablement liés. Ils sont liés par l'élément insymbolisable, jusqu'alors absent de la chaîne, qui était le viol.

La reviviscence de ce traumatisme va produire des faits nouveaux. Dans les séances suivantes, madame Bé est saisie d'un sentiment qui me paraît étrange : elle s'étonne d'éprouver que ses enfants ne sont pas ses enfants. Le propos pourrait paraître délirant, mais ce n'est pas le cas car il y a place pour la métaphore : « C'est *comme si* mes enfants n'étaient pas mes enfants. » Loin de générer de l'angoisse, cet éprouvé semble l'apaiser. Elle se surprend à supporter qu'ils aillent et viennent, jouent et même tombent, sans s'inquiéter démesurément. Je pense que les deux enfants étaient jusqu'alors fortement associés au produit fantasmé du viol, ce qui était sans doute, pour partie, à l'origine de vœux de mort inconscients rapidement neutralisés par une formation réactionnelle : l'inquiétude démesurée pour leur vie.

L'étau se desserre un peu tandis qu'elle chemine dans des strates de plus en plus profondes. Les relations s'améliorent. Le père voit très régulièrement ses enfants, il s'en occupe et il n'y a plus autant d'hostilité exprimée à son propos. Tandis que Madame Bé ménage plus de place à son mari, les enfants manifestent quelques symptômes, dont les plus marquants sont un collage excessif dans la journée et des troubles du sommeil qui les font dormir avec elle la nuit.

IL FAUT QUE QUELQU'UN MEURE POUR QUE QUELQU'UN NAISSE

Ce qui advient après ce temps me reste sous une forme un peu floue, qui tient à sa façon de l'évoquer, mais aussi à la difficulté d'entendre ce qu'elle avait à dire, qui ne pouvait pas laisser indemne. Ce dont je me souviens, c'est de séances à tonalité quasi-onirique. Le matériel est troué. Ce n'est pas un récit, mais plutôt des impressions qui lui reviennent. Personne n'avait rien vu... Pas si grosse que ça... Elle ne pouvait rien manger... Tout cela est évoqué sans enveloppe narrative, plutôt des glissements d'un fragment à l'autre. Je ne comprends pas de quoi elle me parle, mais tout indique qu'il faut la laisser partir dans cette étrange contrée psychique, la laisser y trouver un chemin. Le souvenir d'une maison, celle de sa belle-mère. C'était il y a longtemps, en même temps c'est toujours là. Avant tel évènement ou après ?... Elle s'interroge. Il fallait pousser, il n'y avait personne. Douloureux ? Peut-être, mais peut-être pas.

Le principal : expulser. C'était une fille, ça, elle le sait, l'image lui reste. Elle n'a pas crié. C'était tôt, peut-être 6 mois et demi. Elle n'était pas vivante. Tout ça, c'était si vite, presque automatique. Le geste était comme inscrit, s'effectuait seul : prendre le cordon, le passer autour du cou, serrer. Elle n'était pas vivante.

Je réceptionne, j'accuse le coup. Je crois que je m'accroche à des représentations de peuplades primitives, à des représentations fantasmées concernant l'aube de l'humanité. C'est rude, âpre, *mais ce n'est pas inhumain.* Je commente après un silence lourd : il n'y avait pas de place pour ce bébé-là. Cette interprétation, c'est la seule façon que j'ai trouvée pour donner de la voix, prendre acte de ce qui venait d'être énoncé. Dans ce récit, qui justement n'en est pas encore un, il n'y a pas de « je ». Il n'y a pas de meurtre non plus. Rien n'est subjectivé. Un pur acte, en attente de sujet. La levée du refoulement, l'énonciation, l'adresse au lieu de la Vérité appellent le sujet de l'acte.

Alors seulement, il y a un meurtrier et un mort. Alors seulement, avec le langage, il y a un acte pris dans l'ordre symbolique.

Le sujet, je crois, s'est constitué dans le rêve, grâce au travail du rêve qu'elle apporte à la séance suivante. Elle qui n'était sujet de rien rêve la scène ; non pas comme un rêve traumatique fait de fragments. Elle se rêve et rêve l'enfant. Ce qui la hante désormais, c'est ce qu'il est advenu du corps, ce qu'elle en a fait. Ceci est une préoccupation qui témoigne, peut-être, de l'accession au monde des humains pour ce bébé jusqu'alors coincé dans un espace innommable. Qu'a-t-elle fait de son mort ? Impossible de se le remémorer. Elle ne vient pas à bout de la sidération, bien qu'elle se repasse la scène en boucle.

Je m'abstiens de tout commentaire quant au lien entre le viol dont elle était peut-être fantasmatiquement grosse et l'élimination du bébé. De son côté, elle ne cesse de dire qu'elle ne pouvait faire autrement, qu'elle ne pouvait pas accueillir humainement ce qui ne l'était pas et l'horrifiait. Je me demande quelle place elle va bien pouvoir faire à tout ça, si le deuil a un sens, et s'il se fera.

Les séances se poursuivent. Parfois, au détour d'une phrase, j'entendrai qu'elle parle de trois enfants et non de deux. Elle sera amenée à dire qu'elle-même a une sœur, mais qui n'a jamais vécu avec elle ; elle fut écartée et confiée à une autre famille. « C'est que ma mère et moi, dit-elle, avons un point commun. » La tonalité est grave et pudique. Le point commun, c'est que toutes deux ont été violées par l'oncle, frère de la mère. La mère a eu plusieurs grossesses et elle, madame Bé, a vu sa mère exécuter par deux fois le geste qu'elle a effectué de façon automatique. Tout comme son fils aîné, alors âgé de 12 mois, était présent quand elle a exécuté le geste.

Après une période de vacances avec son mari, elle m'interpellera comme la première fois : « Et vous, est-ce que vous me croyez ? » Elle se sent enceinte, mais son médecin l'en détrompe car elle a ses règles. L'échographie lui donnera raison. Son embarras est grand. Elle hésite, tergiverse, pense à une IVG, prend rendez-vous, mais finalement laisse passer les délais. Elle se sent rattrapée par une malédiction implacable qui, elle le craint, l'obligera à répéter le destin de sa mère : deux grossesses dont le produit doit mourir.

Et pourtant, quelque chose de singulier advient, un grain de sable dans l'engrenage de la répétition : elle se découvre contente de sentir pousser cette grossesse et envisage d'accoucher sous X. À l'annonce de cette nouvelle, sa mère lui rétorque qu'elle a tort, qu'elle engendrera un monstre qui la dévorera. Le propos est d'une violence inouïe, de l'ordre de l'oracle... Ou du mythe. Transférentiellement, elle prend appui sur moi, me mettant en place de mère et de femme susceptible de soutenir le maternel en elle.

Une brèche existe désormais entre elle et sa mère, un décollement douloureux s'effectue. En n'épousant plus la folie de sa mère, c'est un morceau d'elle qu'elle perd sans retour possible. Dans cet interstice nouveau, elle entend la parole maternelle non plus comme un oracle la concernant elle, madame Bé, mais comme une douloureuse plainte personnelle qui parle de l'histoire de sa mère. Une parole qui énoncerait : plus d'un enfant dans une fratrie, c'est risquer la monstruosité puisque c'est risquer ce que j'ai connu : l'inceste commis par un frère.

« J'ai compris, dira-t-elle, que ma mère était traumatisée. Elle n'a personne à qui parler. Moi, j'étais dans le noir et quelqu'un a juste tourné le bouton de la lumière. » Peut-être que c'est cela qu'on attend d'un traitement analytique, et qui est permis par le transfert : non pas quelqu'un qui verrait à votre place mais quelqu'un qui allume la lumière et vous permet de voir.

La grossesse se déroule ensuite plus sereinement et les séances sont plus légères, jusqu'au jour où elle arrive effondrée, sans comprendre ce qui la fait sangloter depuis deux jours. Elle avait évoqué lors des précédentes séances son désir d'avoir une fille et d'accoucher à la maison. J'y entendais une collusion entre les deux bébés : l'enfant mort et celui à naître. Empruntant cette formule que je dois à une de mes jeunes patientes, je lui dis : « Il faut que quelqu'un meure pour que quelqu'un naisse », et lui demande à quelle date est mort le bébé fille. La date anniversaire correspond au lendemain de la séance.

Ses sanglots redoublent : « Je ne regrette rien, mais je suis tellement triste. C'est bizarre, avant je la voyais tout le temps dans mes rêves et depuis que je suis enceinte, je ne la vois plus. Mais hier je dormais et j'ai entendu une voix de bébé qui pleurait tellement fort que ça m'a tordu le cœur. Je ne sais pas ce que je dois faire. » Elle avait compté qu'un bébé allait éclipser l'autre. Mais ceci s'avère impossible. Donc, il faut bien que le bébé mort soit mort et qu'elle en fasse le deuil. C'est ce qu'amorce le rêve : à l'approche de la date anniversaire, simple date coupée de toute représentation, le travail du rêve fait revenir le contenu refoulé. Je lui fais remarquer que pleurer, c'est aussi rendre hommage aux morts, et lui demande ce que l'on fait dans sa culture pour les morts. Elle réfléchit longuement et pense que le lendemain, elle fera un sacrifice à la mosquée : du lait qu'elle achètera et apportera.

La semaine suivante, elle me dit avoir finalement préparé un repas de deuil, et l'avoir partagé avec son mari et sa belle famille. Personne n'a eu l'air de trouver cela étrange ; elle a simplement dit qu'elle commémorait la mort d'un être cher et tout le monde est venu. Nul n'a songé à exiger les détails, signe que dans sa culture la mort fait davantage partie de la vie. Manifestement, ce fut un moment essentiel pour elle, elle a renoué avec les siens. Mais il y a plus essentiel encore : à l'occasion de ce repas, son fils aîné l'interpelle, en tête à tête : « Le mort, c'est ton bébé ? » Tremblante, elle lui répond que son bébé va bien dans son ventre. Mais l'enfant n'en démord pas et insiste : « Non, l'autre. » La mère ne confirme pas mais ne dément pas non plus. Très émue, et sans se répandre indûment, elle se contente de raconter à son fils qu'en certaines circonstances, les bébés deviennent des anges.

D'abord collés par le silence, l'enfant aîné et la mère ont cheminé chacun de leur côté dans les espaces de thérapie qui leur ont été proposés ; à l'occasion de ce repas bien particulier, aucun des deux n'a raté le rendez-vous qui l'attendait avec l'autre et avec la parole pleine. On peut penser que cet enfant sera peut-être moins pris que sa mère dans une répétition qu'appelle l'insymbolisable.

Je revois madame Bé quelques semaines plus tard, après l'accouchement, alors qu'elle vient me présenter avec fierté et tendresse son fils nouveau-né. Elle a enfin accouché et pour la première fois : « Un moment magique. » Elle est heureuse. « Je sens la fraîcheur », dit-elle pour rendre compte de ce bonheur nouveau. Puis, elle me raconte une anecdote qui l'amuse beaucoup : elle se trouvait à la maternité avec son bébé, né la veille, avait passé une bonne journée. Dans l'après-midi, la puéricultrice lui fait remarquer gentiment qu'il faudrait quand même songer à changer la couche. Elle rit de bon cœur : elle avait oublié, et commente : « Comme quoi, on peut bien avoir eu des enfants mais avoir sauté des étapes ! » Le rire est franc, communicatif et enfin léger. Une vraie légèreté arrachée à la gravité et au cauchemar traversé. Nous pouvons rire ensemble ; nous savons bien, elle et moi, ce qu'il en aura coûté.

Je lui sais gré de m'avoir emmenée dans des territoires que j'ignorais et dont nous sommes revenues ensemble.

---

[1]Freud (S.), *Correspondance avec le pasteur Pfister, 1909-1939*, Paris, Gallimard, 1991.

[2]Freud (S.) (1927), « La question de l'analyse profane », in *Œuvres complètes*, vol. 18, Paris, PUF, p. 50.

[3]Freud (S.), « La question de l'analyse profane », in *Œuvres complètes*, vol. 18, *op. cit.*, p. 35.

[4]Freud (S.) (1933), *Pourquoi la guerre ?*, Paris, Rivages, 2005.

[5]Chemama (R.), *Dictionnaire de la Psychanalyse*, Paris, Larousse, 2003, p. 39.

[6]Lacan (J.), *Le Séminaire, Livre 16, D'un Autre à l'autre*, Paris, Seuil, 2006, p. 178.

[7]Schreber (D. P.) (1903), *Mémoires d'un névropathe*, Paris, Points/Seuil, 1975.

Nul en calcul ?

Annemarie Hamad

Nous avons certainement tous rencontré dans notre expérience personnelle ou clinique des enfants ou des adultes pour qui les chiffres et les mathématiques restent le cauchemar de tout leur parcours scolaire, et cela malgré toutes les aides et toutes les méthodes de rééducation dont des parents désespérés et bienveillants ont pu arroser leurs pauvres têtes obstinément obtuses.

Il y a quelques mois, un petit garçon de 7 ans m'a fourni quelques clefs pour essayer de comprendre ce symptôme énigmatique qui n'était d'ailleurs pas du tout la raison pour laquelle il avait commencé son analyse avec moi environ un an auparavant. Je me souviens avoir été émue au point de retenir mon souffle au cours d'une de nos séances, tout comme si j'assistais à une des grandes découvertes de l'humanité pendant qu'il passait d'un mouvement de dessin, à poser des chiffres et finalement à écrire des noms. Mon émotion a dû être du même ordre que l'enthousiasme éprouvé par Freud lorsqu'il finit enfin par comprendre (il lui avait fallu pas mal de temps d'observation pour y parvenir) le comportement parfois dérangeant de son petit-fils de dix-huit mois comme un jeu. Celui-ci, en effet, jetait au loin les objets qu'il arrivait à attraper, et un jour, il s'était emparé d'une bobine de fil de coton qu'il lançait au loin en criant « oh ! » et ramenait à lui avec un joyeux « ah ! » Nous savons que cette observation est essentielle en ce qu'elle sous-tend toute la théorisation freudienne de la compulsion à la répétition et du concept de pulsion de mort. C'est le jeu que tous les enfants jouent sous des formes diverses pour métaphoriser leur vécu de l'alternance entre absence et présence dont l'enjeu est la question toujours en suspens de l'existence même du sujet. En effet, dans leurs exclamations signifiant l'absence et la présence, ils se signifient comme comptant entre 1 et 0, qui sont les traits que peut tracer le maître d'école quand il fait l'appel quotidien de ses élèves.

C'est le travail de mon jeune patient qui a réveillé en moi la conscience aiguë de la valeur identitaire la plus fondamentale que les chiffres représentent dans la vie de chaque sujet. Ils sont en effet les marques toujours récurrentes de la position qu'il ou elle occupe dans le discours des parents qui représentent l'Autre, ou la différence radicale à l'aube de la vie. « Les cauchemars » à propos des chiffres sont, de ce fait, intimement liés aux identifications précoces du sujet, et ils sont devenus d'autant plus désespérants et menaçants depuis que les mathématiques sont devenus le critère par excellence de l'intelligence dans le contexte scientifique et technologique de notre époque. Aussi ferions-nous peut-être bien de nous rappeler que le développement des sciences et de la technologie moderne est la conséquence directe de l'invention du chiffre 0 et du système de numération par position qui en découle.

Il me semble que le grand nombre de gens ayant un rapport névrotique avec le monde des chiffres (qui est généralement mis de côté sous prétexte qu'on n'a jamais aimé les maths et que c'est tout ce qu'il y a à en dire) trouve son analogie dans la durée de temps qu'il a fallu pour que le zéro trouve sa voie à partir de son origine dans le Sanscrit à travers la philosophie arabe pour enfin atteindre le monde occidental. En l'année 1575, environ 500 ans après son introduction dans les cercles érudits de l'Europe médiévale, le grand philosophe Montaigne avoua en toute candeur : « Or, je ne sçay compter ny à get ni à plume », ce qui signifie : « Je ne sais compter ni avec des jetons ni en écrivant » (des chiffres arabes). L'Église s'opposa violemment à la démocratisation du nouveau système de numération, d'une part parce qu'il rendait le calcul rapide si facile que cela semblait diabolique, et d'autre part pour que la mystique au sujet des nombres soit conservée au sein de la caste des abacistes professionnels. Comme à l'habitude, les instances du pouvoir puisaient leur consistance dans les tréfonds du puits de l'ignorance qui se remplit de la boue de l'inhibition névrotique.

Freud a découvert dans ses premières *talking cures* avec ses patientes hystériques que les symptômes névrotiques se dissolvent littéralement une fois que le patient les a reconnus comme étant composés de représentations inconscientes de pulsions agressives ou sexuelles en conflit. Le langage visuel des rêves fut pour lui et reste encore la voie royale pour mettre à jour ces pulsions inconscientes, dans la mesure où il représente sous forme de rébus ou de puzzle imagé les rejetons des conflits ou traumas primitifs. Le texte du rêve tel qu'il est dit par le patient dans le contexte du transfert contient les points-clef qui marquent les voies de son désir propre, de son destin, pourrait-on dire. Il s'offre à être lu comme une lettre adressée à l'analyste.

Ce sont là les prémisses qui ont permis à Lacan d'affirmer que l'inconscient est structuré comme un langage, et qui est plus, que les lettres qui sous-tendent ce langage sont synonymes du Sujet de l'inconscient dès le début de la vie. Ceci n'est pas facile à comprendre, et il pourrait nous être utile de revenir sur les traits et les points tels que nos ancêtres préhistoriques les ont inscrits sur les parois de leurs cavernes. Le rythme de leurs alignements a amené les spécialistes à les considérer comme une sorte de système de comptage. Or, le comptage signifie la différentiation des éléments en unités, l'introduction d'un ordre dans le chaos. Pour être en mesure de compter il faut que nous sentions dans les tréfonds de notre être que nous comptons comme individu, comme sujet séparé pour quelqu'un. Parfois, des enfants très rapprochés en âge, lorsqu'ils sont traités « par commodité » comme s'ils ne faisaient qu'un seul « paquet », ont du mal à se compter comme séparés, tout comme certains jumeaux.

Lorsque nous travaillons avec des enfants, surtout avec des enfants psychotiques qui, au cours de leur analyse, arrivent parfois à rattraper des processus intellectuels précoces, nous remarquons que ce type de représentation graphique apparaît dans leurs dessins quand ils commencent à élaborer les racines de leur existence distincte, c'est-à-dire quand ils commencent à établir un ordre de discrétion dans lequel ils se comptent comme sujets distincts du chaos qui les entoure. Se compter comme distinct des autres implique que nous avons été comptés comme tels par nos géniteurs. Le trait distinctif dans une série, le *einziger Zug* de Freud, le trait unique identifiant, la marque laissée d'un amour perdu représente le signifiant comme tel, dans son essence pure, dit Lacan. À ce propos, rappelons également que F. Dolto, première analyste parmi les compagnons de Lacan à appliquer la méthode psychanalytique aux bébés et aux tout-petits a souligné la verticalité dans la construction de l'identité. Pour elle, en effet, la symbolique du chiffrage est tout de suite nouée à l'imaginaire de la représentation et au Réel du corps. En effet, se tenir debout sur ses propres pieds signifie un état de se sentir séparé et autonome, et en cela le trait vertical est la figure littérale de la première image inconsciente du corps humain. Dans les dessins d'enfants, cela suit en général les premiers « escargots » qui émergent des gribouillis du départ[1].

Les nombres représentent la multiplicité, la répétition de ce signifiant numéro 1, autrement dit, ils représentent l'ordre symbolique auquel nous sommes tous assujettis (où nous sommes donc sujets) dans sa forme la plus pure. C'est probablement pourquoi personne ne s'étonne jamais vraiment du fait quand même stupéfiant que le langage des chiffres, des nombres, représente aujourd'hui le seul langage véritablement universel qui est compris d'un bout du monde à l'autre. Il n'empêche que le fait de se l'approprier comme tel est également le plus difficile, car il renvoie au refoulement originaire.

Chaque fois que nous regardons les dessins que les enfants produisent dans le cadre de leur analyse, nous remarquons la régularité étonnante du nombre récurrent d'objets relativement secondaires dans le tableau. Le nombre de nuages ou d'oiseaux dans le ciel, de petites fleurs en bas de page, de fenêtres sur la façade d'une maison est toujours indice d'un nombre qui compte dans la vie d'un enfant. Souvent, il indique son âge[2], ou il nous fournit des informations précieuses sur la manière dont il se compte dans sa fratrie ou dans l'ensemble de la famille. Je suis toujours surprise par la richesse des associations que le comptage de ces objets provoque. Si nous nous souvenons que ce sont les mots qui créent les choses et non pas l'inverse, nous comprenons immédiatement que les nombres ne sont pas le résultat de la présence des choses, mais bien le résultat des lois de la pensée qui est au travail par rapport à ces choses.

Nous avons vu, avec le petit-fils de Freud, qu'une des lois fondamentales de la pensée se crée par l'intégration des concepts d'absence et de présence. La bobine qui est utilisée pour visualiser les concepts peut être considérée comme une métaphore de la figure maternelle, de l'enfant lui-même, et l'on aurait pu les symboliser aussi bien par 0 et 1.

Pour le petit enfant sous le charme des adultes omniscients et omnipotents qui ont la faculté de faire des bébés à partir de rien, et qui peuvent également les faire disparaître dans des fausses couches ou par des avortements, les questions qui se posent autour de la présence et de l'absence peuvent prendre des aspects dramatiques, voire tragiques. La raison en est qu'il peut ressentir sa propre présence comme étant menacée exactement de la même manière que celle d'un frère ou d'une sœur non désirée ou non viable. J'ai vu plusieurs nourrissons dans des états d'anxiété atroces dans ce genre de situation, et se calmant très vite quand on les informait du pourquoi les choses s'étaient passées ainsi.

Je ne prétends pas que chaque avortement ou fausse couche ait un effet aussi dramatique sur tous les enfants, mais plutôt que l'impact de l'événement sur la psyché des parents (dépendant probablement des traumas éventuels dans leur propre enfance) laisse une empreinte sur l'être psychosomatique de l'enfant quand il est trop jeune pour avoir construit l'écran nécessaire pour se protéger vis-à-vis de l'anxiété silencieuse, la douleur ou la détresse concernant l'enfant qu'ils attendait et qu'ils ont perdu.

Ce qui semble clair, c'est que, au-delà de l'importance que les parents accordent à l'incident, il *compte*. Un enfant perdu compte dans l'ordre de la fratrie et il affecte la position de chacun dans la fratrie, même s'il a été perdu avant qu'il(s) ne vienne(nt) au monde, car l'arrivée de chacun ravive la sensation de la perte d'un parmi eux dans la psyché des parents. Nous avons la preuve de cela dans les analyses d'adultes, et dans les analyses d'enfants, nous en voyons les effets sur leur capacité à manipuler des chiffres, et même sur leur capacité de penser tout court (en anglais : chiffre = *figure*, penser = *figure out* ; à noter également que le mot *figure* désigne non seulement le chiffre, mais la silhouette humaine).

*

J'aimerais maintenant suivre l'évolution du dessin et des combinatoires chiffrées de mon petit patient pour illustrer mon idée sur la nature identifiante des chiffres et des lettres dans la psyché humaine.

Il a commencé par dessiner le contour de sa main gauche, les doigts bien écartés (rappelons ici que les empreintes de mains semblent être les seuls éléments humains que l'on ait trouvés dans les peintures préhistoriques, et que nous savons également que les doigts de la main sont le premier outil de comptage dans beaucoup de parties du monde). Intuitivement, il a ainsi annoncé le thème de la séance de ce jour. À côté, il a dessiné une maison conventionnelle avec une porte et une fenêtre minuscule dans le toit avec un personnage qui lève ses deux mains. Il est donc passé de la représentation d'une main à un personnage avec deux mains. Je me souvenais des séances précédentes qu'il avait toujours dessiné une, deux, même trois fenêtres, fleurs ou personnages dans le toit des maisons, ou ailleurs, dans le fond du tableau, (et je ne pouvais m'empêcher d'y penser comme étant quelque part dans la tête de sa mère, sensible à l'homophonie entre « toit » et « toi »), séparés des trois fenêtres placées sur le devant de la maison, identifiées comme étant celles de son frère et de sa sœur et la sienne.

Sa mère avait effectivement perdu des jumeaux de manière assez dramatique avant sa naissance, et avait choisi d'avorter d'un autre enfant environ deux ans avant de venir me voir parce que, dit-elle, elle n'avait pas voulu d'un quatrième enfant. Les parents m'avaient plutôt surprise, lors de notre premier entretien, car ils avaient pensé spontanément que cela eût pu être un élément pour expliquer la mauvaise humeur, la tristesse, l'agressivité et l'extrême jalousie d'Arnaud à l'égard de son frère d'un an plus jeune que lui.

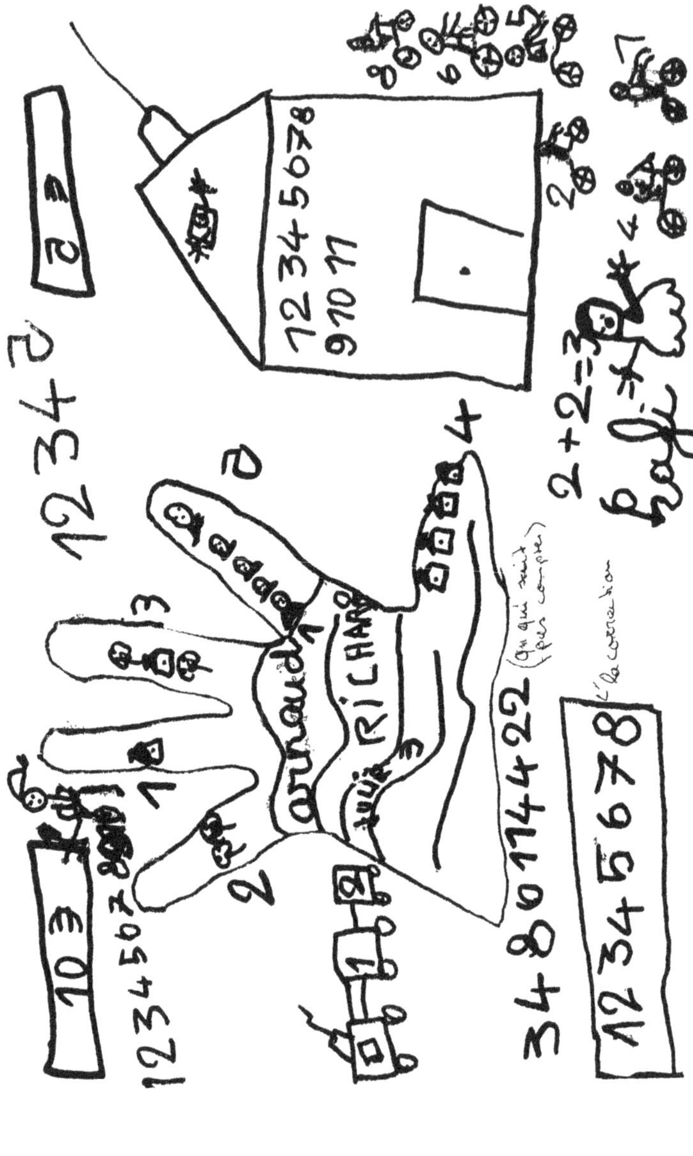
arnaud
RICHARD
2+2=3

Il procéda ensuite au dessin d'un curieux petit personnage portant une sorte de cape, et écrivit le nom inventé GAFI[3] à côté. « Gafi doit faire du calcul ! », dit-il, et marqua : 2 + 2 = 3. « Il est nul en calcul ! », fut son commentaire. « Sa maman veut l'aider, elle le fait compter, n'importe quoi, des cyclistes par exemple (qu'il dessine en les numérotant au hasard). Le problème est qu'elle est aussi nulle en calcul. En fait Gafi est un fantôme. » Cette séquence ne requiert guère d'explications, elle parle pour elle-même. Cependant, ce curieux nom de GAFI choisi par le petit garçon nous en dit plus. C'est un nom hautement significatif, car non seulement renvoie-t-il à « gaffeur », mais surtout à ce qui sous-tend les difficultés d'un gaffeur, c'est-à-dire de ne pas savoir s'il est masculin ou féminin, puisque « ga » réfère à « garçon » et « fi » à « fille ». Son fantôme est donc à la fois garçon et fille, ou aucun des deux, ou personne ? En tout cas, son existence est purement fantomatique, c'est (la raison) pourquoi 2 + 2 peuvent être égal à 3 au lieu de 4.

Poursuivant ses efforts de comptage, Arnaud revint sur le dessin de sa main et y ajouta, en les chiffrant 1, 2, 3 et 5 éléments sur 4 des doigts, en omettant le pouce. Ensuite, il écrivit la séquence suivante : 1, 2, 3, 4, 5, 6, 7, 8, 4, 10. Le chiffre 4, qu'il avait omis sur les doigts de la main, s'était subrepticement glissé à la place du 9 dans la séquence. Nous savons tous que le 9 généralement renvoie à la naissance, après neuf mois de grossesse. Arnaud était tout à fait étonné de découvrir son erreur quand je lui ai demandé de lire la séquence. Aussitôt, il la corrigea et dessina un petit bonhomme avec ses attributs phalliques habituels (un chapeau et un fusil) à côté. Ce qui est tout à fait sensible dans la progression du dessin[4], c'est qu'Arnaud procède à l'inscription des attributs phalliques du personnage immédiatement après avoir corrigé la séquence des chiffres dans laquelle le chiffre 9 identifie énigmatiquement sa naissance, donc peut-être son statut de sujet qui compte. Il me semble qu'il démontre ici le fait logique que l'identité humaine, c'est-à-dire celle du parlêtre, se fonde d'être sexuée. Lorsque je lui demandai alors de compter les doigts de la main dessinée, il découvrit avec la même stupeur qu'il avait omis le pouce[5] et le chiffre 4.

C'est seulement après avoir trouvé le chiffre 4 perdu qui apparaissait partout soit comme manquant soit à la place d'un autre chiffre, qu'il lui a été possible d'accepter 3. Et pour la première fois il a écrit les noms de ses frère et sœur en dessous du sien, dans l'ordre correct. Curieusement, ou peut-être évidemment, comme l'événement historique de la découverte du zéro semble évident après-coup, il inscrivait sur le petit train les chiffres 0 pour la locomotive, et 1 et 2 pour les wagons. C'était comme si, une fois que le fantôme avait été identifié à travers le chiffre 4 comme indiquant le fait d'une présence/absence énigmatique, le chiffre 0 indiquant l'absence radicale, voire la mort, avait trouvé la voie pour représenter le début de l'ordre de la numération. Ainsi le zéro dans le langage universel des chiffres rejoint-il la valeur négative du signifiant phallique (moins phi) qui organise l'ordre séquentiel de tous les autres signifiants.

---

[1]Nous pouvons percevoir à ce niveau l'ébauche du 0 et du 1, le 0 représentant le vide nécessaire à ce que le 1 devienne le début d'une série.
[2]Le fait de fêter des anniversaires constitue l'inscription, dans le discours commun, de cette nécessité de se compter à part.
[3]Gafi le fantôme est effectivement un manuel de lecture utilisé au CP, et Arnaud s'est sans doute emparé de ce signifiant qui conjoint fantôme et savoir pour l'utiliser comme support de sa propre problématique, de la même manière que nous construisons nos rêves avec les éléments de notre actualité vécue.
[4]D'ailleurs, il me semble toujours d'une extrême importance de suivre la progression du dessin d'un enfant de près, car les signifiants et leurs traces s'enchaînent comme dans le récit d'un rêve.
[5]Le fait d'avoir omis le pouce dans le comptage peut faire supposer que la question de la castration est mise en jeu de manière concomitante.

La Babillo, ou comment accueillir la parole de l'enfant

Christine Arnaud-Tanner

Trente ans après l'ouverture de la Maison Verte à Paris dans le XVe arrondissement, et quel que soit l'essor de la psychanalyse avec les enfants dans certains lieux de consultations publiques, nous savons que l'idéologie ambiante fragilise notre approche de l'enfant comme sujet. Aussi pensons-nous qu'il est plus que jamais opportun de défendre des lieux, des structures et des pratiques qui permettent d'être à l'écoute de la parole de l'enfant. Accueillir l'enfant comme un sujet, être à l'écoute de sa parole, n'est-ce pas toujours une façon nouvelle d'inventer la psychanalyse avec les enfants et les parents ?

Comme le dit M. H. Malandrin, dans l'histoire de la psychanalyse avec les enfants « la création des lieux d'accueil constitue un moment de rupture ». En janvier 1979, à l'initiative de quelques-uns, dont Françoise Dolto, la Maison Verte ouvre ses portes. En 2005, la Babillo, fondée avec Simone Roux et quelques autres, propose à son tour d'accueillir les enfants de moins de quatre ans et leurs parents. Dans un lieu ouvert à tous, chaque après-midi, se relaient quinze psychanalystes dont l'expérience est confirmée ailleurs, dans leur pratique.

Le dispositif d'accueil obéit à certaines règles qui sont énoncées par l'accueillant à l'arrivée de l'enfant. Il sait qu'il n'a pas le droit de dépasser une ligne rouge tracée au sol quand il joue sur un porteur, et qu'il doit mettre un tablier pour jouer avec l'eau. À son arrivée, chaque enfant est accueilli avec l'adulte qui en est responsable dans la vie quotidienne : père, mère ou nourrice. Les enfants sont nommés par leur prénom, et inscrits au tableau. Aucun nom de famille n'est demandé. Au moment du départ, une participation aux frais est demandée, qui reste à la discrétion de chacun ; le lieu est subventionné par la CAF et la ville de Paris.

Au-delà de ces points du dispositif d'accueil, représentant la loi du lieu, les enfants font l'expérience des liens avec d'autres, enfants et adultes présents. Les parents créent aussi des liens entre eux. Ces liens se tissent et, jour après jour, constituent une trame offrant à chaque enfant la possibilité de se construire dans ce lieu, indépendamment des équipes accueillantes. On peut parler d'un transfert sur le lieu ou d'un « transfert sur les murs » pour reprendre l'expression de Jean Oury dans la Psychothérapie Institutionnelle.

Accueillir l'enfant comme un sujet, c'est mettre en place un dispositif permettant à chaque enfant de nous solliciter et de nous faire signe à partir du lieu et du temps d'élaboration psychique qui est le sien, dans ce temps spécifique d'avant le refoulement. « C'est le temps du lieu et de la quête de sa place parmi les siens et parmi les humains » (Annie Grosser).

Qu'en est-il de cette place accordée à la parole de l'enfant à la Babillo, et qu'en est-il de l'accueil de la parole de l'enfant dans les lieux faisant référence à l'analyse ? Si nous n'y prenons pas garde, nous pouvons céder à la tentation de glisser de la parole *de* l'enfant à un discours *sur* l'enfant, plongeant celui-ci dans un abîme d'incompréhension, nous faisant complice de la surdité des parents. L'enfant nous parle avec son corps du malaise qui découle de ces moments d'incompréhension et de surdité des parents, ainsi que de moments de détresse liés à cette dépendance infantile d'avant la parole, où les parents se sentent parfois démunis.

Venir avec son enfant à l'accueil, ou aller consulter, c'est prendre le risque de s'exposer au regard de l'accueillant ou du psychanalyste.

Un enfant peut témoigner à sa manière de cette difficulté à franchir le seuil de la Babillo, en refusant d'enlever son manteau, ou même d'entrer. Si nous prêtons l'oreille à cette manière singulière de nous interroger, nous pouvons lui signifier que s'il ne veut pas rester, il peut repartir avec sa maman et revenir une autre fois. Ce qui lui laisse la possibilité de choisir de rester là ou de repartir, de décider lui-même du moment où il sera prêt à rentrer. De la même manière, en consultation, lorsqu'on accueille un enfant pour la première fois, on perçoit bien souvent sur le seuil un moment d'hésitation. L'enfant marque un temps d'arrêt.

L'entrée dans un lieu nouveau, avec son père et sa mère, constitue un moment inaugural. Quoi que ses parents décident avec lui, nous sommes là pour faire entendre sa parole, et lui signifier que nous avons compris l'importance pour lui de ce franchissement, et que nous respectons ses hésitations ou son refus d'entrer. « Franchir la porte », pour une mère, c'est accepter qu'il y ait du tiers entre elle et son enfant. Ce tiers met à l'œuvre quelque chose de la parole et de la loi, et cela ne va pas toujours de soi, loin s'en faut. Un enfant peut rester pendant de longs mois dans un silence qui témoigne d'un impossible franchissement : celui d'un autre seuil, celui du langage parlé.

Il peut y avoir du « non séparable » entre un enfant et sa mère, causé par une histoire traumatique. Je pense en particulier au silence meurtri d'une petite fille Victoire dont la mère s'absente régulièrement de la maison, depuis sa naissance, pour des soins intensifs en cancérologie. La Babillo est devenue pour elle un lieu de transfert où elle interroge petit à petit le désir de l'accueillant et le désir de sa mère. En présence de sa maman ou de sa nounou, elle construit des jeux avec des poupons inanimés qu'elle ramène à la vie. Elle nous sollicite pour participer à ses jeux, mais exclut les autres enfants par son silence et son refus de se laisser approcher. La mère ne parle pas à son enfant, et ce refus, allié au mutisme de l'enfant, participe d'une unité imaginaire entre mère et fille. Les jeux montrent qu'elle est pour sa mère un objet dont on s'occupe, mais à qui on se dispense de parler. Chacune de nos interrogations ou sollicitations sont vécues comme une effraction : la petite fille s'enfuit. Quand elle souhaite quelque chose, elle vient nous prendre la main, et se contente de dire son refus ou son acquiescement en hochant la tête. Jour après jour, elle témoigne d'un désir plus grand d'être en lien avec les accueillants et montre un intérêt croissant pour les jeux des autres enfants. L'une comme l'autre, mère et fille, nous font signe à travers leurs allers et venues du fait qu'il puisse y avoir un écart entre elles, exprimant ainsi leur désir que quelque chose change.

L'accueil à la Babillo nous conforte dans ce que le travail psychanalytique nous apprend d'une temporalité propre à chacun, et du respect nécessaire des rythmes, pour que les liens et les mots se tissent. Nous sommes garants du cadre et de la quiétude de chaque après-midi, mais il n'y a aucune obligation de parole pour les parents qui viennent accompagner leur enfant. Nous ne sommes pas sans savoir, quand nous intervenons, que la parole peut toucher et notre souci de prévention nous amène à prendre le temps de « voir » et le temps de « laisser venir ». De ce point de vue, nous faisons l'expérience que le respect du rythme de Victoire et ses sollicitations en présence de sa mère interrogent la structure de leur lien.

Accueillir la parole de l'enfant, c'est accueillir la parole d'un sujet. Françoise Dolto, à travers ses élaborations cliniques autour de l'image inconsciente du corps, nous a appris à considérer ce que dit le corps. Pour elle, le sujet de l'inconscient est déjà là d'emblée, et c'est par le truchement du langage que cette subjectivité de l'enfant peut être travaillée. Si quelque chose entrave les liens de l'enfant avec l'adulte présent, c'est souvent – ce que nous vivons à l'accueil – ce qui, de l'enfant et du parent, ne peut ni se penser ni se parler sans le recours d'un tiers.

Pour conclure, il semble important de souligner que l'essence même de notre travail est de creuser une place pour cette parole de l'enfant qui interroge ce que l'autre lui veut. Une question que l'enfant peut mettre en œuvre dans le dispositif de l'accueil et qui s'appuie sur cette conception doltoienne de l'enfant comme sujet du désir dès le début de la vie.

Après la destruction

J'arpente le jour

Le temps du « bruit », le temps de la peur, le temps des pluriels

Hélène Ewenczyk

Á Edith

Parvenir au récit du trauma, est-ce possible ?[1]
L'inarticulé me pousse à dire.

Mon récit est un voyage au rythme bien particulier.
Il ne porte pas sur l'écriture du récit du trauma subi par ma famille. Je tente de saisir le frayage d'une parole arrêtée, celle d'une petite fille qui longtemps s'est tue, prise dans le silence des siens. Ce silence, elle appelait ça : « le bruit ». C'était le mot dont elle a disposé pendant longtemps pour nommer cette tache sonore.

Aujourd'hui, lecture d'après-coup, j'articule cette lente traversée, en trois temps.
Le temps du « bruit ».
Le temps de la peur.
Le temps des pluriels, pluriel des temps, des silences, des générations ou le temps de transmettre.

J'ai écrit et publié en 2001 un texte qui s'intitule *Elle, récit*[2].
Le récit s'achevait par cette découverte : « Il y a le jour. »

« Il y a ... »
Jean-Claude Milner dans *Les noms indistincts*[3] écrit :
« Il y a trois suppositions. La première, ou plutôt l'une... est qu'*il y a* : proposition thétique qui n'a de contenu que sa position même – un geste de coupure, sans quoi il n'est rien qu'il y ait. On nommera cela réel ou R. Une autre supposition, dite symbolique ou S, est qu'*il y a de lalangue,* supposition sans laquelle rien, et singulièrement aucune supposition, ne saurait se dire. Une autre supposition enfin est qu'*il y*

a du semblable, où s'institue tout ce qui fait lien : c'est l'imaginaire ou I...
Face à S qui distingue et à I qui lie, R est donc l'indistinct et le dispersé comme tels... »

« Il y a... » les derniers mots d'un récit,
« il y a... » un geste de coupure qui découvre « le jour » et clôture le temps du « bruit ».

J'ai arpenté le jour. J'ai poursuivi l'écriture et tenté de dire l'horreur.
Sept années se sont écoulées.
Comment parler de ce long frayage ?
Avant l'été, ce jour où je me suis risquée à vous proposer de parler, je l'ai nommé :
« J'ai eu peur. »
Un nom (peur), un temps (le passé composé), un sujet (je), s'articulaient. Le passé composé a opéré une découpe nouvelle. Le temps de la peur s'est dégagé, s'est différencié du temps du « bruit ». Un terme y était mis. Décision folle. Élan de vie. Un déplacement s'effectuait qui se poursuit.
Le temps d'hériter et de transmettre déchire l'espace.

La rencontre, les rencontres ont jalonné mon parcours, mon lent travail de symbolisation. Elles m'ont poussée à dire car il y avait de l'autre pour recevoir ce dire.

Il y a eu Jeanne Bernard. Je la connais depuis très longtemps. Du temps où j'étais membre de *La Convention Psychanalytique* et où je faisais partie du comité de rédaction de la revue *Césure*. Depuis, nous nous croisons régulièrement. L'année dernière Jeanne Bernard était en peine pour transcrire une interview de Batia Baum[4]. Persuadée de ma compétence en yiddish, elle a sollicité mon aide et j'ai dit oui. Voilà, un « oui » inaugural. Un « oui » qui dessine les contours d'une altérité qui vous attend contre toute attente. Françoise Davoine en parle dans *Don Quichotte, pour combattre la mélancolie*[5]. Ce « oui » je l'avais déjà rencontré et formulé en 1996 dans un texte intitulé *Esther d'âge en âge, poétique de la lecture*[6]. Le texte se concluait ainsi :

> « Sa beauté rayonne, elle traverse la cour intérieure, ouvre le lieu à la parole, à l'écriture de l'événement, à l'ad-venir.
> Lire *Esther*, entendre le "oui" d'Esther et témoigner. »

D'autres rencontres il y en a eu. Des bonnes mais aussi des mauvaises. Rencontres de personnes. Rencontres de lectures.

Intéressons-nous encore un instant à ma rencontre avec Jeanne Bernard et à la construction qu'elle a permise. Intéressons-nous au lieu du séminaire[7]. Quelques visages m'ont permis d'ouvrir la porte. Jeanne Bernard, Janine Altounian une autre amie de très longue date et Michel Fennetaux une figure de *La Convention*. Trois visages, trois corps qui respirent, qui parlent, qui écoutent, qui cherchent, que j'ai croisés au temps de la revue *Césure*, mes premiers pas dans le monde analytique. Ici s'est peu à peu peuplé de visages reconnus comme amis.

Ayant dit « oui », j'entrepris avec Jeanne de transcrire en français et en yiddish l'interview de Batia Baum sur *la yiddishkeit*. Les rendez-vous sont sans cesse déplacés, tantôt par moi, tantôt par Jeanne mais surtout par moi. Ce qui est à noter c'est que je n'ai jamais disparu. Jeanne a tenu et moi aussi. Nous avons pris et repris nos carnets, nos rendez-vous et cela pendant plusieurs mois. Le yiddish me faisait signe, sa musique me mettait au bord des larmes, il me fallait dire à Jeanne que je ne parle pas le yiddish. J'ai certes baigné dans cette langue depuis toujours mais je n'en connais que la musique. Mes parents, mes grands-parents ne m'ont jamais parlé en cette langue. Je devais supporter le geste de transcrire une langue aimée, familière, en position d'analphabète. J'étais nue, pauvre, abîmée. J'ai emporté le DVD chez moi pour faire ce travail. Je ne pouvais le faire seule. Il m'a fallu encore plusieurs semaines pour oser solliciter quelqu'un qui m'aiderait à entendre c'est-à-dire à différencier au creux de ce « bruit » des mots et à les transcrire. Non pas avec les caractères hébreux avec lesquels s'écrit cette langue, mais avec notre alphabet. Je me livrais à une écriture phonétique. Je me battais avec moi-même, je raturais sans cesse. J'exposais une honte, celle déjà portée par ma mère qui n'écrit ni ne lit le yiddish faute d'avoir eu le temps de vivre et d'étudier en Pologne. J'ai traversé cette épreuve. J'ai remis à Jeanne, quelque temps après, cette transcription. Nous avons décidé par la suite de ne pas la reproduire, excepté quelques mots. Un long travail était encore nécessaire pour rendre cette première écriture conforme aux règles habituelles de la transcription. Cela dépassait mes possibilités immédiates.

Ma parole était engagée.

La façon de la tenir avait certes été énigmatique, voire insupportable pour l'autre, mais je me suis acharnée, coûte que coûte à l'honorer. Ce qui fut fait. Au printemps dernier Batia Baum vint nous lire en yiddish et nous traduire en français *Le chant du peuple juif assassiné* bouleversant poème de Yitskhok Katzenelson[8]. D'une langue à l'autre Batia Baum nous portait. Le yiddish sortait du silence qui l'entourait depuis la mort de mon père et chantait.

> « Chante les derniers Juifs d'Europe sur cette terre »
> dit le poète qui aussitôt s'interroge :
> « Comment chanter ? Comment ouvrir la bouche et chanter,
> Moi qui suis resté seul et dernier...
> ...On pleure ! J'entends au loin des pleurs. »

Jeanne a distribué notre transcription. Je sais qu'elle était inquiète. Batia Baum l'a beaucoup appréciée ce qui était précieux, surtout pour Jeanne. Pour moi il s'est passé autre chose. J'ai pleuré, quand feuilletant notre travail, j'ai lu la petite note finale que Jeanne avait inscrite : « [...] La transcription littérale du yiddish dépassait nos compétences. » Suivaient le nom de Batia Baum, celui de Jeanne Bernard et le mien, Hélène Ewenczyk. Mon nom était inscrit en toutes lettres et le yiddish respirait. Avec nous, à côté de nous, en nous, partagé, partageable, bienfaisant.

Que se passait-il ?

La petite note venait de me donner un statut, j'étais quelqu'un qui ne savait pas. Comme Jeanne. Comme d'autres. Cela se disait, cela s'écrivait même. Et le yiddish vivait. Même pas malmené. La honte s'éloignait. Je me déplaçais.

Dans la lumière du jardin de Bréau, où l'interview était mené, Batia Baum évoquant *Le monologue du démon* de Bashévis Singer égrenait la ronde des lettres, une comptine que récitent les enfants qui apprennent l'alphabet :

> « *Aleph* est un aigle, l'aigle vole;
> *Beth* est un arbre et l'arbre fleurit... »
> et de lettre en lettre...
> « *Yit. Yit a yid, a yid fargest. Yit* est un Juif et le Juif oublie... »

Je me suis risquée à dire en yiddish ces quelques mots.

Il y a bien longtemps, en 1990 alors que mon père était malade, j'ai tenté d'apprendre le yiddish avec lui comme professeur. Connaissant bien l'alphabet hébreu je pouvais déchiffrer sans trop de peine, mais ma bouche se refusait à être fidèle à ce que mon oreille entendait. Ma mère qui passait parfois dans le couloir se lamentait : « Quel accent français, comment ai-je fait une fille comme ça ! » La voix. Le ton, retenons cela pour l'instant. « Elle a pas l'air », disait-on. *A Yid* ? Une Juive ?

C'était le temps du « bruit ».

Le « bruit » me tenait immobile. Que racontent-ils ?

> « *Teth. Teth* a toïter,
> *Teth* est le mort et le mort il est mort... » raconte la comptine.

À l'enfant que j'étais, cela ne se racontait pas. C'était là.

Ce là, dans lequel était pris l'enfant a marqué mon style jusqu'à *Elle*. Je ne pouvais écrire qu'en utilisant le présent ou l'infinitif. Je collais ainsi, à ce là. J'en parlais. Il parlait. Je le retrouvais. Je m'y perdais longtemps, comme l'enfant.

Ainsi dans *Voilà, éclats d'une promenade*[9], j'écrivais :

> « Ce matin la chambre est inondée de soleil. L'enfant est assise par terre, tranquille. Ses cubes éparpillés sur le tapis l'attendent. Elle ne bouge pas, lourde. Ses mains inutiles reposent, elles ne savent rien des joies colorées que lui promettent les cubes.
> L'enfant soupire. On lui en demande trop. Elle cède à l'indifférence. La torpeur la ligote patiemment. Elle se perd.
> Immense. Otage. »

Arrêtons-nous. Une scène a lieu. Quand ? « Ce matin. » Et peu à peu ce matin devient n'importe quel matin, happé par l'indéfini : *on, elle, elles* encore pour parler des mains de l'enfant. La torpeur ligote l'enfant. « Elle se perd. » Le temps infini, indéfini, arrête le lecteur. Parfois des accents maternels remuaient mon corps. Mon corps, le corps de l'enfant ! L'écriture m'a surprise. Le corps de l'enfant ne serait plus un objet parmi les cubes ! Mon corps, celui de l'enfant ne seraient plus étrangers l'un à l'autre ? Travail d'écriture.

Ma mère chantonnait.

> *Schluff, yingélè, schluff.* Dors, petit garçon, dors...

J'écoutais et peu à peu sombrais dans l'inquiétude.

> *Schluff, Hindélè, Schluff.* Dors, Hindélè, dors...

Blottie, je questionnais sans mot.

Qui est-elle *Hindélè* ? Où est-elle ? Où êtes-vous ? Vous qu'elle attend. Je raconte cela dans *Elle, récit* mais c'est l'enfant qui questionnait alors. Ma place a changé, portée par l'écriture. Le « je » s'impose.

Retrouvons le mois de juin dernier. C'était « la dernière séance », pour reprendre le titre de l'émission d'Eddy Mitchell sur le cinéma. Il nous fallait élaborer le programme de l'année 2008/2009. Il y avait urgence. Il fallait que je dise quelque chose. Que ma parole fende l'espace et dise non pas « je n'ose » comme Léopoldine dans *Les Contemplations* de Victor Hugo (*Pauca mea* VII) mais je souhaite parler, je souhaite inscrire mon nom sur la liste à venir. Ce qui fut fait. Et là encore il a fallu supporter cette audace, noter une date, l'effacer, reprendre date... Michel Fennetaux a tenu. Jeanne aussi et me voilà. Nous voilà.

J'ai pris ce temps pour vous, pour nous rendre sensible à la particularité de ce souffle qui tient et qui pourtant peut disparaître à tout instant si l'autre ne s'avère pas fiable. Comme si tout en avançant il fallait toujours et encore une fois vérifier qu'on peut. Qu'ici on ne va pas mourir. Meurtre qui pourtant a déjà eu lieu et cela à la génération me précédant.

Reprenons notre souffle.

> « *Nèphèsh.* N-ph-sh racine trilitère commune à toutes les langues sémitiques. Elle signifie l'âme, le souffle vital, mais aussi le parcours de ce souffle dans l'être vivant, d'où les sens de gorge, gosier, cou ; puis vie, désir, appétit ; enfin l'être, l'ego, la personne.
> "Mon âme (*nèphèsh*), bénis Adonaï, que tout mon être bénisse son saint nom !"
> (Psaume 103, I). »

Les textes sont innombrables expliquait Jean Margain, professeur de langues sémitiques à La Sorbonne, que nous interrogions Anne Garnier et moi-même sur « La vision biblique de l'homme ».

« Mais que se passe-t-il à la mort ? Eh bien, la *nèphèsh* s'en va, se retire. »[10]

En 1991, mon père meurt.

« La maison sans souffle pleure », ai-je écrit[11].

Une brèche dans le temps du « bruit ».

Une date à inscrire. Une date ? Oui, et deux calendriers. Le calendrier grégorien et le calendrier juif. Dit rapidement l'un se réfère au système solaire, l'autre fonctionne sur le principe luni-solaire. Deux mouvements du temps. Deux rythmes. Deux points d'origine distincts. Pour l'un le décompte du temps commence avec la naissance du Christ, pour l'autre avec la date présumée de la Création du monde. Mon père est mort le 14 août 1991, mon père est mort le *daleth* c'est-à-dire le 4 *Eloul* de l'année 5751. La question de la date anniversaire, du point d'origine, se repose d'année en année. Deux dates, une date civile, une date juive. Dont la mise en concordance est toujours à effectuer.

Je me suis remise à l'étude de l'hébreu biblique et à écrire.

Je raconte cela dans plusieurs textes[12].

Citons *Esther d'âge en âge* :

> « Errances d'une langue à l'autre, retour à l'hébreu biblique. La lecture des textes anciens tisse des rencontres inattendues : l'enfant écoutant des récits et *Esther*. Une figure biblique dont on dit qu'elle est belle et dont on loue la fidélité, un enfant dont on attend qu'il se souvienne. »

Citons *Écrire* :

> « [...] La lecture en hébreu biblique a tissé l'escapade. Lecture à voix basse, à voix haute, seule, à plusieurs – Juifs et non-Juifs, croyants ou pas – ici à Paris, là-bas dans le nord et là-bas dans le sud de la France. La mémoire endormie s'est disloquée. Éclats que la main traçant le vieil alphabet tente d'accueillir. Des lambeaux de phrase à l'abandon se faufilent, se pressent, *Hiné ma tov*... "comme c'est bon..." Les lèvres s'ouvrent. Le chant rejoint celui des autres et les accents se mêlent heureux, insouciants de leur infidélité. L'hébreu ancien scintille à nouveau. »

Citons encore *Dorvador* :

> « Je n'ai rien transmis... À la mort de mon père, je me suis débattue dans le corps à corps maternel. Je me suis accrochée à mon analyse et je me suis dirigée vers l'hébreu, vers la traduction de textes bibliques... Parcourant la *Genèse*, j'ai croisé *Dorvador*. » Une petite tache sonore chantée en chœur les soirs de fête. Jamais traduite, jamais échangée.

Les rencontres se multiplient.

Le récit fraye son chemin, ouvert. Quels sont les lieux qui ont accueilli mon écriture ?

De 1992 à 2001, j'étais un membre actif au comité de rédaction de la revue *Césure*, une revue d'analystes ouverte à d'autres champs qui fut l'occasion de rencontres importantes. C'est là que j'ai commencé à publier.

En 2001 je tente un livre d'auteur *Elle, récit*, et je participe avec un article intitulé « Question de noms », au n° 21 de la revue *Champ psychosomatique*, consacré à une réflexion sur *Les identités*.

Depuis 2004 je continue à publier dans les revues du Cercle freudien dont je suis membre et j'ai l'impression que je n'ai pas dit mon dernier mot quant à un livre d'auteur.

J'écris en fait depuis bien plus longtemps.

Des textes d'économie, d'abord. Une thèse et des articles dans des revues scientifiques. Des récits poétiques et de nombreuses réflexions griffonnées le matin au café pour donner forme à la vie qui passe, à mon parcours d'analysante. Parmi ces élaborations, j'en retiendrai deux : *De l'idiotisme à la parole* et *Une histoire singulière*. Deux tentatives à même l'écriture pour sortir seule du monde et du temps du « bruit », du blanc.

Pour me lancer sur la page, je me suis inventée un interlocuteur, une adresse.

Dans le premier texte, *De l'idiotisme à la parole,* ce fut « tu ».

« Tu me dis écris ta souffrance de la langue. Le cri est resté longtemps inarticulé... » « Tu », me demandait d'écrire et ce faisant reconnaissait, donnait forme à ce que j'appelais « ma souffrance ». Une injonction qui peut-être faisait écho à d'autres. Bibliques en quelque sorte. Enfant, j'ai étudié l'hébreu biblique dans un lieu d'étude, le *Talmud Torah.* J'ai aimé lire, entendre lire, la *Genèse* et bien d'autres passages de la *Bible.* J'étais familière de leur rythme, de leur cantillation, de leur syntaxe. Une voix hongroise, celle du chantre de la synagogue où j'allais étudier tous les mercredis et dimanches matins colorait les vieux textes et « déposait leur secret au creux de mon oreille ». J'ai donc tenté d'approcher ma souffrance de la langue. C'était en 1989.

« Singulière », j'ai avancé. Seule, et bien singulière. Une désignation péjorative qui me barrait la route. D'où venait-elle ? Qu'est-ce qui se laissait entendre là ?

J'ai dédié *Une histoire singulière* « à Sima Barissovna et Yaakov Israelevitch », mes grands-parents paternels que j'ai bien connus. Je retrouvais avec cette dédicace la langue russe si chère à ma grand-mère la fille de Boris et la femme de Yaakov fils d'Israël et je me donnais la possibilité d'avancer. Sima et Yaakov répondaient de la vérité de ce que je traçais. Une trouée dans le monde de la confusion. Le monde du quatrième étage comme je l'ai nommé dans *Elle, récit.*

> « Là-bas le bruit habitait,
> la lumière aussi.
> Elle enveloppait le visiteur,
> l'installait.
> Imperceptiblement
> la porte
> se fermait.
>
> Là-bas
> au quatrième étage,
> j'ai grandi. »

J'ai mis en espace le « bruit ».

En repérant et en nommant dans *Une histoire singulière,* les lieux de leur pérégrination. Tout d'abord le lieu de départ de leur voyage. La Russie, la Russie biélorusse. Cette fracture de l'espace fut un moment de grande violence. Cela ne se disait pas, et surtout cela ne s'écrivait pas. Ce n'était pas conforme à leurs papiers d'identité. Fuyant la révolution russe en 1919 et détruisant leurs papiers mes grands-parents et leurs trois fils sont devenus des Polonais de Brest-Litovsk. Et ils le sont toujours. Je suis fille d'Oszer né à Brest-Litovsk en 1914. Le lieu de naissance des Ewenczyk et celui des Biélinki (ma grand-mère paternelle) était effacé, barré. À la mort de mon père, mon père étant sioniste nous avons planté un bosquet à sa mémoire en Israël, j'y ai fait inscrire son lieu de naissance. Rogachov.

Reprenons le tracé des lieux. Russie, Pologne (plusieurs petites villes), la France, Paris.

Les lieux croisent le temps.

À Paris, il faut distinguer : Paris avant la guerre, Paris pendant la guerre, Paris après la guerre. Pendant la guerre, il faut encore distinguer : la famille s'éloigne de Paris. Pour les uns, c'est Grenoble, la résistance pour le jeune frère de mon père. Pour mon père, l'Allemagne, le *Stalag* en Westphalie. Il y restera prisonnier de guerre français pendant cinq ans. Après la guerre, il y a encore à préciser. Les lieux d'habitation de chacun, les lieux d'installation de leur entreprise.

Avec ma plume, j'ai découpé l'espace et croisé le temps, mis en route du mouvement poussée par l'impérieuse nécessité de respirer. La carte de l'Europe jusque-là irreprésentable s'est déployée, je la regardais, je réfléchissais aux frontières qui la sillonnent. Une préoccupation constante chez mon père. Mon corps saisi s'est redressé, un souffle nouveau, *néphèsh,* le parcourait, circulait.

Du temps, des lieux, il y en a maintenant et des noms ?

Ma grand-mère Sima me répétait : « Tu sais, il y a rien de plus terrible que de changer de nom. » J'ai retrouvé l'écriture cyrillique de leur nom, de mon nom. J'ai retrouvé leurs noms d'emprunts pendant la guerre. Je raconte cela dans *Question de noms.* Des noms qui aujourd'hui encore portent la peur. La peur d'une identité qui se cache, qui craint la question : « Et "avant", comment tu t'appelais ? » Ma cousine Michèle qui avait quatre ans en 1943 a répondu au soldat allemand qui l'interrogeait qu'« avant » elle s'appelait Ewenczyk. Ils ont dû fuir.

Il y a… « Il y a rien ? Il n'y a rien ? »

Dans *Elle, récit,* j'ai laissé parler le petit défaut de syntaxe de la langue de ma grand-mère Sima. « Il y a rien ? Il n'y a rien ? » Une langue française qui cloche.

« Souviens-toi.
Halaïla haze.
Cette nuit.

Je démêle,
sortie d'Égypte,
la nuit.
Au loin, si près, les morts.

Terre aride.

Les récits s'aèrent. » (*Elle, récit*)

Les morts ? Des morts ?
Le « bruit » a volé en éclats.

Poursuivons notre lecture.
Que dire du temps de la peur ?

L'été 2002 un attentat a lieu à l'université de Jérusalem. David Gritz, un jeune étudiant en doctorat de philosophie, parti étudier en Israël, est assassiné. David était un ami proche de mon fils. Ils venaient de se quitter quand l'attentat a eu lieu. David mort et Cédric, mon fils, vivant. C'était le premier attentat à l'université de Jérusalem, jusque-là considérée comme un lieu sûr. Ce point est important. L'autre point important c'est ce fait : l'un est parti, l'autre est resté. Cette question : partir, rester ? où la mort est en jeu, m'a mise à mal. Très mal. Elle est d'ailleurs abordée avec doigté dans le film *Moi Yvan, toi Abraham*.

Il y avait urgence. Urgence de trouver un autre à qui parler. De trouver un analyste avec qui « aller au combat ». Un trop plein m'assaillait, m'épuisait, mettait ma vie en péril.

J'ai repris un parcours analytique. Une autre analyse qui donnait place à la question d'un inconscient « retranché ». Un événement avait bouleversé la donne. Un événement aléatoire qui avait ouvert une brèche dans la continuité du quotidien. « Il doit être considéré comme une reviviscence traumatique, c'est-à-dire un processus autonome, sans mémoire, puisqu'il n'y a jamais eu de sujet pour en porter trace, même refoulée. »[13]

Cette reviviscence traumatique d'événements vécus par la génération me précédant me permettra de passer au processus secondaire de l'inscription[14].

Il me faudra du temps, de l'énergie. À mon analyste aussi.

Partir, rester.

Ma mère, sa sœur et leur mère, ma grand-mère maternelle ont quitté en 1930 leur famille, leur ville Baranowicz, en Pologne. Elle rejoignait son mari, elles retrouvaient leur père venu chercher du travail à Paris. Ma grand-mère a attendu plusieurs années avant de se décider à quitter sa famille. Un de ses frères a émigré en Palestine, alors sous mandat britannique. Eux qui sont partis, ils sont les seuls survivants de la famille Wolochwianski. Je peux dire cela aujourd'hui. À Baranowicz, les Juifs ont été exterminés sur place. Plusieurs « actions » ont été menées. On appelle cela aujourd'hui la Shoah par balles. Cette dénomination est récente. Elle a le mérite de rendre audible un évènement majeur et largement méconnu malgré d'importants travaux chez les historiens. Citons les travaux de Raul Hilberg, *La destruction des Juifs d'Europe* et ceux de Christopher R. Browning, *Des hommes ordinaires, le 101e bataillon de réserve de la police allemande et la solution finale en Pologne.*

En 2004, j'ai pu articuler et hurler le mot *assassins*.

Toutes ces années, j'ai tenu un journal qui s'intitule *Jours*, en écho au livre *Les années* de Virginia Woolf qui, parcourant le temps, traverse la guerre de 1914, la peur. Je voulais qu'il y ait des traces de ma lutte pour vivre. De l'horreur que je traversais. Le « bruit » m'immobilisait, m'arrêtait. La force du déni de ma mère continuait à me détruire, silencieuse. Janine Altounian pose cette question : « Comment parler à l'enfant en tant qu'autre quand, pour la mère, le fantasme du retour ne parle plus ? Ne plus pouvoir retourner en pensée chez soi, parce qu'on y serait exterminé, induit un tabou du contact avec soi-même et prive en quelque sorte de ses assises territoriales tout regard de tendresse sur les nouveaux-nés au monde d'ici. »[15]

Cette fois il fallait y aller, rechercher, mon *thérapôn* était vaillant. « Des nouvelles, pas de nouvelles », avais-je écrit. Cela ne suffisait plus. Porté par le transfert, par la proximité de l'analyste, mon corps gelé peu à peu s'est désintriqué du corps maternel. Et j'ai compté et j'ai nommé les onze parents de ma mère (grands-parents, oncles, tantes, cousins, cousines) assassinés à Baranowicz. La perte s'est nommée, s'est dénombrée.

J'ai dit le *Qaddich*, j'ai fait dire le *Qaddich*.

Mais l'histoire restait difficile à partager, excepté avec quelques proches. C'est alors que fut publié dans *Le Monde* un article révélant les recherches du Père Patrick Desbois en Ukraine. Et je lisais mon histoire. Il authentifiait mon dire. L'histoire privée passait dans la sphère publique. Mon histoire, celle de ma famille maternelle rencontrait la grande Histoire. Et cette destruction massive prenait un nom, un nom qui m'a surprise, la Shoah par balles. Je sortais d'une solitude immense, cette histoire que je savais vraie, authentifiée par mon analyste, devenait vraie à l'extérieur. Reconnue. Partageable. Janine Altounian n'a eu de cesse de participer à la reconnaissance du génocide arménien par les Turcs, par nous, et d'explorer les conséquences psychiques de cette reconnaissance publique.

En ce qui me concerne je suis allée à la rencontre du Père Patrick Desbois. Je l'ai écouté. C'est un homme qui parle, qui n'est pas fasciné par l'horreur. J'ai sombré. Folle, je voulais les suivre, lui et sa petite équipe. Faire le voyage qui se préparait en Biélorussie. Retrouver avec eux les douilles, les cartouches, les fosses... Un matin, j'ai écrit : « Je n'irai pas à Baranowicz. » Avec ces quelques mots, je bordais le trou dans lequel je glissais.

J'ai inscrit les noms à *Yad Vashem* en Israël. J'ai affronté les blancs que j'ai dû laisser sur les formulaires que je remplissais. Une grande misère.

Quatre années m'ont été nécessaires. Ces onze âmes errantes qui me tourmentaient, recevant enfin une sépulture dans le *Hall des Noms* à Jérusalem, ont changé de statut. Elles sont devenues des êtres vivants. Des êtres, qui avaient vécu et qui maintenant étaient morts. Nous sommes devenus membres d'une même famille. Je pouvais parler d'eux à d'autres. Ils étaient mes arrières grands-parents morts, mes grands-oncles, mes grandes tantes. Une continuité des générations était rétablie, reprenait vie. Un événement. Pour ma mère, ma tante... pour moi. Une émotion se partageait enfin.

J'ai pu effectuer encore un pas. Il m'a été permis par la lecture du livre *Les disparus* de Daniel Mendelsohn. Parti à la recherche des siens, lui en Ukraine, il va retrouver et écrire peu à peu la mort de chacun. Faisant avec lui ce parcours, en tant que lectrice bien sûr, il m'a permis d'entendre et de formuler une vérité essentielle. Mes onze parents avaient eu au cœur de ce massacre collectif, chacun leur mort. Ils avaient vécu chacun, ils étaient morts chacun et leurs noms à chacun reposent.

Tihyè nichmato tsrora bitsror ha<u>ha</u>ïm.

« Tu réclamais, le Soir. Il descend ; le voici », écrit Charles Baudelaire au terme du poème *Recueillement*[16].

Le temps pluriel se trace, ouvre au temps de l'héritage, aux questions. Arrêtons-nous. Écoutons « la voix chaude et mouillée » dont je parle dans *Elle, récit.* Elle réclame le silence. C'est *Pourim.*

« Cela se passait

il y a bien longtemps
les Juifs abandonnaient la Judée.
Exilés

à Babylone.

À Suse La Citadelle,

Esther était belle, merveilleuse à voir.
Une étoile...

... Le vieux récit enlace la petite fille.
Bouche bée.
Des mots se détachent : festin, *Vashti*, la reine, répudiée. Une autre reine.
Un soupçon d'inquiétude colore la voix.
La petite fille se redresse.
Esther-si-merveilleuse-à-voir a été enlevée. Conduite au palais du roi.

Elle soupire.
C'est arrivé. Encore une fois.

La voix ranime les visages abattus.
Esther plut au roi qui l'aima.
Elle devint reine. Sans révéler ses origines, chuchote la voix.
Le secret est lourd.
La voix parle maintenant d'un complot... »

...Un décret, la mort guette les Juifs de Suse, la mort guette Esther qui s'en va rencontrer le roi. Elle trouve grâce aux yeux du roi.

« Des clameurs de joie s'élèvent
à Suse-la-citadelle
Dans les cent vingt-sept provinces du royaume,
ici, au quatrième étage. »

La transmission est à l'œuvre. Le temps ancien et le temps présent se mêlent. Et cela chaque année au quatrième étage. Nous retrouvons le cycle du temps, des temps dans cette maison. Le temps juif se déroule, creuse son empreinte, ici, à l'occasion des fêtes juives, porté par la voix du père. Le père pose la continuité de la transmission comme nécessaire. Il trace un futur pour l'enfant que j'étais.

« La petite fille est sombre.
Elle entend la voix murmurer
"Toi aussi tu raconteras." »

Elle s'échappe. Elle court. Retrouve les autres enfants, la table. C'est une table de fête. Les petits chaussons triangulaires sont là. Gâteaux de Pourim. *Humentash.* Encore un peu les enfants ? *Noch a bissele.* C'est le yiddish qui parle maintenant d'Esther.

« *A yid fargest.* Le Juif oublie... »
Il erre.
Elle aussi.

> « La main laisse l'oubli habiter. Elle le trace... Poussières de langues qui déambulent et s'entendent... Écarts imperceptibles, sillages ouverts au cœur même des langues, courants d'air qui éveillent les liens, délogent l'intime, tourbillons d'écriture en écriture.
> La question me revient.
> Partir
> revenir. Poursuivre au rythme du dire de l'écriture.
> La main s'ouvre et s'abandonne à la langue.
>
> Je viens
> d'autres pas. » (Écrire)

Ces derniers mots tentaient d'attraper la fragilité du cheminement, les nombreux passages d'un temps à l'autre. J'ai composé une valse en trois temps, le temps du « bruit », le temps de la peur, le temps des pluriels et de la transmission. Une écriture, une découpe d'après-coup, qui a porté ma question ici, auprès de vous lecteur.

Que dire encore ?

Le temps des pluriels pourrait se dire : le jour où je t'ai croisé ; le jour où je t'ai dit « oui » à la mairie du Ve arrondissement. Un 14 mai 2004 après-midi.

Le jour où je suis devenue grand-mère.

Un instant encore.

Il peut se faire que l'Autre défaille. L'ancrage du symbolique restera toujours à construire, à vivifier.

Alors, frayer[17] encore avec l'écriture et la lecture. Écouter et raconter.

---

[1]J'ai présenté ce travail le 24 janvier 2009, au séminaire « Parole Génocide » animé par Michel Fennetaux, en écho à la question posée par Jeanne Bernard.
[2]L'Harmattan, Paris, 2001.
[3]Éditions du Seuil, Paris, 1983.
[4]Baum (B.), poète, traductrice d'œuvres majeures de la littérature yiddish.

[5]Davoine (F.), *Don Quichotte pour combattre la mélancolie*, Paris, Stock, 2006.
[6]*Césure* n° 10, 1996.
[7]Séminaire « Parole / Génocide ».
[8]Zulma, 2007.
[9]*Césure* n° 13, « Apolis », 1998.
[10]Interview publiée dans *Césure* n° 12, « Semblance du corps (II) », 1996.
[11]*Césure* n° 13, « Apolis », 1998.
[12]« Esther d'âge en âge » (*Césure* n° 10, « Formalisation ? Archi-écriture », 1996), « Écrire » (*Césure* n° 11, « La commotion des langues », 1998), « Dorvador », publié dans *Che vuoi ?* n° 26, « La langue intime », 2006.
[13]Davoine (F.) et Gaudillère (J.-M.), *Histoire et Trauma*, Paris, Stock, 2006.
[14]Davoine (F.), *Don Quichotte, pour combattre la mélancolie*, Paris, Stock, 2008.
[15]Altounian (J.), *L'intraduisible, Deuil, mémoire, transmission*, Paris, Dunod, 2005.
[16]Baudelaire (C.), *Les fleurs du Mal*, Paris, Poésie / Gallimard, 1978.
[17]*Bahnung*, frayage ; *Bahn*, chemin ; Sigmund Freud, *Entwurf einer Psychologie, Projet d'une psychologie* (1895), in *Lettres à Wilhelm Fliess*, Paris, PUF, 2006.

Enfants cachés, enfances dévastées

Monique Novodorsqui-Deniau

« J'avais huit ans, c'était en mai 1941. Quand je suis rentré de l'école, ma mère m'a dit : "On est venu chercher ton père, il a été emmené." Je ne me souviens pas de ce qu'elle m'a dit, s'il allait revenir, s'il allait rester longtemps, si on allait l'emmener ailleurs. Je n'ai aucun souvenir, aucun. Plus tard, un jour, quand je suis rentré de l'école, la concierge m'attendait au pied de l'immeuble et elle m'a dit : "Mon petit Paul, ne rentre pas chez toi, on vient de venir chercher ta mère. Va chez ton grand-père." J'ai pris le métro. Mon grand-père m'a dit : "Je ne peux pas te garder avec moi parce qu'on va venir me chercher aussi." »

Le petit Paul ne se sait pas encore en danger et va devenir un enfant caché. Il a confiance dans ses parents, tout comme ses parents avaient confiance en l'État français. Il lui est enjoint de fuir et de se cacher. Il deviendra ce que nous appelons maintenant un « enfant caché ». Les conséquences psychologiques du traumatisme seront différentes selon l'âge et la modalité de la cache.

Pour l'écriture de ce texte, je me suis appuyée sur un recueil de témoignages qui m'ont été « confiés » et que j'ai publiés en 2006[1]. Traqués parce que juifs, ces enfants étaient englobés dans le projet de la solution finale. Il fallait supprimer de la Terre tous les Juifs et surtout les enfants, car ils risquaient, disait-on, plus tard de vouloir venger leurs parents assassinés. En septembre 1942, R. Brasillach écrit dans *Je suis partout*, journal collaborationniste : « Il faut se séparer des juifs en bloc et ne pas garder les petits. » En France, 11 400 enfants juifs mourront en déportation.

Pendant la guerre, tous les enfants juifs ont eu peur de se faire arrêter. Pour eux, il n'y a pas d'espoir sauf s'ils sont cachés. Menacés de mort, ils doivent cacher une identité que souvent ils ne connaissent pas. Le port de l'étoile les stigmatise, dès l'âge de 6 ans, à partir de juin 1942. Sarah Kofman[2] se souvient qu'elle était toujours à la merci d'une dénonciation. « Plus possible d'aller à l'école de crainte d'être "ramassé". Tous ceux qui, depuis quelque temps, portaient "l'étoile" risquaient d'être "cueillis" à la sortie. » Le monde extérieur est devenu dangereux : il faut cacher son étoile ou bien la mettre en évidence, affronter à l'école le regard des enfants et les réactions des enseignants, bienveillants ou non. « J'ai porté l'étoile. Je l'ai encore. Je me souviens d'être passée devant le Cirque d'Hiver et que mon cache-col cachait l'étoile. J'ai eu peur, j'ai enlevé le foulard pour montrer que j'étais dans la légalité », dit un témoin.

Ce monde hostile dont il faut se méfier les fait grandir vite. La confiance dont un enfant a besoin pour se développer fait radicalement défaut. L'assurance dans ses propres forces lui fait quitter la position infantile et de dépendance. Cette « surmaturité » crée une conscience de soi précoce, accélérée, lui permettant de s'adapter au danger. Les évasions organisées par de jeunes enfants, la fuite d'un enfant seul, pour un lieu plus sûr en sont la preuve.

Des parents ont été arrêtés sous les yeux de leurs enfants : « Les Allemands sont arrivés, dans une voiture de la Feldgendarmerie. Ils ont emporté ma mère dans la voiture, mon père est parti entre deux gendarmes et nous, ils nous ont laissés chez des voisins qui avaient accepté de s'occuper de nous... J'étais très malheureux mais je ne comprenais pas très bien ce qui se passait. Je n'imaginais pas le pire. Je savais que mes parents étaient arrêtés mais je ne savais pas pour quoi faire. »

Une autre témoin raconte : « J'ai accompagné Maman jusqu'à la prison. Nous sommes entrées dans la cour et, sous la galerie soutenue par des colonnes, elle m'a serrée très fort en m'embrassant. Elle m'a recommandé de bien m'occuper de mes petites sœurs. À l'automne, en hiver au plus tard, elle serait sûrement de retour. Je l'ai regardée s'éloigner. Le grand portail de la maison d'arrêt s'est ouvert puis refermé. Alors, la tête appuyée sur une des colonnes, j'ai sangloté désespérément. »

Souvent, le père a déjà été arrêté en mai 1941 à Paris lors de la convocation par « le Billet Vert ». La famille se cache et reste groupée autour de la mère, d'une grand-mère, d'une sœur aînée en l'absence du ou des parents déportés. Dans *Rue Ordener, rue Labat*, écrit en 1994, un an avant son suicide, Sarah Kofman commence son récit par l'arrestation de son père, rabbin, raflé le 16 juillet 1942 pour être déporté à Auschwitz : « Nous nous retrouvons tous les six dans la rue, serrés les uns contre les autres, sanglotant très fort et hurlant. » Puis, en février 1943, à 8 heures du soir : « Nous sommes dans la cuisine et mangeons du bouillon de légumes. On frappe. Un homme entre :

"Allez vous planquer, vous et vos six enfants, vous êtes sur la liste pour ce soir." »[3]

Quand l'angoisse est la plus forte, la famille elle-même n'est plus une protection. Elle doit changer de résidence, passer en zone libre, s'installer dans un village normand ou cévenol, disparaître dans la grande ville sous une fausse identité, et cela pour toute la durée de la guerre. Dans la majeure partie des cas, il ne s'agit que d'une première étape et dès l'été 1942, la famille doit se disperser pour assurer la sécurité de ses membres.

Certains parents décident de se séparer de leurs enfants pour leur donner plus de chance de survivre et pour pouvoir eux-mêmes se cacher plus facilement. Mais cette séparation, événement traumatique, est vécue comme un véritable abandon parental, un déchirement affectif, non préparé, en situation d'urgence, comme si l'enfant était puni pour un motif incompréhensible. Du jour au lendemain, l'enfant est séparé de ses parents, de sa mère en particulier, et c'est là, pour eux, le vrai danger.

Des circuits clandestins de sauvetage par exfiltration et la Résistance juive vont conduire les enfants les plus exposés, qui ne parlent pas français et/ou très religieux, dans des lieux plus sûrs, par exemple à Chambon-sur-Lignon, ou même en Suisse.

« NOTRE MÈRE NOUS A SAUVÉS EN NOUS REJETANT »

Le bonheur, beaucoup d'enfants cachés l'ont perdu dès l'instant de la séparation d'avec leurs parents. Cette demande maternelle pour la survie inscrit une « inquiétante étrangeté ». Les petits citadins, éloignés de leur foyer chaleureux dont ils ont presque tous gardé un souvenir ébloui, sont brutalement plongés dans un monde inconnu, souvent à la campagne, milieu protecteur mais étranger et étrange. Chez des nourrices, pour les plus grands. Ceux dont la langue maternelle était le yiddish et qui n'allaient pas encore à l'école maternelle doivent très rapidement changer de langue. Ce placement entraîne souvent une régression psychologique, due au sentiment d'abandon et à l'angoisse de séparation d'avec la famille. De nombreux enfants cachés évoquent des souvenirs douloureux d'énurésie, cause fréquente de maltraitance dans la famille d'accueil. D'autres ont été victimes d'abus sexuels. D'autres encore sont utilisés comme aides agricoles ou bonnes à tout faire par des familles pourtant rémunérées.

Très vite, l'enfant caché apprend comment survivre, ne pas dévoiler par un geste ni par un mot qu'il est juif. L'échange est interdit car dangereux. Il apprend à rester silencieux, à être toujours « gentil », à ne pas se faire remarquer et à ne pas exprimer ses opinions ni ses sentiments. Il ne peut qu'avoir constamment peur. Il faut courir, là encore, pour se cacher à la moindre suspicion de danger. Certaines familles d'accueil, mais pas toutes, sont maltraitantes. « Dans cette famille, j'ai été maltraitée, insultée. J'ai souffert de malnutrition. Mes cauchemars, mes cris nocturnes cesseront-ils un jour ? » Beaucoup d'enfants, des filles surtout, ont été maltraités physiquement et moralement.

Parfois, ce fut une vraie rencontre. Si l'enfant est repris, plus tard, par un parent revenu de déportation ou par une association, la nouvelle séparation provoque un déchirement et un nouveau traumatisme.

Certains enfants doivent devenir « invisibles ». Ils ont été soustraits à la vue des regards, en permanence ou lors des rafles, jusqu'à être cachés dans des placards pendant plusieurs jours. Les enfants cachés « visibles » doivent avoir une double vie. Le but n'est pas de dissimuler leur présence physique mais leur identité juive. Il faut alors apprendre un nouveau nom. « Avant d'embarquer, l'accompagnatrice m'a dit : "Souviens-toi, maintenant ton nom est Henri." » Il leur faut vivre avec un nouveau passé, une nouvelle identité, cesser d'être eux-mêmes, développer une nouvelle personnalité, se taire, mentir, accomplissant le vœu de vie de la mère, comme l'a dit l'un de ces « enfants » : « Elle nous a sauvés en nous rejetant », acte de courage et d'amour, même si, comme le dit un autre « la nourrice était très dure, mais elle ne nous a jamais dénoncés ».

Beaucoup d'enfants trouvent refuge dans des institutions religieuses, catholiques ou protestantes, dans les couvents qui ouvrent leurs portes pendant la guerre ou dans des internats laïques. Il faut se fondre dans le groupe protecteur, gommer ses différences. Il faut s'adapter et oublier. De nombreux enfants sont baptisés. Les parents pensent, à tort, protéger ainsi leurs enfants.

Trois sœurs de 8, 11 et 14 ans sont placées dans un pensionnat. Le curé et la directrice savent que les enfants sont juives, l'institutrice le sait probablement. La consigne est de dissimuler le fait qu'elles sont juives et il leur faut surtout n'en rien révéler à leurs camarades. Elles doivent au contraire laisser croire qu'elles sont catholiques, tout comme les autres enfants. À l'église, elles disent les prières et font le signe de croix. Tant bien que mal, toutes trois se fondent dans leur nouvel environnement : elles ont compris que ne pas se faire remarquer est une question de survie. Elles ne sortent jamais de l'internat ni le dimanche ni pendant les vacances. Elles doivent plonger dans un univers inconnu avec le risque de se trahir par leur ignorance des prières et pratiques chrétiennes. Elles ne communient pas, assumant le risque intime de se différencier.

Ces enfants étaient assez grands pour se souvenir de leur passé d'enfants juifs. Ils se sentaient juifs, mais en même temps devaient se comporter à l'extérieur comme des enfants chrétiens. Certains ont été attirés par ce monde où l'on parle d'amour et cela créera souvent plus tard des questions d'identité.

COMMENT ENTENDRE CE QUI EST ARRIVÉ À CES ENFANTS SUR LE PLAN PSYCHIQUE ?

Ils ont mis en œuvre des techniques de « survie ». Un exemple intéressant est rapporté par Anna Freud[4] dans son article intitulé « Survie et développement d'un groupe d'enfants : une expérience bien particulière ». En 1945, elle a reçu à Bulldogs Bank, dans le Sussex, six jeunes orphelins juifs allemands âgés d'environ 3 ans « dont les parents ont été rapidement déportés après leur naissance et tués dans les chambres à gaz ». Ces enfants ballottés entre divers refuges sont arrivés, âgés de 6 à 12 mois, au camp de Terezin. Elle décrit les réactions de groupe et un très haut degré d'identification aux besoins de l'autre, comme s'ils ne faisaient qu'un seul corps. Ce fut leur moyen d'organiser leur survie.

Nombre d'enfants cachés ont manifesté une farouche détermination à survivre. Ils évoquent une volonté de vivre, même si « le monde est faux, ingrat, à double face », comme l'écrit une adolescente dans son journal.

À quoi ont pu se « raccrocher » ces enfants qui ont été dans un grand isolement affectif ? « Vivre a été l'obligation surmoïque pour sortir de la survie », écrit Maria Landau. Et elle poursuit : « Parfois, un objet précieusement conservé, une photo, une image de la mère raccroche le psychisme de l'enfant à un bout de l'objet primordial perdu mais évocable et fait tenir la pulsion de vie. » Certains enfants gardent obstinément le vêtement qu'ils portaient le jour de l'arrestation des parents. Lorsqu'on les oblige à en changer, le désespoir d'effacer la trace ultime est un nouveau traumatisme. D'autres s'inquiètent de se voir grandir ou de se transformer. Et si les parents ne les reconnaissaient plus à leur retour ? La force du lien familial et les forces de vie contribuent à la lutte pour la survie. Les enfants cachés évoquent toujours ce qui leur reste comme souvenirs des jours heureux de cette courte vie avec leurs parents dans un foyer perçu comme idéalement très uni.

Une fillette de 14 ans écrit dans son journal : « Bonsoir tous. La nuit enveloppe la terre de son manteau sombre. Maman, dors-tu, là-bas, ou penses-tu à nous en regardant les étoiles ? Demain, avec le soleil nouveau, la vie reprendra, insouciante. Adieu pour ce soir. Le canon gronde. »

À la fin de la guerre, la plupart apprendront qu'ils sont orphelins. « Et je veux dire quelque chose qui est horrible : quand on n'a pas ses parents, on n'a sa place nulle part, on se sent de trop partout. » D'autres ont été affrontés au traumatisme d'une absence de « retrouvaille » avec le parent revenu.

Un « enfant caché » me disait qu'à 15 ans, après quatre ans de séparation d'avec son père, la rencontre avec ce père revenu n'avait pu se faire, d'autant qu'il avait rapidement recréé une famille, sa mère n'étant pas revenue de déportation.

Les « grandes personnes » sont écrasées de chagrin et parfois méconnaissables, le père revient affaibli, vieilli, amaigri. Pour l'enfant qui lui fait face, les mots ne viennent pas et le silence s'installe. Aucun des deux n'ose le rompre, de peur d'en être blessé.

« LA CHANCE » D'ÊTRE SURVIVANTS ?

Face à leurs parents déportés, aux déportés revenus ou non, ils ne pouvaient que se taire. Il leur était difficile de se plaindre. Ils avaient eu « de la chance » d'être des survivants, renforçant un sentiment de culpabilité. Leur souffrance a été intériorisée, refoulée. Les événements douloureux ont été repoussés hors du champ de la conscience. Les adultes murés dans leur silence et leur douleur ne se soucient pas du traumatisme que représente la guerre pour ces enfants qui ont eux aussi pleuré de faim, de froid et de solitude. « On ne nous a pas écoutés, on ne nous a pas questionnés », chaque « enfant caché » en souffre jusqu'à maintenant. Après deux ans d'absence et une arrestation qui s'est déroulée dans l'école où trois enfants avaient été arrêtées, personne ne leur demande ce qu'elles ont vécu lorsqu'elles retournent dans leur école.

Certains enfants cachés « demandés » par des membres de leur famille aux États-Unis, par exemple n'ont pas été mieux accueillis dans leur souffrance : il fallait continuer à se taire, oublier, pour ne pas perturber les membres de ces familles épargnées et ignorantes du drame.

Des maisons d'enfants, telles les Maisons de l'OSE ont été ouvertes pour les enfants orphelins et là, ils tenteront de se reconstruire. On a oublié leur souffrance. Pour eux, on peut dire que la guerre n'est pas terminée, ils attendent un impossible retour. Ils doivent donc apprendre à vivre avec l'absence, vivre avec la douleur du parent restant. « Ma mère n'a pas été déportée mais elle est morte de la déportation. Elle pleurait constamment. Elle est morte en 1949, elle avait 36 ans. »

Vivre avec l'absence : « J'ai attendu, sachant que mon père était déjà mort, j'ai attendu quand même. » Dans l'immédiat après-guerre, il faut regarder devant soi et construire sa vie. Peut-être ce silence leur a-t-il permis de se construire ? L'oubli est encouragé. D'ailleurs comme l'écrit Perec dans *W ou le souvenir d'enfance*[5] : « Les souvenirs sont des morceaux de vie arrachés au vide. Nulle amarre. Rien ne les ancre, rien ne les fixe. » L'intimité a été « brutalisée par l'Histoire avec sa grande Hache ». Et Perec poursuit : « Je n'ai pas de souvenirs d'enfance. Jusqu'à ma douzième année, à peu près, mon histoire tient en quelques lignes. Je ne sais pas où se sont brisés les fils qui me rattachent à mon passé. » Les souvenirs sont troués et on a l'impression d'un grand trou noir.

COMMENT COMBATTRE L'OUBLI ?

« Pour moi, ma mère n'était pas morte. D'ailleurs, cela m'a beaucoup aidée. Certains soirs, elle était là, elle était présente. Elle était là et elle m'a beaucoup aidée. » Un autre témoin me dit : « Après, et malgré cette tragédie, la vie a gagné [...]. Papa serait donc arrière-grand-père de dix-huit petits-enfants. On ne nous a pas exterminés. »

Les expériences extrêmes ne peuvent être réellement perlaborées ou atténuées, même lorsqu'elles sont revécues émotionnellement. Certains traumatismes ne tirent pas leur origine de vicissitudes internes liées au défaut d'un environnement primitif suffisamment bon. Ils sont en fait la conséquence d'une réalité extérieure dont le degré d'inhumanité est tel que sa perception doit demeurer à jamais exclue de la réalité interne, comme l'écrit Nathalie Zaltzman dans *De la guérison psychanalytique*[6].

Ces cicatrices sont permanentes. La souffrance n'a pas pu être élaborée en son temps.

« À l'heure où j'écris ces lignes, mes deux sœurs et moi sommes toujours vivants, et traumatisés jusqu'à la fin de notre vie par les conditions dans lesquelles ont disparu nos parents et notre frère aîné. »

Il y a eu absence de représentation, de figuration et de symbolisation dans ces espaces que Nicolas Abraham et Maria Torok dénomment « zones psychiques mortes » et « cryptes »[7]. Quand le travail de perlaboration n'a pas permis que s'effectue le travail de deuil, les événements restent dans une « crypte au sein du Moi » et traversent les générations. Le trauma réel n'a pas eu de lieu psychique et il reste comme un corps étranger externe non modifié où le temps est suspendu. « Je m'en souviens comme si c'était hier. »

On est face à une réitération indéfinie, répétition d'une plainte de cette réalité extérieure. Les événements douloureux ont été repoussés hors du champ de la conscience. Il n'y a pas eu de mise en mots. « Ce que l'on ne peut parler, c'est aussi ce qu'on ne peut apaiser, et si on ne l'apaise pas, les blessures continuent de s'ulcérer de génération en génération », écrit Bettelheim[8].

AVOIR LE DROIT D'OUBLIER ET LE DEVOIR DE SE SOUVENIR

Il a fallu plusieurs dizaines d'années pour aboutir à une extériorisation au moins partielle des émotions refoulées. Ce n'est qu'en mai 1991 qu'a été organisée, à New York, la Première Rencontre Internationale des « ex-enfants cachés pendant la Seconde Guerre mondiale ». Le premier objectif était de se rassembler pour libérer une parole qui n'était pas possible auparavant et témoigner au nom des 1 500 000 enfants assassinés. Avoir le droit d'oublier et le devoir de se souvenir. En France, l'Association a été créée l'année suivante. Des groupes de paroles se sont mis en place et le passé des « survivants » a été validé. Le groupe permet d'explorer collectivement le passé et de travailler sur l'intégration du passé et du présent. Les retrouvailles avec le « sauveur » en sont un bon exemple.

Qu'est-ce qui a fait trauma dans l'histoire de chacun et quelle est l'incidence au niveau de la personnalité actuelle ? Tous seront marqués par l'absence d'étayage avec des failles impossibles à combler.

Plus de soixante ans après, l'enfant caché « n'est pas sorti de sa cachette », selon l'expression de Katy Hazan, historienne. Sa souffrance est la même, les blessures secrètes demeurent. Les enfants cachés continuent à vivre dans cette solitude, dans l'idéalisation des parents et de la fratrie, bien qu'ils aient construit une famille. Et la question de la transmission nécessaire à leurs enfants de ce qu'ils ont vécu est une question urgente qu'ils ne peuvent éviter, les ramenant au silence qu'ils ont subi. Peur de s'effondrer, peur de traumatiser leurs enfants par leurs récits. La transmission aux petits-enfants paraît plus aisée.

Leurs parents ont disparu sans laisser de traces, et ils n'ont pu faire le deuil, sans tombe et sans rituel funéraire. « On a attendu ma mère, on n'a rien eu. On a écrit, sans résultats. Puis j'ai eu des papiers portant la mention "disparue". Disparue, voilà, c'est tout. » Un autre me dit : « J'étais là quand mes parents et mes deux frères sont sortis de la prison... C'est la dernière fois que je les ai vus. De loin, on s'est dit au revoir, et c'est tout. L'histoire de mes parents et de mes frères s'arrête à peu près là. »

Ils n'ont pas vu leurs parents vieillir. Les symptômes ont fait retour quand ils ont été autorisés à penser. Il est difficile dans ces conditions de se situer dans la filiation. Eux-mêmes voient ressurgir un état d'anxiété diffuse et latente. Depuis leur petite enfance, il y a comme un effet de deuil présent et réactivé lors de la perte, par exemple, d'une activité professionnelle, du départ des enfants. « En vieillissant, je deviens plus sensible... Pendant cinquante ans, je n'ai pas pleuré ; ça ne m'aurait pas aidée à faire ma vie si j'avais pleuré. »

Winnicott[9] parle de « la crainte de l'effondrement [...] qui a déjà eu lieu » mais qui n'a pas été éprouvé et est passé sous silence. La souffrance n'a jamais été exprimée. Comme pour le survivant, pas de refoulement, pas de mise en latence. Et une autre « enfant cachée » constate : « Plus le temps passe, plus le passé redevient présent. Il envahit ma vie et trouble ma vieillesse. »

Ferenczi énonce que le « souvenir pathogène » s'attache à un acte nié, annulé car rejeté par l'autre. Les « enfants cachés » n'ont pas été entendus dans leurs plaintes et dans leur questionnement. Les affects ont été réduits au silence. Ils se sont retrouvés sans défenses, sans ressources, et la liaison de l'événement et de l'affect a été barrée. Charlotte Delbo décrit bien le clivage qui s'est opéré : « Tout ce qui est arrivé à cette autre, celle d'Auschwitz, ne me touche pas, moi, maintenant, ne me concerne pas, tant sont séparées la mémoire profonde et la mémoire ordinaire. »[10]

Le deuil est impossible à faire car ces morts sont sans sépulture. Ils sont déniés. « Il y a des pierres tombales et personne en dessous. Personne n'est enterré là. Ils n'ont jamais été là. Les corps des morts sont inaccessibles et c'est cela qui est inacceptable et c'est pourquoi on lit à haute voix les noms gravés dans la pierre », écrit Robert Bober[11]. D'ailleurs, sont-ils vraiment morts ? Aucune preuve matérielle. Seuls, parfois, des actes de disparition, puis des actes de décès obtenus avec difficulté permettent de reconnaître cette disparition. La douleur a été enkystée au plus profond d'eux-mêmes, mais combien de fausses reconnaissances !

« Pendant de longues années, j'ai cru qu'ils reviendraient. La nuit, j'ai souvent rêvé qu'ils étaient là, tout proches, et que je pouvais les serrer dans mes bras. Que de réveils douloureux ! Faire le deuil de mes parents et de mon frère a été très, très long. Je ne me souviens pas de l'époque où j'ai enfin admis que je ne les reverrai plus jamais. Peut-être au moment où je suis moi-même devenu papa, je ne sais pas », écrit un témoin, et il poursuit : « Face à la barbarie des bourreaux de nos parents, la meilleure réponse n'est-elle pas de vivre et de vivre le plus heureux possible ? N'est-ce pas aussi la meilleure façon de garder vivante en nous la mémoire de nos parents et de notre frère ? »

Dans *La Cassure d'Auschwitz*, Jacques Hassoun[12] se demande comment sortir du trauma, question à laquelle le psychanalyste ne peut échapper. Pour sortir d'un deuil impossible ou plutôt interminable, il faut « historiciser l'événement », « l'irruption du réel sur la scène historique », écrit-il dans *L'histoire à la lettre*[13], « il faut que des mots permettent le récit d'une histoire passée qui la constitue en objet. »

Avoir le droit d'oublier et le devoir de se souvenir sans rester « figés » dans cet autre temps, incapables d'une présence au monde. La mémoire est la racine qui permet de sortir de la répétition.

---

[1]Novodorsqui-Deniau (M.), *Pithiviers-Auschwitz, 17 juillet 1942, 6 h 15*, Cercil, 2006.
[2]Kofman (S.), *Rue Ordener, rue Labat*, Paris, Galilée, 1994, p. 23.
[3]Kofman (S.), *Rue Ordener, rue Labat, op. cit.*, p. 38.
[4]Freud (A.), « Survie et développement d'un groupe d'enfants : une expérience bien particulière », *L'enfant dans la psychanalyse*, Paris, Gallimard, 1976, p. 110-160.
[5]Perec (G.), *W ou le souvenir d'enfance*, Paris, Gallimard, 1970, p. 17.
[6]Zaltzman (N.), *De la guérison psychanalytique*, Paris, PUF, coll. « Épitres », 1998.
[7]Abraham (N.) et Torok (M.), *L'écorce et le noyau*, Paris, Flammarion, 1978.
[8]Bettelheim (B.), postface de *Je ne lui ai pas dit au revoir*, Paris, Gallimard, 1979.
[9]Winnicott (D. W.), *La crainte de l'effondrement et autres situations cliniques*, Paris, Gallimard, 2000, p. 205- 216.
[10]Delbo (C.), *La mémoire et les jours*, Paris, Berg International, 1995, p. 13.
[11]Bober (R.), *Quoi de neuf sur la guerre ?*, Paris, POL, 1993, p. 234.
[12]Hassoun (J.), *Non-lieu de la mémoire. La cassure d'Auschwitz* (avec Annie Radzynski et Mireille Nathan-Murat), Paris, Bibliophane, 1990.
[13]Hassoun (J.) et Wajsbrot (C.), *L'histoire à la lettre*, Paris, Mentha, 1991, p. 210.

L'enfance nue

Maria Landau

PENDANT LA DESTRUCTION

L'écrivain Aharon Appelfeld raconte[1] qu'à 10 ans, en 1942, il se trouva seul dans la forêt ukrainienne, abandonné et orphelin. Sa mère avait été assassinée par un SS et il avait perdu son père pendant la longue marche de la déportation des Juifs de Czernowitz vers la Transnistrie. Pendant deux années, il erra dans la forêt, se faisant recueillir dans des fermes isolées en hiver où il travaillait, fuyant quand il était trop maltraité. En 1944, écrit-il : « L'armée rouge libéra les enfants. »

Au cours de cette période en Europe, la chasse à l'homme nazie a été aussi une chasse à l'enfant. Le génocide – terme introduit dans le vocabulaire juridique pour désigner la décision prise par un État de procéder à la destruction d'un groupe humain, les Juifs, jusqu'à sa disparition – est aussi un génocide des enfants. Tuer les enfants était la clé de la « solution finale ».

En 1941, en Lettonie, un vieil homme savant et penseur, Simon Doubnov, se mit à écrire « L'histoire du Peuple juif ». Il commença d'écrire l'histoire de sa destruction, jusqu'au moment où il fut pris dans les terribles rafles et massacres de Riga. Des survivants ont rapporté son message dernier : « Juifs, témoignez et écrivez ! »

En Europe, les Juifs petits-bourgeois et intellectuels avaient quitté les *schtetl* et la religion ; ils s'étaient « assimilés » par milliers, riches et pauvres, commerçants et intellectuels. « Ils se retrouvèrent brutalement dans une main gigantesque et satanique. Tout ce à quoi ils croyaient fut balayé en un seul jour. Il ne leur resta que leur judéité nue » (A. A., p. 28).

Aharon Appelfeld a voulu survivre et plus tard, sortir de son profond traumatisme en écrivant. Il avait déjà commencé une vie d'écrivain, publié des romans, des fictions qui reprenaient ce qu'il avait vécu, mais ce n'était jamais ce qu'il voulait transmettre. Il était arrivé en Israël à 14 ans, amnésique et mutique, ramené illégalement par une organisation sioniste, Alyat Hanoar, qui allait chercher les centaines de personnes déplacées errant le long des côtes italiennes, dont de nombreux adolescents complètement livrés à eux-mêmes.

C'est tardivement qu'il a enfin pu écrire *Histoire d'une vie*, paru en France 1999 : récit de son enfance fragmenté, morcelé, rédigé au fur et à mesure que la mémoire lui revenait, que le refoulement lâchait prise, que la parole redevenait possible, lui inspirant une écriture singulière et poétique.

DÈS LORS, LA SOLITUDE FUT NOTRE LOT

Dans une série de trois conférences faites en 1985 aux États-Unis, publiées en anglais sous le titre « Derrière le désespoir » et traduites en français par le psychanalyste Michel Gribinski sous le titre *L'héritage nu*[2], Appelfeld tenta de dire « le plus profond de la douleur, de l'offense faite à l'enfance et de la honte qui resta le lot des rescapés et des enfants. L'incapacité de traduire notre expérience et le sentiment de culpabilité s'associèrent pour créer le silence. »

Les enfants étaient sauvagement persécutés. Ce fut une lutte entre les nazis et leurs complices, qui s'emparaient des enfants, et les parents et les sauveteurs, qui firent tout ce qui leur fut possible pour les sauver. « La terreur fut ininterrompue pendant six ans [...]. Chacune de nos pensées passa par la fournaise raffinée de la souffrance » (p. 29). Mais voici comment Appelfeld parle de ce qui arriva aux enfants : « Une telle souffrance ne fut pas le lot des enfants, bien qu'ils l'aient absorbée aveuglément par toutes leurs cellules, comme seuls les enfants peuvent absorber les choses. Dans cette confusion, il n'y avait pas de place pour les mots et les questions. Ils apprirent très vite à ne pas demander. Les expressions silencieuses leur apprirent comment emprisonner la peur. Ils n'oublieront jamais l'expression de leurs parents dans les terrains vagues où des milliers de gens étaient entassés. Chacun était livré à soi-même. Qui peut faire quoi ? Comment peut-on sauver les enfants ? Tel fut l'amour dernier qui porta les parents d'un lieu à un autre. Nous étions le sens de leur vie [...]. Nous sûmes que dans leur autosacrifice au bord de l'abîme, ils nous léguaient non seulement la vie, mais la signification ultime de leur propre existence » (A. A., p. 29-30).

Cette longue phrase rend compte de façon complète du désespoir des parents et de la brutale solitude des enfants, de leur fardeau aussi. « Nos parents nous protégèrent jusqu'à la dernière minute. Quand ils ne le purent plus ils nous abandonnèrent comme la mère de Moïse le fit de son bébé à la miséricorde des Cieux. » « Dès lors la solitude fut notre lot » (p. 32).

Pour être sauvés, les enfants ont été en un instant séparés de leurs parents. Lorsque les parents trouvaient une personne secourable, littéralement ils lui donnaient leur bien le plus précieux, leur enfant. Pour lui donner une chance que bien souvent ils n'eurent pas. Ce fut cela, l'enfance nue.

Des enfants de tous âges, des bébés, des adolescents, ont vécu et traversé la destruction et ont été traversés par cette destruction. Il y a des témoignages, des récits, des témoins de témoin. Dans son livre *Les Naufragés et les Rescapés. Quarante ans après Auschwitz*[3], Primo Levi parle des rescapés des camps : « Les survivants ne sauraient être les vrais témoins des camps, ceux qui ont vu la Gorgone ne sont pas revenus pour raconter, ou sont revenus muets. » Les livres, les journaux de la souffrance quotidienne, les lettres, les dessins ont essayé de raconter les épreuves des enfants.

Dans un livre important, *L'enfant et le génocide. Témoignages sur l'enfance pendant la Shoah*[4], Catherine Coquio et Aurélia Kalisky ont rassemblé des contributions dans une dizaine de langues. Ces récits « dessinent ce que fut l'effondrement d'un monde aux yeux des plus jeunes et disent l'incroyable vitalité qu'ils déployèrent dans le ghetto et dans les camps... ».

Il y a eu le temps du silence. Il a fallu du temps, du temps de l'oubli, du temps de retour de la mémoire et de la parole. Ou bien ce fut le temps figé du trauma où tout s'arrête, à ce moment proche de la mort, de la séparation. « Fragments psychiques morts », enclavés, dit Ferenczi. « De fait, notre souhait c'était dormir, dormir des années » (A. A.).

Les enfants aussi ont eu affaire à l'indicible de la Shoah. Lorsqu'ils entraient dans les camps d'extermination, ils étaient mis systématiquement à mort, sauf quelques-uns. Il y a les récits de ceux qui, à peine adolescents, prétendirent qu'ils avaient seize ans au moment de la sélection et furent mis dans la file des adultes. Ainsi Imre Kertész, 14 ans, arrive à Auschwitz. Il est immédiatement jeté au sol à coup de bâtons et bousculé... par des déportés. « Leurs visages n'inspiraient pas vraiment confiance [...]. Dès qu'ils nous ont repérés, ils ont été saisis d'une grande agitation [...]. "Parlez-vous yiddish, parlez vous yiddish ? – Nein." Je voyais qu'ils n'étaient pas très contents... "Quel âge avez-vous ? – Quatorze ans", "Quinze ans." Ils se sont mis à faire non de la tête, de la main, de tout leur corps. "Zehtsaïn ! (seize) – Warum ? – Tu veux travailler ?" Sur quoi il m'a saisi de sa main jaune, sèche et dure, il m'a fortement secoué le bras, "Zehtsaïn... ferchtaïst di (tu comprends ?) ! Zehtsaïn !" »[3] Pour les enfants et pour les adolescents de moins de seize ans, c'était la mort.

Ensuite, Kertész suit pas à pas le trajet qui le mènera vers son absence de destin. Il ajoute que, avant que le soir du premier jour ne soit tombé, il savait à peu près tout.

LES PSYCHANALYSTES, LA PSYCHANALYSE

En 1945, les psychanalystes se sont trouvés, comme l'humanité entière, face à un « crime contre l'humanité » jamais encore rencontré. La psychanalyse d'enfant avait déjà sa place et questionnait la psychanalyse officielle par son inventivité : la cure d'un enfant où tout est bousculé, le cadre qui se déplace, la demande qui est celle des parents, même si à un moment l'enfant dit « oui » à la cure, le paiement qui est aussi celui des parents, la fin du traitement qui ne signifie pas que tout est fini mais qu'une étape du « grandir » de l'enfant a été franchie et qu'il peut se débrouiller pour continuer. Cependant, dans un numéro de la *Nouvelle Revue de Psychanalyse* intitulé L'enfant (n°19, 1979)[6], André Green oppose « l'enfant vrai » de la psychanalyse, l'enfant freudien, à l'enfant réel de la psychologie et dénie la possibilité de l'analyse des enfants.

Ceux qui traitent les enfants savent bien au contraire que pour guérir les enfants pris dans les liens paralysants des relations familiales incestueuses et dans une pathologie qui les empêche de grandir il n'y a, comme pour l'adulte, qu'un seul traitement : la cure analytique. Car c'est le transfert qui, s'il est entendu comme il se produit, des deux côtés, permet à l'enfant de parler en son nom. Dans le champ théorique lacanien, une place a été marquée : celle du signifiant forclos, « retranché », qui se transmet sur plusieurs générations. Lorsqu'il resurgit au décours d'une cure, il peut libérer le sujet de son aliénation et même de sa folie[7].

Trente ans d'oubli et de silence sont tombés aussi sur les psychanalystes. Comment recevoir et entendre ces enfants « cachés », souvent orphelins, dont la souffrance a été niée pour la raison qu'ils avaient été sauvés ? « J'ai eu de la chance », disaient-ils, étouffant sous la culpabilité d'être en vie leur chagrin et leur jeunesse spoliés. « Nous cherchâmes le sens de la vie après la mort. Une jeunesse spoliée est une blessure qui reste ouverte des années, une jeunesse torturée, une blessure qui ne guérira pas » (A. A.).

En 2004, Nathalie Zaltzman donne à un de ses articles le titre « D'un raccordement de mémoire problématique »[8]. Elle pose la question : comment entendre ce qui vient après une telle « rupture de l'histoire » ? Raccorder la mémoire d'avant les camps à celle d'après, comme s'il ne s'était rien passé, comme si la civilisation n'avait pas été entamée, ce serait nier qu'ils ont eu lieu. L'offre thérapeutique exige de celui qui est resté dans le monde d'avant, avec ses repères d'avant, une révolution intérieure radicale. C'est peut-être pour cela que Primo Levi écrivait dans *Les naufragés et les rescapés* : « Les psychanalystes se sont jetés sur nos problèmes embrouillés avec une avidité professionnelle. Leur savoir a été construit et mis à l'épreuve dans le monde "au dehors", dans le monde que pour simplifier nous appelons civilisé » (p. 83). Imre Kertész dans son discours de réception pour le prix Nobel affirme : « Deux mille ans de civilisation ont pris fin avec Auschwitz. » Il dit aussi que lire ou entendre ces récits, ces paroles, c'est s'exposer « à être sali ». Les psychanalystes se sont approchés avec inquiétude de ces mutants. Quelques-uns seulement ont pu aller jusqu'à la rencontre.

PORTRAIT 1

Des enfants, à la sortie des camps, il n'y en avait pratiquement plus aucun. Pourtant, dès les premières pages du livre qu'il écrit en 1963, *La trêve*[9], Primo Levi trace le portrait d'un enfant, un enfant de trois ans « libre mais non racheté. Il ne reste rien de lui, il témoigne à travers mes paroles. » C'est cela que Primo Levi appelle le témoin des témoins. Voici comment il nous parle de cet enfant.

« Urbinek n'était rien, c'était un enfant de la mort, un enfant d'Auschwitz. Il ne paraissait pas plus de trois ans, personne ne savait rien de lui, il ne savait pas parler et n'avait pas de nom... Il était paralysé à partir des reins et avait les jambes atrophiées et maigres comme des flûtes ; mais ses yeux, perdus dans un visage triangulaire et émacié, étincelaient terriblement, vifs, suppliants, affirmatifs, plein de la volonté de briser ses chaînes, de rompre son mutisme. La parole lui manquait, que personne ne s'était soucié de lui apprendre. Le besoin de la parole jaillissait dans son regard avec une force explosive : un regard à la fois sauvage et humain, un regard d'adulte qui jugeait, que personne d'entre nous n'arrivions à soutenir, tant il était chargé de force et de douleur » (p. 25). Un adolescent de 15 ans, Henek, s'était chargé de lui, il s'en occupait maternellement. Ce fut souvent le cas, un plus grand prenait en charge un plus petit et maintenait un lien de vie. Urbinek mourut.

PORTRAIT 2

Le film *Shoah* de Claude Lanzmann commence par une séquence sur un enfant, l'enfant chanteur, un ex-enfant aux cheveux gris revenu à Chemlo pour le film, et il raconte. Il n'a pas été assassiné en même temps que toute sa famille dans le ghetto de Lodz, il était au service d'un SS, il s'occupait des lapins : « Tout ce que j'avais vu jusque-là, c'était des morts, des cadavres, je n'avais jamais vu rien d'autre... Je pensais, il doit en être ainsi, c'est normal, c'est ainsi [...] j'allais dans les rues de Lodz, je faisais deux cents mètres, il y avait deux cents cadavres [...]. Les gens avaient faim et ils tombaient, ils tombaient [...]. Chacun voulait rester en vie [...]. Je pensais aussi : si je survis, je ne désire que cinq pains. Pour manger. Rien d'autre [...]. Mais je rêvais aussi : si je survis, je serai le seul au monde. Plus un être humain, moi seul. Un. »

Il est seul devant l'église de la petite ville de Chemlo, derrière lui des petits enfants polonais s'amusent et jettent des pétales de fleurs en l'honneur de la Sainte Vierge. Il est seul ensuite, derrière lui les grands paysages vides, des prairies, des arbres, ce sont les lieux où étaient jetés dans d'immenses charniers les milliers de Juifs gazés dans les camions à gaz de Chemlo : « C'est ici, c'est l'endroit... On ne peut pas raconter ça... Impossible... Et personne ne peut comprendre cela... Même moi aujourd'hui, je ne crois pas que je suis ici. » Ensuite il descend la rivière sur une barque et il chante avec une belle voix claire d'enfant, comme il chantait pour le plaisir de son SS, une chanson de soldat : « Ei warum, ei darum, ei bloss wegen dem tschindarassa-bumdarassa-sa ! » Et plus tard d'une voix basse et monocorde : « Warum-darum, warum-darum, wegen der Kinderrasse, Kinderhasser, Bum. »

Voici la traduction qu'en donne Anne-Lise Stern[10]. Pour la chanson de soldat, elle dit : « Oh pourquoi, oh pour ça, eh juste pour le ratata-taboumtatata-plan. »

Puis pour la chanson de Simon Srebnik à voix basse : « Pourquoi-pour ça. Pourquoi-pour ça. À cause de la race enfant, de la haine-enfant, à cause de la haine de cette race d'enfants. »

Venue d'Allemagne avant la guerre, Anne-Lise Stern fut déportée à 19 ans. Revenue, devenue psychanalyste, elle s'occupait des enfants qui venaient en consultation ou étaient hospitalisés dans le service du Dr. Jenny Aubry, à l'hôpital des Enfants Malades. C'était pour elle un combat urgent, pour la vie psychique et parfois pour la vie tout court, contre la mort. Elle avait appelé « la scène hospitalière » ce lieu où l'enfant était seul, mis à nu, entouré de ses soignants. Elle le dira plus tard : c'est avec son « savoir-déporté »[11] qu'elle accueillait et entendait ces enfants.

Dans la langue allemande, le terme qui veut dire malheur, peine, douleur s'écrit *Weh* et se prononce comme la lettre « W ». La plupart des questions commencent par cette lettre, très fréquente en allemand : *Warum ?* (quand ?), *Wo ?* (où ?), *Wann ?* (quand ?), *Wer ?* (qui ?), *Wie ?* (comment ?), *Wem ?* (à qui ?). Anne-Lise Stern entend à travers les symptômes de ces enfants et de leurs parents les « W-Fragen », les questions qui font mal, les questions que personne n'ose poser.

L'enfant chanteur parle de tout cela, mais ne pose à aucun moment la question « pourquoi », pourquoi tout ça ? C'est la question qui vient à chacun, comme s'il pouvait exister une réponse. À Auschwitz, rappelle Lanzmann, la réponse était foudroyante : « Ici, il n'y a pas de pourquoi ! » Et depuis, ici, maintenant, ça ne s'est pas reconstruit. Le film *Shoah* ne traite pas des antécédents, il « fait voir le comment » ; parce que « le comment désormais pèse sur tout pourquoi », écrit A.-L. Stern (*op. cit.*, p. 206).

PORTRAIT 3

Pendant les bombardements de Londres, Anna Freud ouvrit avec des collègues des foyers d'accueil pour les enfants séparés de leurs parents. Ils accumulèrent les observations cliniques sur les situations traumatiques des enfants.

En août 1945, Anna Freud et quelques proches qui avaient travaillé avec elle aux Hampstead Nurseries reçurent six petits enfants, âgés de trois à quatre ans, qui venaient directement du camp de Terezin, en Moravie. Ils faisaient partie d'un convoi de 300 enfants rescapés des camps, que le British Home Office autorisa à entrer en Angleterre. C'étaient les plus jeunes. Elle les installa ensemble, sans vouloir les séparer, et s'occupa d'eux pendant à peu près un an. Il n'était pas question de psychanalyse mais de soins attentifs et éclairés. C'est en 1954 qu'elle publia l'histoire clinique de ces six enfants. Elle la traduisit elle-même pour la publier en Allemagne[12].

À leur arrivée au camp de Theresienstadt, antichambre de la déportation pour Auschwitz et Treblinka, les enfants étaient âgés de six à douze mois et déjà orphelins de leurs parents : « Ils avaient été élevés ensemble dans une section d'enfants sans mère, par des infirmières elles-mêmes internées, par conséquent sous-alimentées et surmenées ; on prit attentivement soin d'eux et on leur assura une surveillance médicale dans la mesure des restrictions existantes en nourriture, et en espace [...]. Dans ce camp, les entrées et les départs étaient incessants ; les gens vivaient dans la surpopulation, l'agitation, la peur, le chagrin, les disparitions, qui ont sûrement imprégné les nurseries. »

Lorsque les enfants arrivèrent à Bulldogs Bank, une belle villa qui avait été mise à leur disposition, « ils ne montrèrent aucun plaisir à la vue de ce qui avait été préparé pour eux et se conduisirent de façon sauvage, agitée et terriblement bruyante ». C'étaient des petits enfants hurleurs, détruisant meubles, objets et jouets. Ils parlaient entre eux une langue pauvre avec des mots des camps : « Blöde Tatie... blöder Ochs » (sale conne de nounou, sale con de bœuf). Ils ne parlaient qu'entre eux, n'avaient de relation qu'entre eux, et attaquaient les adultes qui voulaient les soigner et les nourrir. Ils ne se quittaient jamais, hurlant de désespoir si l'un d'entre eux restait en arrière à la promenade. Ils se nourrissaient les uns les autres, partageant les gâteaux ; pour reprendre une expression de Françoise Davoine et Jean-Max Gaudillière, ils avaient formé « un corps à plusieurs ». Dans cet environnement de mort du camp, ils avaient installé un lien libidinal entre eux, un lien indestructible sur lequel tous veillaient.

Ces enfants auraient pu passer pour des « inadaptés » (concept inventé à la fin de la guerre par les psychiatres d'enfants sous l'impulsion du gouvernement de Vichy pour alimenter des « centres d'observation et de triage »), des psychotiques, des débiles ou des délinquants. Ils n'étaient rien de tout cela, constata Anna Freud avec étonnement.

Françoise Davoine et Jean Max Gaudillière commentent ainsi cette histoire[13] : « Ce corps à plusieurs produisit une énergie exceptionnelle, paradoxalement tirée du contact avec le Réel [...]. La faiblesse de chacun prenait appui sur les autres pour multiplier les forces du corps propre à survivre. » Ils n'attendaient rien des adultes et restaient à distance d'eux. Ce qui leur donnait une force extraordinaire, comme celle d'un animal sauvage.

Nous retrouvons cet « animal sauvage » chez Appelfeld : « J'avais survécu à la guerre, non pas parce que j'étais fort ou que j'avais combattu pour ma survie. Je ressemblais plutôt à un petit animal qui aurait trouvé un refuge temporaire, un abri de fortune, se nourrissant de ce que l'instant lui proposait. Le danger avait fait de moi un enfant attentif à son entourage et à lui-même [...]. »[14] Et dans *Histoire d'une vie* : « Je ressemblais à un petit animal qui possède un terrier ou exactement plusieurs terriers, les pensées et les sentiments avaient rétréci... Pourquoi et à quelle fin étais-je resté seul ? mais ces questions s'évanouissaient dans les brumes de la forêt, et l'animal qui était en moi venait, revenait m'envelopper de sa fourrure » (A. A.).

Anna Freud dit que les enfants trouvèrent ce qu'il fallait pour leur développement psychique en dehors des solutions classiques (complexe d'Œdipe, jalousie fraternelle, identification première). Peu à peu, ils évoluèrent, régressèrent, s'attachèrent à leurs nurses, se séparèrent. Ils apprirent la langue anglaise : « Avec le nouveau langage, ils avaient franchi une étape décisive leur permettant de rompre avec le passé qui avait presque complètement disparu de leur conscience. » Un an plus tard, on demanda à Peter comment il était arrivé à Windermere (lieu d'arrivée des enfants en Angleterre). Il répondit : « On n'y va pas, tout le monde naît là-bas. »

Il a fallu à Anna Freud une particulière intelligence, inventivité, liberté d'esprit par rapport aux dogmes de la psychanalyse d'enfant – qu'en d'autres circonstances elle défendait – pour accepter ces enfants dans ce qu'elle a appelé « une expérience imposée par le destin », elle qui avait appris le destin tragique des trois sœurs de Freud, arrivées à Terezin, mortes à Treblinka.

CLIVAGE, SILENCE, « RIEN »

Le désir de vivre était le plus fort. « La vie la plus atroce n'en était pas moins la vie... Au seuil de la mort, un homme recousait encore ses boutons, et point besoin de rappeler que les enfants jouaient » (A. A). Le combat pour la vie, ce n'étaient pas des actes héroïques, encore qu'on peut appeler héroïque la manière dont les hommes se comportèrent. L'opprobre qui se déversa sur le peuple juif qui, disait-on, même en Israël, « se laissa mener à l'abattoir », est un non-sens. Mais : « Après la guerre, le désir – de vivre – sombra immédiatement et les gens se remplirent de silence » (A. A).

Un épisode dans *Histoire d'une vie* est particulièrement étonnant et fait réfléchir sur le clivage et le silence des déportés. Aharon Appelfeld adolescent est seul dans une cohorte de personnes déplacées de tous âges, qui errent sur les routes : « Une rescapée qui m'avait remarqué et constatait mon désarroi se penche vers moi et me demande : "Que t'est-il arrivé mon enfant ? – Rien", répondis-je. » Que veut dire ce « rien » ?

Quelle confiance dans les humains peut avoir un enfant qui a vécu la séparation et la perte de ses parents, qui a eu la sensation précise quel que soit son âge qu'il est sur une planète d'où il doit disparaître ? J'ai appelé « l'adulte dans l'enfant » ce que certains enfants ont acquis en un instant, qui les rendait très méfiants et leur donnait une perspicacité sans rapport avec leur âge – et les isolait pour longtemps.

Répondant à une question sur le suicide d'écrivains déportés qu'il admire – Primo Levi, Jean Améry, Paul Celan – Imre Kertész apporte cette précision capitale : « J'étais un enfant. Moi, j'étais pris dans la masse, je n'ai pas eu un chemin particulier. C'est une grande différence entre eux et moi. » Il écrit, bien plus tard, avec son ironie mordante : « Tout ce qui se passait là-bas, pour les enfants, c'était naturel. »

Ces enfants peuvent-ils conserver une confiance dans le monde des adultes qui a été celui de leurs parents ? Et qu'en est-il de celui dans lequel ils doivent à leur tour vivre, pour honorer leur mémoire ?

Une question aiguë est posée à la psychanalyse. L'individuel parle dans les cures, mais le collectif ne peut plus être laissé derrière la porte du bureau du psychanalyste. À ignorer le collectif, c'est-à-dire les répercussions de l'histoire sur la civilisation, ou à ne pas savoir les entendre, on prend le risque de provoquer « la silenciation »[15] qui rendrait et a rendu la parole inopérante dans bien des cas. Il y a une nouvelle manière d'entendre, dans le discours des patients, ce qui affleure des signifiants du collectif, transmis sans doute par la circulation entre les deux ou trois dernières générations. Signifiants du meurtre de masse, où le statut de la mort et des sépultures a changé, balayé par la transformation, un temps, des humains en « déchets », en « chose ».

---

[1]Appelfeld (A.), *Histoire d'une vie*, Paris, Seuil, 1999. (A. A.) dans le texte.
[2]Appelfeld (A.), *L'héritage nu*, Paris, Seuil, 2006.
[3]Levi (P.), *Les naufragés et les rescapés. Quarante ans après Auschwitz*, Paris, Gallimard Arcades, 1986.
[4]*L'enfant et le génocide. Témoignages sur l'enfance pendant la Shoah*, Textes choisis et présentés par Catherine Coquio et Aurélia Kalisky, Paris, Robert Laffont, coll. « Bouquins », 2007.
[5]Kertész (I.), *Être sans destin*, Arles, Actes Sud, 2002, p. 110.
[6]In *Nouvelle Revue de Psychanalyse*, n° 19, *L'Enfant*, Paris, Gallimard NRF, 1979.
[7]Davoine (F.) et Gaudillière (J.-M.), *Histoire et trauma, la folie des guerres*, Paris, Stock, 2006.
[8]Dans la revue *Penser/Rêver*, n° 7, Paris, Éditions de l'Olivier, printemps 2005.
[9]Levi (P.), *La trêve*, Paris, Grasset, 1966.
[10]Stern (A.-L.), « Ei warum, ei darum », texte inspiré par le film *Shoah*, in *Le temps du non*, n° 5, avril 1990 ; repris dans *Le savoir-déporté*, Paris, Seuil, 2004, p. 202-206.
[11]Stern (A.-L.), *Le savoir-déporté*, *op. cit.*, p. 204.
[12]Freud (A.), « Survie et développement d'un groupe d'enfants : une expérience bien particulière », in *L'enfant dans la psychanalyse*, Paris, Gallimard NRF, 1976.
[13]Davoine (F.) et Gaudillière (J.-M.), *Histoire et trauma, la folie des guerres, op. cit.*, p. 337.
[14]Appelfeld (A.), *L'héritage nu, op. cit.*, p. 166.
[15]Moscowitz (J.-J.), *D'où viennent les parents ?*, Paris, L'Harmattan, 1997, p. 89.

Réincarnation d'une mélodie : l'écriture d'Aharon Appelfeld

Michèle Tauber

> La mémoire a des racines profondément ancrées dans le corps. Il suffit parfois de l'odeur de la paille pourrie ou du cri d'un oiseau pour me transporter loin et à l'intérieur. Je dis à l'intérieur, bien que je n'aie pas encore trouvé de mots pour ces violentes taches de mémoire.
>
> *Histoire d'une vie*

Toute l'œuvre d'Aharon Appelfeld est traversée par le fil rouge de la mémoire. Mais, comme on le voit dans cet exergue, la mémoire de cet écrivain israélien, prix Médicis étranger pour le roman *Histoire d'une vie,* n'est pas nécessairement véhiculée par les mots. À la fois omniprésente et manquante, toute puissante et faillible, la mémoire d'Aharon Appelfeld plonge ses racines au plus profond de son corps d'enfant. Né à Tchernowitz en 1932, fils unique d'une famille juive assimilée, il grandit dans un cocon de chaleur et de tendresse jusqu'à l'invasion nazie en 1940. Tout son univers s'écroule alors. Sa mère est assassinée et l'enfant connaît alors le ghetto, la déportation en Transnistrie et la séparation d'avec son père, puis l'errance en solitaire durant quatre longues années dans les forêts d'Ukraine.

En 1946, il gagne la Palestine mandataire. Dans la ferme-école où il apprend à la fois l'hébreu et des rudiments d'agriculture, le jeune garçon – Appelfeld est alors âgé de quatorze ans – se heurte à la rudesse de la nouvelle langue, « une langue de soldats », écrira-t-il. Plus tard, à l'université, grâce à des maîtres tels que Martin Buber, Gershom Scholem, Agnon et Dov Sadan, il comprend peu à peu que l'hébreu n'est pas un obstacle aux liens indéfectibles qui le rattachent à son Europe natale. Bien au contraire, la langue va lui servir de passerelle indispensable pour se raccorder à son lieu de naissance, à sa propre histoire ainsi qu'à celle de tant d'autres individus.

UNE DICHOTOMIE ENTRE LE CORPS ET LA PAROLE

Dans *Essais à la première personne,* Appelfeld écrit : « Les enfants absorbent les souffrances mentales des parents non par la parole mais par les expressions muettes du corps. » En un seul jour, tout bascule, les mots disparaissent et la pensée elle-même est effacée. Ces enfants de la guerre grandissent alors comme des animaux et appréhendent leur vécu uniquement par le truchement de leurs sens. C'est le cas de la jeune Kitty, héroïne de la nouvelle éponyme[1]. La fillette, qui a perdu l'usage de la parole, est cachée dans un couvent. Son corps devient le réceptacle de toutes ses sensations, qu'il s'agisse des robes de lin empesées qu'elle porte, de la nature qui s'offre à elle, du son de l'orgue ou des anges ailés qui décorent la grande salle. Appelfeld rappelle la figure d'Amalia, une enfant rescapée dont la langue tient du prodige : il s'agit d'un mélange de mots de la maison, de sons de la nature, de bruissements de la forêt, et de prières du couvent[2]. Ce langage des enfants est décrit comme une langue nouvelle qui s'incarne dans tout leur être, leur façon de se tenir debout ou assis, de chanter et de parler. Il s'agit d'un langage direct, non feint, qui ne passe par aucun signifiant verbal. Dans une nouvelle inédite en français, *Dans la pierre*[3], un jeune garçon, lui aussi caché dans un couvent et privé de l'usage de la parole, retrouve un moyen d'expression dans la sculpture. Devenu apprenti auprès des tailleurs de pierre qui travaillent à la fabrication de nouvelles statues, il « ressuscite », à l'aide de son stylet, sa famille disparue et la fait surgir du bloc de pierre brute.

L'écrivain évoque également l'importance de l'écoute durant les années de guerre. Quiconque a connu le ghetto, les camps ou les forêts a appris ce qu'était le silence par l'écoute de son propre corps. « Les mots ne parlaient pas, seuls le visage et les mains aidaient à la compréhension. »[4] La faim ramène aux instincts, à « la parole d'avant la parole »[5]. Quand Appelfeld décrit des enfants de douze, treize ans « dépourvus de langue et de vêtements »[6], il apparaît que ces deux composantes ont une fonction vitale pour l'être humain et que l'absence de langue peut se révéler aussi mortifère que le manque de vêtements.

Depuis sa toute petite enfance, Appelfeld se délecte dans l'observation attentive et il éprouve une certaine jouissance dans la fusion qui s'opère alors avec tout ce qui l'entoure. Ainsi l'observation de la forêt l'aide à oublier sa faim et sa peur : il peut ainsi redevenir l'enfant de ses parents, se promener avec eux en mangeant une glace ou aller nager dans le fleuve Pruth. Ce sont ces moments de grâce qui le relient à sa vie antérieure, lui permettant de rester un individu doué d'une histoire propre. Il se bâtit ainsi un refuge intérieur qui le protège de la destruction mentale. Cette source de chaleur humaine, qui incarne le foyer familial, est la seule cachette où il puisse enfouir le visage de ses parents.

À LA RECHERCHE DU SON JUSTE

Au sortir de la guerre, les mots d'« avant » sonnent faux, et ceux qui tentent de raconter ce qu'ils viennent de vivre sont bien souvent « gelés dans leur silence », la langue se dérobe à eux, ou comme l'écrit Appelfeld, elle est « retranchée de leur bouche »[7]. Le silence intérieur aurait sans doute mieux convenu, mais le désir de raconter taraude les rescapés. Il s'agit en fait davantage d'un balbutiement que d'une expression réelle et il apparaît de toute évidence que le vocabulaire d'autrefois est falsifié et que sans mots nouveaux, rien ne pourra être dit. Certains se saisissent de ces mots anciens comme d'une bouée de secours, comme s'ils portaient la vie en eux ; d'autres au contraire éprouvent une nausée devant cette soi-disant renaissance qui leur fait l'effet d'une profanation. Ceux-là se doivent, comme Appelfeld, de passer tout d'abord par l'immersion dans le silence. L'écrivain évoque le désir qui le tenaille alors de fuir « à l'intérieur de lui-même »[8], de retrouver son individualité. La sensation est forte d'avoir perdu toute forme humaine y compris la langue qui lui paraît émoussée et dépourvue de sens. Il découvre le langage du silence, le seul, pense-t-il, dans lequel il pourra dorénavant s'exprimer et surtout faire revivre les souvenirs et les images de l'enfance par la force de la contemplation. Mais il n'est pas facile de rester muet : en effet le mutisme ne signifie pas seulement l'incapacité de traduire des images traumatiques en un *langage* vernaculaire mais induit également le désir d'oublier, d'enfouir au plus profond de soi les souvenirs les plus amers. « Nous savions que quelque chose en nous de cher et de chaud s'était perdu en chemin jusqu'à l'oubli de nous-mêmes, quelque chose que nous ne pouvions renier : nos parents, des scènes de notre enfance, les chuchotements de la tribu. Sans tous ceux-là, qu'étions-nous ? »[9]

Cet exil intérieur devient insupportable et c'est alors que le futur écrivain lit pour la première fois Franz Kafka. Il découvre que l'écrivain juif a eu la vision des cauchemars engendrés par la shoah. À la lecture du *Procès,* il a la sensation que Kafka était avec les enfants juifs pendant tous leurs avatars. Il retrouve à chaque ligne la crainte, le doute, la quête maladive d'un sens improbable et surtout les mots qui sonnent juste sont enfin là. Sans Kafka, Appelfeld avoue qu'il n'aurait sans doute rien pu écrire et c'est grâce à lui qu'il comprend également combien la judéité de ses parents est pour lui une source vitale. Certes le judaïsme de Kafka n'est pas visible à l'œil nu, mais Kafka est juif aussi par sa pensée de penser et « la voie sinueuse qui mène au Château n'est qu'un cri des profondeurs en direction du sens. Kafka est tellement juif qu'il semble parfois que l'abstraction du nom, K., ne signe pas l'aspect général de l'homme mais est là pour masquer son origine juive »[10]. Tout ce qui est cher à Kafka lui devient cher à son tour : le cercle des écrivains praguois, la nostalgie des *Ostjuden*, les Juifs d'Europe orientale, le théâtre juif, le dégoût pour la petite bourgeoisie juive.

Mais si Appelfeld découvre la puissance et la justesse de sonorité du langage kafkaïen, il n'a pas encore résolu la question de la mise en forme et des outils linguistiques qu'il souhaite utiliser pour son écriture littéraire.

LA « CLAUDICATION » POUR ÉCRITURE

Les premiers poèmes écrits par Aharon Appelfeld sont plutôt des appels désespérés pour tenter de restituer le silence qui l'entourait pendant la guerre. L'écrivain pense alors que s'il réussit à redonner vie à ce silence, les mots justes lui reviendront peut-être.

> « Maintenant nous sommes arrivés à la frontière du mot et du son / dorénavant règne le silence. / Et quiconque parle encore – éteint les bougies de *shabbat* / allumées par la mère. / Ici les mots sont des blocs de métal incandescent / que des fleuves impétueux ont refroidi. / Maintenant, c'est le silence, maintenant c'est le sang qui parle, / les cavernes s'élargissent et les digues s'effondrent, / l'amour furieux détruit les murailles. / Maintenant tout est solide / Et attend la révélation en tremblant. »[11]

La parole est non seulement considérée comme incapable de transmettre mais elle est aussi destructrice de la mémoire juive. La tradition, confrontée à l'anéantissement, ne peut lui survivre et la flamme s'éteint à l'énoncé de l'Innommable. Ainsi, après avoir traversé la douloureuse épreuve de la guerre, Appelfeld n'a ni souvenirs, ni témoignage à apporter. Il ne lui reste dans la mémoire de son corps que des mouvements, des bruissements, des ténèbres :

> « Ce qui s'est gravé en moi de ces années-là, ce sont principalement des sensations physiques très fortes. Le besoin de manger du pain. Aujourd'hui encore je me réveille la nuit, affamé. Des rêves de faim et de soif se répètent chaque semaine. Je mange comme seuls mangent ceux qui ont eu faim un jour, avec un appétit étrange [...]. Tout ce qui

> s'est passé s'est inscrit dans les cellules de mon corps et non dans la mémoire. »[12]

L'écrivain comprendra plus tard que c'est précisément à partir de cette matière brute que jaillit la sève même de la littérature. Pour l'heure, dans les années cinquante, son écriture commence par une « claudication très prononcée »[13]. Dès 1946, il tient un journal intime qui est composé d'une « mosaïque de mots » : des cris et un amoncellement d'images intérieures comme il le décrira lui-même. Il a perdu toutes les langues dans lesquelles il pouvait s'exprimer et au premier chef l'allemand, sa langue maternelle. « Sans langue, écrit Appelfeld, tout n'est que chaos et confusion » ; et il poursuit : « Sans langue maternelle, on est affligé d'une tare, d'une infirmité. »[14] L'écrivain élevé dans la culture allemande a été contraint de celer sa langue maternelle au plus profond de lui-même. La langue allemande est indéfectiblement liée à la figure maternelle :

> « Ma mère aimait cette langue et la cultivait avec soin. Prononcés par elle, les mots fusaient, limpides, comme savent tinter ces clochettes exotiques de cristal [...]. La langue de ma mère et ma mère se confondaient. À présent que cette langue s'éteignait, je sentais ma mère mourir une seconde fois en moi. »[15]

La connotation musicale entre sa mère et l'allemand est ici manifeste : la langue-musique est la seule, au sortir de la guerre, qui conserve en elle le juste son mais l'adolescent ne la maîtrise plus. De plus elle est devenue la langue du bourreau, ce qui la place dans une situation doublement délicate, bien que l'allemand parlé par la mère d'Appelfeld fût la langue viennoise, élégante et raffinée. Afin de maîtriser le bégaiement linguistique dont il est atteint, le jeune Appelfeld s'efforce de lire en allemand et en yiddish. Cette dernière, langue des grands parents maternels a pour lui le « parfum de la compote de pruneaux »[16]. La mémoire continue d'être liée aux sensations physiques primaires. Son enfance est imprégnée de quatre langues puisqu'il parlait aussi le ruthène, un dialecte transmis par la domestique de la maison. Précisons par ailleurs que cette langue lui sauve la vie lors de ses pérégrinations dans les forêts d'Ukraine car il peut, grâce à elle, se faire passer pour un jeune Ukrainien. Le roumain était la langue administrative de la Bukovine, rattachée à la Roumanie depuis 1919. Ces quatre langues ne formaient pour l'enfant Appelfeld qu'une seule et même langue faite de contrastes, de nuances et d'humour. L'écrivain d'aujourd'hui reconnaît que même si ces langues ne vivent plus en lui comme alors, il sent toujours leurs racines à l'intérieur de lui-même. Or, c'est précisément par le truchement de ses langues que l'écrivain choisit de faire sienne la langue hébraïque qu'il modèle à son gré et où il a toute liberté pour façonner de nouveaux langages littéraires.

LE « GUILGOUL » OU LA RÉINCARNATION D'UNE LANGUE

« Nombreuses sont les voies qu'emprunte un Juif pour rentrer chez lui. »[17] Dans cette affirmation d'Aharon Appelfeld, il s'agit, bien entendu, d'un retour spirituel aux sources juives qui, aux yeux de l'écrivain, sont les seules à offrir à l'individu juif la connaissance de lui-même. Le *gnôthi séauthon* juif, « connais-toi toi-même », passe par une « connexion », un rattachement aux racines ancestrales.

En s'inspirant de cette citation, on pourrait dire, concernant la langue d'Aharon Appelfeld : « Nombreuses sont les langues qu'emprunte un Juif pour rentrer chez lui. » Pour l'écrivain, le point de départ de son écriture est lié à une disparition totale, absolue, non seulement des êtres chers mais aussi de la langue maternelle et des langues apprises et entendues dans le cercle familial. Quel moyen alors, quelle voie emprunter pour retrouver l'accès à ce monde englouti, par quel langage le faire revivre ?

Lorsque vient pour Appelfeld le moment de prendre la plume pour « rentrer chez lui », il compose dans un premier temps de la poésie en yiddish. Il découvre alors que cette langue représente une passerelle précieuse : née à la fois de « mère » allemande et de « père » hébraïque, elle seule est à même de tisser le lien indispensable entre l'Europe juive germanophone d'avant-guerre et l'État d'Israël hébraïsant où les personnages d'Appelfeld déambulent tels des exilés en terre étrangère.

Grâce au yiddish, « sœur jumelle »[18] de l'hébreu, le jeune écrivain opte pour une langue à la fois ancestrale et en même temps tout à fait neuve puisqu'elle incarne une langue étrangère apprise à l'âge de quatorze ans. L'hébreu possède en outre un avantage inestimable : la langue plurimillénaire n'a pas connu la shoah et ses avatars telle que la déperdition de sens qui affecte les langues européennes, juives ou non. Paul Celan ne peut écrire qu'en allemand mais à quel prix, et pour lui et pour la langue que le poète malmène et torture jusqu'à la désarticulation totale. Le yiddish, quant à lui, est devenu, selon l'expression forgée par Rachel Ertel, « la langue de personne ». « Après le génocide, écrit-elle, le poète yiddish se trouve placé face à quatre impossibilités : l'impossibilité d'écrire, l'impossibilité de ne pas écrire, l'impossibilité d'écrire dans une langue morte, l'impossibilité d'écrire dans une tout autre langue. »[19]

Or non seulement l'hébreu ne présente aucun des stigmates de l'anéantissement, mais il éveille chez Appelfeld une « mélodie oubliée », tout droit sortie des prières de ses grands-parents auxquelles précisément il n'avait pas accès. Âgé de six ans, il accompagne son grand-père à un office de shabbat dans la petite synagogue d'un village des Carpates :

> « Les pages du rituel de prières étaient toutes jaunies, les lettres étaient grandes et noires et semblaient faire irruption hors du livre. Je ne comprenais pas un traître mot... C'était la maison de Dieu et les gens y venaient dans le but de se rapprocher de Lui. Moi seul ignorais comment il fallait s'adresser à Lui. Si j'avais su lire dans le rituel, j'aurais pu, moi aussi, entrevoir les merveilles et les mystères [...]. »[20]

Ainsi, l'appropriation de l'hébreu par Appelfeld est le fruit d'un paradoxe : tout enfant, la langue lui apparaît d'abord sous un jour menaçant pour la simple raison qu'elle lui est inconnue et semble par conséquent hostile. Mais simultanément, il a l'intuition qu'il s'agit-là d'une langue de « merveilles et de mystères » dont la connaissance lui offrira la révélation divine.

Bien plus tard, Appelfeld « adopte » la langue de son aïeul en la marquant au coin de sa poétique personnelle. Il dote la langue, « sa » langue, de colorations nouvelles, créant des images et des métaphores complètement inédites. De nouveaux langages émergent, évoquant non seulement la mémoire de l'enfance, mémoire individuelle, mais aussi la mémoire de cent ans de judaïsme en Europe centrale et orientale. La langue hébraïque fait ainsi résonner, sous la plume d'Appelfeld, bien d'autres langues qui sont tout autant de voies et de chemins qui ramènent l'écrivain juif chez lui, « à la maison », comme il le dit lui-même. Et le paradoxe surgit à nouveau dans toute sa fulgurance : la langue ancestrale du peuple juif, rescapée de toutes les destructions, reprend le flambeau du judaïsme pour se faire le héraut de la vie juive en Europe centrale tout au long du XXe siècle. C'est dans une langue dont la résurrection tient du miracle, les « merveilles et le mystère » pressentis par Appelfeld enfant, que l'écrivain fait évoluer ses personnages.

Et si la thématique de la shoah se déploie dans l'œuvre d'Appelfeld, l'événement lui-même y figure essentiellement en filigrane, dans le non-dit, et ne fait jamais l'objet de descriptions directes et détaillées. L'auteur lui-même refuse la dénomination d'« écrivain de la shoah », son propos étant, avant tout, de « rentrer chez lui », et de continuer à faire vivre ce « chez lui ».

Cette quête d'un univers perdu avec l'aide de l'hébreu fait de celui-ci, nouveau paradoxe, une langue de l'exil plongée dans un espace-temps souvent « trans-historique », pour reprendre le qualificatif de Hanna Ya'oz[21]. Mais dans le même temps, cette approche littéraire permet de sortir du factuel, de l'événementiel, de la simple chronique, pour accéder à une dimension littéraire universelle en faisant « parler » à travers l'hébreu toutes les langues européennes déjà mentionnées. Elle consacre du même coup la langue ancestrale comme haut lieu du syncrétisme linguistique.

LA NATURE, PREMIER RÉCEPTACLE DE LA MÉMOIRE

Les langages créés par Appelfeld sont l'expression du langage de la mémoire certes, mais aussi, comme il le rappelle lui-même, du langage de l'oubli. En effet, l'écrivain ne se veut pas le fidèle chroniqueur d'une enfance autobiographique : il reconstruit un monde englouti grâce à une architecture poétique personnelle qui prend corps par le truchement de divers langages.

Les langages de la nature sont l'un des réceptacles essentiels de la mémoire appelfeldienne. Ils apparaissent principalement dans les premières œuvres d'Aharon Appelfeld. Sa poétique affleure en premier lieu dans les langages élaborés autour de l'eau, la forêt et la steppe glacée. Il se trouve que l'outil linguistique qu'est l'hébreu, acquis de fraîche date et nouvellement fourbi, retranscrit précisément la rudesse des éléments bruts et primitifs, requérant une langue âpre et rugueuse, mal dégrossie pourrait-on dire. G. Shaked analyse ainsi le style d'Appelfeld :

> « Dans l'œuvre d'Appelfeld s'opère un déplacement stylistique très particulier : l'écrivain a transformé son handicap linguistique en avantage [...]. Appelfeld est sans doute le premier auteur israélien à avoir tenté d'adapter la langue hébraïque aux structures syntaxiques et aux idiomes des langues européennes » (profusion d'adverbes, longues séquences, précision du détail et actions prolongées).[22]

Sur un plan métaphorique, on peut voir ici un courant parallèle à celui des premiers immigrants juifs arrivés en terre d'Israël nantis de multiples bagages linguistiques lesquels, infiltrant l'hébreu à travers calques et traductions, sont parvenus à irriguer la langue du désert et à la hisser de cette façon à un niveau universel.

LANGAGES FORGÉS PAR L'HOMME

Cependant, Aharon Appelfeld ne se limite pas aux langages de la nature : il évoque aussi les langages humains tels qu'ils se révèlent à travers l'habitat, stable ou précaire : la maison, la chambre, le camp, la prison, la cave, le bunker, la cachette ; puis dans les moyens de transport : bateau, train, carriole, charrette. Tous ces lieux expriment un langage métaphorique précis qu'Appelfeld utilise comme un leitmotiv récurrent à travers des œuvres diverses. Ainsi la maison parentale chaleureuse et protectrice s'avère être un leurre et ne tarde pas à se fissurer sous la pression des événements qui s'apprêtent à déferler sur l'Europe. On se reportera à la propriété familiale de la longue nouvelle *Comme la pupille de l'œil*[23] ainsi qu'à la maison de Bruno, le jeune narrateur du *Temps des prodiges*[24] et à celle de Paul dans le roman *Tout ce que j'ai aimé*[25]. On peut également y inclure la maison hospitalière où Rosa et Benjamin accueillent Katarina, la servante ruthène du roman éponyme[26], et qui sera détruite lors d'un pogrom.

De la même façon, les véhicules empruntés par certains personnages leur donnent l'illusion de mener leur voyage à son terme. Ainsi le train qui, pendant trente ans, sert d'habitacle à Erwin, le héros de *La voie ferrée*, le ramène, de façon obsédante et répétitive, sur les lieux d'un passé à jamais disparu[27]. De même la carriole de Toni et Rudi dans *Au pays des roseaux*, destinée à conduire ses passagers jusqu'au village natal de la mère, s'éloigne de son but au fur et à mesure qu'elle semble s'en rapprocher[28].

Ainsi, en cheminant plus avant dans l'œuvre d'Aharon Appelfeld, on s'aperçoit que les langages de la mémoire s'expriment sur un mode de plus en plus elliptique. Les contenants tels que les sacs, les valises, ou les vêtements deviennent, eux aussi, des langages à part entière[29]. De la même façon, « le corps lui-même, écrit Gila Ramras-Rauch, est constamment le reflet des changements que subissent les personnages. Les changements extérieurs servent de métaphores pour exprimer le changement intérieur inexprimable »[30]. Appelfeld met en scène tour à tour des personnages frappés de mutisme, de maladie de langueur, ou de cécité. Si les corps souffrent, les esprits sont également frappés d'une anomalie ou d'un manque tels que la perte de la mémoire, la dépression, voire l'autisme[31].

Et lorsque le corps n'est plus à même d'exprimer quoi que ce soit, le langage prend sa forme la plus épurée, la plus intangible, celle d'« après que tout a été dit » : c'est alors le regard – celui de la mère du narrateur dans *Le temps des prodiges*, ou celui des Juifs poursuivis dans *La chasse*[32] – qui devient le langage essentiel, unique même, une fois que tout a été exprimé et épuisé.

UN FOISONNEMENT DE LANGUES POUR UN FOISONNEMENT DE LANGAGES LITTÉRAIRES

La présence en filigrane des multiples langues de l'enfance liée à une riche variété thématique conduit tout naturellement à placer Aharon Appelfeld, écrivain de langue hébraïque, au rang des auteurs de la Mitteleuropa, et à le faire figurer, lui aussi, au sein de la littérature européenne dans toute sa diversité. On peut ainsi établir un parallèle entre la façon dont Perec et Appelfeld décrivent les processus de mémoire issus d'une enfance douloureuse. Dans un tout autre registre, la langue « pauvre » et la description distanciée d'Imre Kertész dans ses souvenirs d'adolescent à Auschwitz résonnent comme un écho à l'écriture toute en ellipses d'Aharon Appelfeld. Chez l'écrivain yiddish Israël Yehoshua Singer, un jeune garçon retrouve lui aussi, grâce à la sculpture, l'accès à son passé perdu[33]. En malaxant la terre argileuse, il parvient, comme le personnage de la nouvelle *Dans la pierre* à se forger lui-même, à sculpter son identité par le truchement de l'art.

C'est par cet unique biais qu'Appelfeld recrée son enfance et avec elle tout un monde juif englouti. Par son art du foisonnement des images littéraires, Appelfeld suscite en réponse de multiples comparaisons qui, si disparates qu'elles puissent paraître, n'en recèlent pas moins une unité poétique, une même évocation des langages de la mémoire, une réincarnation continue des langues de l'enfance.

---

[1]Appelfeld (A.), *Kitty*, in *Anthologie de la prose israélienne*, Paris, Albin Michel, 1980.
[2]Appelfeld (A.), *Histoire d'une vie*, Paris, L'Olivier, 2004.
[3]Appelfeld (A.), *Dans la pierre* (inédit en français), in *Gel sur la terre*, Ramat Gan, Éd. Massada, 1965, 1974.
[4]Appelfeld (A.), *Essais à la première personne* (inédit en français), Jérusalem, Ha-histadrout ha-tsiyonit ha-olamit, 1979.
[5]Appelfeld (A.), *Essais à la première personne, op. cit.*
[6]Appelfeld (A.), *ibid.*
[7]Appelfeld (A.), *Histoire d'une vie, op. cit.*
[8]Appelfeld (A.), *Essais à la première personne, op. cit.*
[9]Appelfeld (A.), *ibid.*
[10]Appelfeld (A.), *ibid.*
[11]Appelfeld (A.), *Maintenant*, in *Gazit*, n° 15, vol. 3-10, janvier-août 1957.
[12]Appelfeld (A.), *Histoire d'une vie, op. cit.*
[13]Appelfeld (A.), *ibid.*
[14]Appelfeld (A.), *ibid.*
[15]Appelfeld (A.), *ibid.*
[16]Appelfeld (A.), *ibid.*
[17]Discours d'introduction au XIIIe Congrès d'Études Juives (Jérusalem, 12 août 2001).
[18]Appelfeld (A.), *Histoire d'une vie, op. cit.*
[19]Ertel (R.), *Dans la langue de personne*, Paris, Seuil, coll. « La Librairie du XXe siècle, 1993.
[20]Appelfeld (A.), *Histoire d'une vie, op. cit.*
[21]Ya'oz (H.), *Siporet ha-shoa be-'ivrit* (La fiction narrative de la shoah en hébreu), Tel Aviv, 'Eqed, 1981.
[22]Shaked (G.), *Ha-siporet ha-'ivrit 1880-1980* (*La fiction narrative en hébreu 1880-1980*), tome 5, Ha-kibbutz ha-me'uhad, Tel Aviv, Keter, 1998, p. 71.

[23]Appelfeld (A.), *Ke-'ishon ha-'ayin* (*Comme la pupille de l'œil*), in *Ke-mè'a 'èdim* (*Comme cent témoins*), Ha-kibbutz ha-me'uhad, Tel Aviv, 1975.
[24]Appelfeld (A.), *Le temps des prodiges*, Paris, Seuil, coll. « Points », 2004.
[25]Appelfeld (A.), *Kol 'asher 'ahavti* (*Tout ce que j'ai aimé*), Jérusalem, Keter, 1999.
[26]Appelfeld (A.), *Katerina*, Paris, Seuil, coll. « Points », 2006.
[27]Appelfeld (A.), *Messilat ha-barzel* (*La voie ferrée*), Jérusalem, Keter, 1992.
[28]Appelfeld (A.), *Au pays des roseaux*, Paris, Belfond, 1992.
[29]On se réfèrera aux nouvelles *Berta*, *'Ashan* (*Fumée*), aux romans *Ha-'or ve-ha-kutonet* (*La peau et la chemise*), *Le temps des prodiges*.
[30]Ramras-Rauch (G.), *The Holocaust and beyond*, Indianapolis, Indiana University Press, 1994, p. 110.
[31]Cf. les nouvelles : *Ba-govah ha-qar* (*Sur la hauteur glacée*), *Regina*, *Kitty*, *Brunda*, *Sippur 'ahava* (*Une histoire d'amour*) ; et les romans : *La peau et la chemise*, *Be-'ete u-ve-'ona 'ahat* (*Le guérisseur*), *Voyage au cœur de l'hiver*.
[32]Appelfeld (A.), *Ha-matsod* (*La chasse*), in *'Adneï ha-nahar* (*Les fondements du fleuve*), Tel Aviv, Ha-kibbutz ha-me'uhad, 1971.
[33]Singer (I. Y.), *Argile*, Paris, Liana Levi, 1995.

L'oubli en abîme

Simone Molina

Jorge Luis Borges dans l'une de ses conférences sur la Divine Comédie soutient que, chez les Grecs, comme chez Mallarmé, existe « l'idée que nous sommes faits pour l'art, que nous sommes faits pour la mémoire, que nous sommes faits pour la poésie ou que, peut-être, nous sommes faits pour l'oubli. Mais quelque chose demeure, dit-il, et ce quelque chose c'est l'histoire et la poésie qui ne sont pas essentiellement différentes ». Ainsi, Borges affirme-t-il que la fonction de l'écrivain ou du poète est de se mesurer avec ce qui demeure, à l'état de trace, et ne cesse de vouloir s'abîmer dans l'oubli.

Mais n'en est-il pas de même pour l'analyste ? S'engager dans un travail analytique auprès de jeunes enfants en souffrance psychique et qui n'ont pas encore eu accès à la parole, implique une exigence éthique : l'écoute des traces déposées dans le discours des parents, par l'histoire familiale et collective, *et* l'écoute poétique du sujet, sujet « à part entière ». Faire l'économie des unes ou de l'autre reviendrait à tomber dans deux types d'écueil : le premier est le confort d'une position dogmatique qui consiste à considérer l'enfant, *de fait* comme un *individu* accueilli hors des réseaux signifiants dont il est constitué ; le second écueil est de céder à l'oubli des traces signifiantes qu'impose le refoulement et dont l'enfant est souvent le symptôme familial, en évacuant la dimension du Réel de l'expérience partagée.

Dans la pratique clinique auprès d'enfants, quel que soit le diagnostic de structure porté, c'est à la lumière de ce Réel, de ce *hors temps supposé par l'analyste,* lumière diffuse mais insistante, que doit se situer son écoute : la pulsion vient éclairer la scène de la cure. Aussi s'agit-il pour l'analyste de se laisser traverser par ce qui se joue, qui se fait jour dans la séance, tout en ayant à l'oreille, plus qu'à l'esprit, ce qui s'est échangé lors des rencontres en présence des parents avec l'enfant. De même, dans la rencontre langagière avec les parents en présence de leur enfant, il importe d'écouter de façon tangentielle et poétique, ce dont l'enfant témoigne à partir de son corps pulsionnel.

Car le corps, lui, n'oublie rien. Il est pétri de ces choses qui font signe, de ces signes que l'être cherche à transformer en sens, ou du moins à ordonner selon un sens qui lui appartient. Telle est la genèse de toute construction délirante, si l'on convient avec Freud que le délire est une mise en narration issue d'une expérience singulière et tourmentée. Pour l'enfant, cette construction « délirante » est parfois faite d'itinéraires repérables, de déplacements dans le lieu de l'analyse en tant qu'il fabrique du corps, temporaire, instable, mais existant car répété, et plus tard repérable dans la parole de l'enfant. La mise en narration vient s'écrire, dans un premier temps, à partir des déplacements du corps, pour permettre, ensuite, de constituer des traces prises dans le langage partagé. Ainsi, chaque séance est-elle à considérer comme un ensemble, du premier au dernier mot, et, avec l'enfant, du premier au dernier déplacement, telle une partition musicale ou un poème.

« Jakobson nous apprend comment, écrit François Tosquelles[1], si nous voulons mettre en évidence la fonction poétique du langage, dans un poème par exemple, nous aurons à prendre en compte toujours et exclusivement les itinéraires qui tracent les éléments en jeu et en mouvement du poème *dans son ensemble.* »

Le travail de l'analyste, pris dans le transfert, consisterait donc à traverser aux côtés de l'enfant les différents plans qui vont de la pulsion à une élaboration langagière ou créatrice qui rendra partageable son expérience singulière. Et chaque rencontre pendant le temps de la séance constitue *un ensemble* avec sa dynamique propre, qui, dans la répétition, va se trouver éclairé par une scansion sur tel ou tel thème, tel ou tel objet, telle ou telle image ou déplacement, jusqu'à ce que soit rendu partageable non pas le sens lui-même, qui demeure attaché à la cure, mais ce qu'a produit de vivant l'expérience. Et cette production est une invention qui, comme pour toute cure, déborde le lieu et le temps de l'analyse.

Ainsi pour l'analyste, l'enjeu de la cure, comme pour l'écrivain, celui de l'écriture, est une mise en mouvement afin de rendre accessible ce qui est caché, enfoui, refoulé, ou non symbolisé.

Pour un écrivain, cette mise en mouvement consiste à rendre universel, accessible à un grand nombre, ce qu'il extraie de ses expériences, qu'il broie avec le seul dérisoire outil que sont les mots et les silences entre les mots, afin de dépasser l'oubli. Mais, nous l'avons vu, le corps n'oublie rien. Pas plus pour l'enfant accueilli pour une cure analytique que pour l'enfant Aharon Appelfeld, dont il sera question plus loin, et qui est devenu un écrivain reconnu.

En quoi son corps est-il impliqué dans son écriture, dans l'acte d'écrire *et* dans l'écriture elle-même portée par le regard d'un lecteur de chair et d'os ?

QU'EST-CE QUE « LE CORPS » ?

Le corps ne se réduit pas au biologique. « Le corps humain est un être parlant », rappelait Vincent Mazeran lors d'un colloque du Point de Capiton[2] intitulé « Corps et écriture »[3] : « Il n'y a rien d'humain hors langage, quelle que soit la forme culturelle où circule le langage. »

Pour Freud, « corps et symbole sont intriqués bien avant l'advenue de l'enfant à la parole »[4]. Lacan, quant à lui, reprendra ce message et précisera que le corps est pris dans le signifiant. Aussi, s'il n'y a pas de corps sans langage, n'y a-t-il pas de langage sans corps.

Il importe dit Vincent Mazeran, dans ce même article, de distinguer le « langage en tant que structure, du langage en tant que fonction ». En effet, pour le nourrisson, même si c'est le sensoriel qui prime, même s'il ne peut user du langage articulé, il « reste étroitement lié au langage » en tant que le langage est ce qui structure le milieu dans lequel il est né.

Le sujet est donc aliéné à l'Autre du langage, à des degrés divers. Et, même dans les psychoses, quelque chose de cette aliénation primordiale existe. C'est sur cette conception du corps comme être parlant que s'étaye alors une clinique possible.

En voici un exemple clinique. Je reçois un enfant psychotique depuis plusieurs années. Il a toujours de la difficulté à laisser le lieu de sa séance. Un jour, les choses lui sont si difficiles qu'il tourne en rond, se jette contre les murs, et l'effroi se lit sur son visage. Je lui dis alors : « Nous nous retrouverons la séance prochaine ; tu restes vivant[5] et moi aussi. » D'où pouvait surgir une telle présomption, sinon du désir de subvertir l'effroi par la parole. Il a fallu, bien sûr, que cette parole soit portée par mon désir pour étayer l'enfant par une « greffe de transfert »[6]. Telle est la fonction apaisante de l'illusion, mais telle est aussi la fonction symbolique et séparatrice de la parole. C'est le mot « vivant » qui semble avoir eu un effet apaisant : l'enfant cesse de se jeter contre le mur, me regarde alors, lui dont on ne peut croiser le regard que rarement, se calme et accepte de partir. Nommer le Réel de la vie[7], c'est le partager. Tout se passe donc comme si l'enfant *appelle une parole portée par un désir*. Lorsqu'une telle parole lui parvient, quelque chose du possible d'une perte s'inscrit alors en lui. Jusqu'au moment de l'apaisement, il n'est que corps en mouvement, corps pulsionnel pris d'effroi.

« La pulsion est un concept limite entre le psychique et le somatique », dit Freud[8]. Le corps humain, être parlant, est donc avant tout corps pulsionnel traversé par la problématique du langage. Si la pulsion vise le plaisir, elle le rate toujours au moins en partie. Il n'y a donc pas de pleine satisfaction à attendre du côté de la pulsion. C'est là son statut particulier. Ainsi, le corps pulsionnel est-il marqué par un « hiatus fondamental », hiatus interne au sujet. Dans cette séquence où l'enfant s'apaise, je convoquais sans doute, dans une parole habitée, un hiatus interne, afin qu'il fasse œuvre séparatrice et apaisante, hiatus qui, même si il ne s'inscrit pas comme dans la névrose, peut être convoqué par la parole de l'analyste et sa présence vivante.

Dans la névrose, ce hiatus interne se met en place au cours des premiers temps de la vie, et œuvre ensuite, formant appel pour une inscription possible : inscription dans le symptôme. Alors, le corps lui-même est feuille sur laquelle quelque chose s'écrit, alors, une inscription peut être faite sur un objet : feuille de dessin, page blanche, morceau de terre.

Auprès d'enfants psychotiques, là où règne la fixité psychique masquée, voilée par l'agitation pulsionnelle, un mouvement est à impulser par l'analyste dans une dynamique transférentielle multifocale : transfert à l'histoire écoutée, transfert au corps souffrant de l'enfant, transfert à la folie aussi sans doute. Cette mise en mouvement concerne l'aliénation/séparation, toujours à remettre en chantier en l'étayant par une parole, et se joue aussi dans l'espace, et donc de possibles aller-retours : du bureau à la salle d'attente, par exemple, jusqu'à ce que s'inscrive une permanence qui ne soit plus affolée. N'est-ce pas cela, être *vivant* ?

Qu'est-ce que la création, sinon la transformation d'un support du fait d'une inscription ? Aussi, lorsqu'un enfant psychotique passe du tournoiement pulsionnel à un gribouillis, puis à une forme ouverte, puis refermée sur une page, sans que rien d'éducatif ne lui ait été imposé, on peut penser que son corps est un *corps parlant*. Il appartient à l'analyste d'en décrypter la grammaire particulière.

QU'EN EST-IL DANS LA NÉVROSE ?

Le corps devient lui-même une « surface d'écriture ». Rougissement du timide, tremblements incoercibles du traumatisé, ou conversion hystérique. « Le corps peut devenir écrivain », dit encore Vincent Mazeran qui soutient une théorisation tout à fait efficiente dans la clinique : il s'agit de la théorie du « sujet-limite », qu'il avance dans un ouvrage paru en 1994, *Pour une théorie du sujet-limite. L'originaire et le trauma*[9]. Le corps, dit-il, devient une « zone de repli, de défense, de sauvegarde du sujet quand la parole n'est plus à même de dire le désarroi, la détresse, l'effroi [...] c'est un peu comme si le sujet disait à son corps "je n'ai plus que toi pour être, pour être encore sujet". »[10] Toute la question du Réel se pose là, tant du côté de la psychose que du traumatisme, pour l'analyste lui-même. Sera-t-il capable d'être surface d'inscription pour son patient ? Sera-t-il capable de faire du lieu qu'il occupe avec le patient dans le temps de la séance, mais aussi sur le seuil, qui, lui, est toujours instant délicat, une surface d'inscription ? Je fais cette hypothèse que la personne traumatisée, pour se contenir elle-même, fonctionne avec les spécificités propre à une figure mœbienne. C'est ce que lui impose son symptôme si elle ne veut pas se perdre.

Tout le travail analytique consistera à inscrire un dedans et un dehors possibles car non terrifiants, une possible ligne de séparation afin que le sujet s'autorise à s'extraire de la figure enfermante qui pourtant lui a permis de survivre. Ainsi en est-il de la figure d'Escher qu'une fourmi parcourt inlassablement, et qu'il suffirait de rompre afin qu'elle en soit délivrée. Il apparaît que le passage à l'écriture est une coupure qui vise à rompre, pour un temps, cette figure[11], laquelle illustre la page de garde du Séminaire X de Jacques Lacan sur *L'angoisse*. Car, n'est-ce pas aussi la fonction de l'écriture, avec ses corollaires – la divulgation et la publication – que de permettre de passer d'une figure mœbienne, fermée, à une figure ouverte ? Certains écrivains, dont Aharon Appelfeld, nous le donnent à entendre.

Mais restons encore un moment sur ce que met en jeu l'écriture. « Il est utile de préciser un aspect propre à l'écriture, poursuit V. Mazeran. Alors que la parole est jetée entre deux, qu'elle interjecte, l'écrit a besoin d'un support, d'une surface. L'écriture localise. La parole est plus dynamique [...], l'écriture fixe un lieu. Elle est avant tout topique. »[12]

Il en tire alors une conséquence quant au symptôme psychosomatique post-traumatique : « C'est pourquoi lorsque le corps se prête à l'écriture du symptôme en tant que surface, nous en déduisons qu'il y a nécessité pour le sujet de renforcer sa topique. C'est en cela que la somatisation post-traumatique devient cette ultime topique où le sujet peut écrire par son corps "je suis encore là" ; c'est-à-dire que devant la menace d'anéantissement, le sujet peut créer cette topique corporelle pour préserver encore sa position de sujet désirant. »[13]

Je ferai ici le parallèle avec ce qui se joue avec les enfants psychotiques : le lieu de l'analyste, en tant qu'espace fermé, protégé, vient représenter un corps possible. D'où la terreur de passer le seuil, ou celle de l'envahissement du lieu lorsque quelqu'un frappe à la porte.

De même, l'écriture, sous son aspect topique, fait corps pour l'écrivain. Mais est-ce le cas de tout écrivain ? Probablement pas. Il est possible que ceux pour qui « le danger est un art », pour reprendre la formule heureuse de Sylvie Le Poulichet[14], ceux pour qui « une forme de catastrophe a déjà eu lieu » et tentent de « prévenir le retour d'événements si redoutés »[15] par la production d'une œuvre littéraire, ont à faire de façon massive avec l'aspect topique de l'écriture et avec cette composante psychique paradoxale de la fonction de trace de l'écriture : le déni.

Ma pratique auprès de patients ayant vécu des situations « effroyables » indique qu'ils sont aux prises avec du refoulement *et* du déni, tout à la fois. L'effroi produit du déni *et* implique un réaménagement psychique radical des expériences antérieures. Quant au refoulement, il porte sur la question de la sexualité infantile, comme pour tout patient névrotique. Mais le clivage qu'a entraîné l'effroi dans le psychisme implique que tout retour de ce refoulé concernant la sexualité infantile, venant interroger le rapport du sujet à la jouissance, est un risque d'anéantissement. Et, comme l'écrit V. Mazeran, c'est le corps qui est convoqué comme lieu de repli, avec la honte et la culpabilité surmoïque. Le déni quant à lui porte sur le moment de l'effroi, qui est le trauma lui-même. La réactivité corporelle au moindre événement en témoigne et en est le symptôme. La jouissance, elle, porte plutôt sur le discours ritualisé qui énonce l'événement traumatique. Ce discours est celui des autres racontant l'événement comme un objet extérieur. Cela peut se résumer à un mot fallacieux ou une litote ; par exemple « depuis l'accident », alors qu'il s'est agi d'un attentat qui a mis la vie du sujet en danger. En réponse à cette ritualisation qui vient du discours des autres, et qu'il prend à son compte comme surface d'inscription alors que tout est morcelé en lui, le sujet fait tomber l'événement au pire dans le déni, ou au mieux dans la dénégation : il ne s'est *rien* passé *de si grave*.

Ici se pose une question : le déni qui porte sur l'effroyable, sur ce qui a provoqué l'effroi ne nous montre-t-il pas que le sujet est confronté dans un premier temps, structurellement nécessaire, à une alternative entre déni et folie ? Seuls alors les symptômes vont venir dire ce qu'aucune parole ne peut énoncer[16]. Or ces symptômes s'inscrivent dans le *corps en tant qu'être parlant*. Nous sommes loin du souvenir. Il s'agit là d'une mémoire qui œuvre hors souvenir.

C'est ce que nous apprend l'œuvre d'Aharon Appelfeld : pour un sujet rejeté dans le hors temps par le traumatisme, il y a des oublis nécessaires. Ce sont ceux qui lui permettent, dans un premier temps, de supporter le Réel du traumatisme, et donc d'abord d'y survivre ; puis de se construire envers et contre lui ; enfin de le circonscrire pour qu'il le laisse un peu tranquille, sinon dans ces régions obscures où il va le déborder sans qu'il s'y attende. Plus tard viendra le moment d'en élaborer quelque chose à partir de bribes qui insistent.

QUE PEUT FAIRE UN ÉCRIVAIN D'UNE MÉMOIRE HORS SOUVENIR ?

Chez l'enfant victime de traumatisme, la capacité d'élaboration dans le temps du trauma, par des mots mis sur des images est différente de celle de l'adulte. Il m'a semblé que c'est ce que nous enseigne le livre d'Aharon Appelfeld, *Histoire d'une vie*[17].

Car que peut faire un écrivain d'une mémoire hors souvenir ? Tel est le propos de *Histoire d'une vie,* livre bouleversant quant au rapport de l'écrivain à sa vérité et à son histoire traumatique, à son éthique vis-à-vis de l'écriture, de l'objet « écriture ».

Il s'agit d'un livre tardif dans l'œuvre de l'auteur, comme s'il lui avait fallu passer par l'écriture du roman et des fictions narratives pour tenter de raconter au plus près « l'histoire d'une vie », sa vie, telle qu'il peut l'énoncer alors qu'il est devenu un vieil homme. On entend bien que c'est dans les blancs, et ce qui demeure d'impossible à dire que se situe aussi cette vie de l'enfant qu'il était, abandonné dans la forêt, puis de l'adulte qu'il est devenu, en bataille permanente avec la langue dans un pays, Israël, où l'oubli était d'abord requis, puis le témoignage exigé comme modèle incontournable pour tout écrivain.

« Durant la guerre, je ne fus pas moi, écrit-il dans sa préface. Je ressemblais à un petit animal qui possède un terrier, ou, plus exactement, plusieurs terriers. Les pensées et les sentiments avaient rétrécis. En vérité, une interrogation douloureuse s'élevait parfois en moi – pourquoi et à quelle fin étais-je resté seul ? – mais ces questions s'évanouissaient dans les brumes de la forêt, et l'animal qui était en moi revenait m'envelopper de sa fourrure. »[18]

L'image est remarquable : quelque chose qui est tapi *à l'intérieur,* vient *envelopper* l'enfant livré à la forêt et à la solitude, et lui constituer une *peau* protectrice. De plus cette peau protectrice est celle de *l'oubli.* Pas d'intérieur, ni d'extérieur mais un continuum : à nouveau, une figure topologique, la bande de möbius avec une seule surface et un seul bord.

Comme si l'écrivain venait nous indiquer là combien, lorsque nul ne vient répondre pour faire séparation, pour constituer un extérieur sécurisé et une protection pour l'enfant qu'il était, quelque chose se tord en lui afin de résoudre cette énigme liée à l'absence radicale d'un autre.

QU'EST-CE QUE L'ABSENCE ?

Le Réel de l'absence, celui des départs et des exils, celui des disparitions et des deuils vient nous bousculer quant à ce trait qui caractérise l'humain et que Jacques Lacan appelle « l'un en moins ».

« L'un-en-moins » est, *en chacun*, le trait absent de son histoire aussi singulière soit-elle. C'est cette part qui nous échappe. Nous sommes porteurs de ce manque et en sommes marqués à jamais. Le Réel de l'absence d'un autre, ne nous renverrait-il pas à ce temps perdu, temps mythique d'avant l'aliénation par le signifiant, ou bien à ce temps où le sujet, pris dans le désir d'être l'unique objet du désir de l'autre n'avait pas encore rencontré la castration ? Parler de « l'absence », c'est donc évoquer l'absent, les absents, mais c'est tout autant prendre acte que l'absence caractérise la réalité psychique, qu'elle en est constitutive.

Or, il y a deux versants à l'absence, qui indiquent donc que l'humain est pris dans une division : le versant de l'impossible à dire avec la solution du symptôme, du déni, de la syncope. « Au retour, après la syncope, écrit Catherine Clément, c'est le monde réel qui subitement est étranger. »[19] Et le versant de la symbolisation ayant pour fonction de circonscrire ce Réel : la création en est une des figures.

L'absence se présente dans les cures d'adultes souvent sous la forme d'une plainte, d'un trop-plein. Or, pas de dimension de la plainte dans l'œuvre d'Aharon Appelfeld. Toujours des personnages aux yeux ouverts et à la parole vive, parfois féroce, des personnages qui regardent en dedans d'eux-mêmes, foncièrement humains. L'apaisement vient de la nature, de sa contemplation, de son compagnonnage. Comme si, pour l'enfant qu'il était, la nature était venue relayer son lien à l'humanité absente, et l'oubli devenait un animal protecteur. Or on sait chez l'enfant l'importance de l'identification à l'animal et la présence d'un bestiaire souvent réconfortant. Aussi, ce lien à l'humanité, Aharon Appelfeld le doit-il à lui-même, en quelque sorte, prenant sans doute appui sur ce qui est un *vide créatif* laissé par ses parents. Je pense là aux théories de la physique quantique, développées par Edgar Gunzig dans son ouvrage *Que faisiez-vous avant le Big Bang ?*[20] et à la métaphore qu'il emploie du bootstrap, dans sa biographie romancée *Relations d'incertitudes*[21].

Ne peut-on pas rapprocher cette théorisation, où le sujet s'appuie sur lui-même pour se sortir de situations extrêmes, de ce qu'avance Sylvie Le Poulichet[22] lorsqu'elle écrit : « *L'art du danger* n'est-il pas ainsi un style de devenir psychique parmi d'autres, que la clinique analytique doit reconnaître et soutenir comme tel, en s'écartant de toute visée normative ? On ne peut sous-estimer la force de ce singulier procédé d'auto-identification qui reconduit un processus de subjectivation. » Elle en tire des conséquences tout à fait pertinentes sur le déroulement de la cure, et qu'il serait trop long d'évoquer ici.

Pourtant il y a, quant aux conséquences dans la construction psychique, une différence entre les effets ravageurs de la carence de soins, tel qu'on les voit dans certaines psychotisations d'enfants, et ceux d'un abandon dans des circonstances aussi dramatiques soient-elles. Est-ce la fonction de l'illusion, établie dans l'enfance, qui joue comme une protection contre la cruauté de la réalité quotidienne, ou bien, face au traumatisme radical que constitue l'expérience renouvelée du semblable absolument menaçant, s'agit-il plutôt, en se confrontant à l'écriture, d'une « forme d'autoconservation paradoxale »[23] ? Celle-ci s'exerce à travers une mise en danger, celle de se confronter à l'écriture, dont la source se situe dans les expériences d'une enfance traumatique.

Dans les romans d'Aharon Appelfeld, pour nombre de personnages, imaginaire et réalité sont mêlés. Et on voit cohabiter, comme dans la psychose ou la psychotisation chez l'enfant, le vide, l'absence radicale, la déréalisation qui côtoient la capacité sidérante parfois à réagir au plus juste à certaines situations périlleuses. Ainsi en est-il dans *Tsili* ou *Katherina*, de ces personnages disparus qui apparaissent non comme des hallucinations, mais comme des présences *vivantes*.

« Le lien c'est toujours l'érotisation de quelque chose »[24], écrit V. Mazeran. Il y a là une base *archéologique du lien* qui vient s'instituer sur une division primordiale, lorsque celle-ci n'a pas anéanti le sujet. Le lien de soi à soi est donc un mécanisme de défense contre le morcellement. Et c'est par l'Imaginaire que quelque chose tient encore contre la folie, l'effroi et pour la survie. Le passage à l'écriture vient nouer les catégories du Réel et de l'Imaginaire, avec le Symbolique autour de l'objet-livre à venir, en devenir, et pourtant toujours perdu. Devenir écrivain implique une érotisation de l'écriture afin de maintenir ce lien de soi à soi, et faire travailler dans la narration un possible retour du refoulé.

Dans *Histoire d'une vie*, Aharon Appelfeld écrit encore : « Je me souviens très peu de ces six années de guerre, comme si ces six années-là n'avaient pas été consécutives. Il est exact que, parfois, des profondeurs du brouillard épais, émergent un corps sombre, une main noircie, une chaussure dont il ne reste que des lambeaux. »[25] Plus loin il précise : « Ceci concerne le domaine du conscient, mais les paumes des mains, le dos et les genoux se souviennent plus que la mémoire. Si je savais y puiser je serais submergé de visions. »[26] Ainsi, repère-t-on au niveau conscient et préconscient une fragmentation, et au niveau inconscient les traces indélébiles dans le Réel du corps, contre quoi il s'agit de se défendre par l'écriture ; le Réel du morcellement et de l'hallucination.

Il faut lire ses romans, particulièrement *Tsili*, pour percevoir comment dans l'écriture transitent ces traces indélébiles et combien l'art d'Aharon Appelfeld tient à faire *ressentir* plus que *comprendre* au lecteur ce qui se passe dans le corps de ses personnages, que ce soit du côté de la joie extrême ou du désespoir. On l'a vu plus avant, la peur ne vient pas de ce que la nature pourrait entraîner de difficulté à vivre mais des questions qui viendraient des autres. « Pendant que tout le monde se livrait à l'ardeur du jeu, Tsili fut assaillie par la peur. Que ferait-elle s'ils venaient à lui demander des détails ? »[27] Cette phrase du roman fait écho à cette autre dans *Histoire d'une vie* : « La guerre s'était terrée dans mon corps, pas dans ma mémoire. Je n'inventais pas, je faisais surgir des profondeurs de mon corps des sensations et des pensées absorbées en aveugle. À présent, je le sais : même si j'avais alors su formuler mes pensées, cela n'aurait pas aidé. Les gens réclamaient des faits, des faits précis, comme si en eux [dans les faits] résidait le pouvoir de résoudre toutes les énigmes. »[28]

Les psychanalystes, qui accompagnent des personnes victimes de traumatisme, savent combien toute une histoire traumatique peut se trouver condensée dans la force effroyable d'un simple détail. Aussi ces détails, qui portent sur des faits ou des objets sont-ils trop aveuglants pour être énoncés rapidement. Il se produit alors un recul et un blanc de la pensée comme si le risque était que cela devienne à nouveau si *Réel* que le sujet ne puisse pas le supporter.

Je l'ai dit ailleurs[29], la force extraordinaire de Primo Levi est d'avoir tenu ce pari face à lui-même d'énoncer au plus près des *détails* l'expérience du *Lager*. Pour autant, du côté du lecteur, longtemps sourd à l'expérience dont témoigne *Si c'est un homme*, Primo Levi, lorsqu'il a été enfin lu, a été pris dans un paradoxe : il a alors été considéré comme une référence incontournable, et est devenu, pour tous, l'écrivain du témoignage et des faits. Ne s'est-il pas trouvé, ensuite, piégé par ce rôle de « témoin » ? C'est ce que l'on peut entendre à la lecture d'un passage dans sa postface de 1976 : « Ce livre a connu de nombreuses vicissitudes, et il s'est curieusement interposé, comme une mémoire artificielle, mais aussi comme une barrière défensive, entre un présent on ne peut plus normal et le terrible passé d'Auschwitz. »[30]

L'aspect de « mémoire artificielle » qu'a pris pour Primo Levi le livre *Si c'est un homme*, ne tient-il pas au fait que tout témoignage, une fois posé, échappe à son auteur et semble vider de sa substance ce pour quoi il a été produit, sinon à maintenir ouverte la brèche ? C'est pour la maintenir ouverte, afin que la barrière défensive n'envahisse pas le champ de l'écriture que, sans doute, Aharon Appelfeld refuse jusqu'à ce jour d'être considéré comme « un écrivain de la Shoah ». En effet, la *vérité* d'un sujet ne tient pas à l'exactitude de la narration mais à ce qui sous-tend son discours, à la vitalité de son discours, soit le désir, celui-là même qui a permis, outre la chance, à Primo Levi comme à Aharon Appelfeld de survivre à des conditions d'une extrême cruauté.

Il semblerait, à lire Aharon Appelfeld dans *Histoire d'une vie*, qu'en Israël, les modalités d'accès à l'écriture et à la transmission qui se sont imposées à Primo Levi, soient devenues une référence incontournable et donc stérilisante pour sa créativité. On y trouve des pages qui témoignent de son combat intérieur pour continuer, malgré tout, dans une voie que certains de ses amis écrivains ou éditeurs désavouaient. Il persiste alors parce qu'il y va de *sa* vérité. « Les érudits comme les démons grouillent en tous lieux [...]. Il était facile d'ébranler mon peu d'assurance. Certains prétendaient que j'écrivais sur un sujet interdit. Sur la Shoah, il faut témoigner et non pas écrire à partir de réflexions personnelles. »[31] Plus loin il écrit : « Il me fallut des années pour me libérer des érudits, de leur tutelle, de leur sourire supérieur, et revenir à mes amis fidèles qui savaient qu'un homme n'est rien d'autre qu'une pelote de faiblesse et de peurs. »[32]

« Le mot littérature[33], écrit Pascal Quignard, renvoie à une tradition ancienne, marginale, récalcitrante, persécutée, pour laquelle la lettre du langage est prise à la *littera.* Cette tradition oubliée est la violence de la *littérature.* » La lettre, dans cette occurrence, est la lettre du sujet, de l'écrivain, cette lettre qui le représente et dont il ne sait rien sinon qu'elle existe.

Il n'existe donc pas de littérature si elle ne fait pas violence aux conformismes étroits. Et c'est en cela que la littérature est un resourcement pour les analystes. La littérature est donc violente au regard des codes de son temps, des habitus de pensée, des refoulements, des dénis, des non-dits, des petites lâchetés, des trahisons que la parole supporte comme un poids dont elle devrait se dégager par l'écriture. Face au consensus sociétal doublé, pour l'écrivain, de ce qui en lui résiste à la levée du refoulement, et aux dénis consécutifs aux traumatismes de son histoire, l'écrivain mène un combat qui implique un désir dont il ignore d'où il lui vient.

Mais Aharon Appelfeld, dans *Histoire d'une vie,* dit aussi sa reconnaissance au lent compagnonnage avec ceux qu'il nomme ses amis, compagnonnage qui travaille en sous-œuvre, tout comme l'inconscient, tout comme le transfert de travail entre psychanalystes.

Ainsi, l'écrivain est-il écartelé entre d'une part, dans l'écriture, cette figure mœbienne qui annule les plans de la Réalité et de l'Imaginaire pour permettre au lecteur de saisir un Réel, et d'autre part, dans sa vie d'auteur, une constance à trouver ses interlocuteurs, ceux qui le soutiendront, hors des cénacles, inscrivant des espaces repérables, un dedans et un dehors. Certes le prix à payer est le « sentiment d'exclusion » hors du cénacle, fut-elle moindre dans la réalité[34]. Mais il raconte comment il sait s'en arranger, puisqu'il a su s'en débrouiller enfant, demeurant un être de marge et de chair vivante.

Parlant d'Aharon Appelfeld, Primo Levi disait : « Parmi nous les survivants, parmi les écrivains [il] a su trouver un ton unique, irréversible fait de tendresse et de retenue. »

Je me suis demandé si la force de l'œuvre d'Aharon Appelfeld, son style, sa détermination à écrire à sa manière, malgré les critiques, malgré les refus, ne sont pas liés justement à la façon dont les événements traumatiques laissent leur trace dans la vie d'un enfant. Car il n'est pas équivalent d'être pris dans la tourmente de l'Histoire à huit ans, à douze ans, ou jeune adulte. Ce sont différentes strates du sujet en construction qui sont bousculées.

Au-delà donc du fait qu'un sujet, quel que soit son âge, se trouve sidéré par une expérience traumatique, la capacité de *nommer la réalité*, y compris non traumatique, n'est pas la même pour l'enfant ou pour le jeune adulte ; les repères temporels ne sont pas acquis à quatre ans, et commencent à l'être vers six ou sept ans ; la notion d'espace n'est pas intégrée de la même façon chez un enfant ou pour un adulte. Ce que l'on nomme les *Gestalt*, les formes qui donnent contours au monde, ne sont pas encore prises dans le discours courant qui lui-même vient fixer ces formes. Aharon Appelfeld a traversé trois années d'une solitude absolue alors qu'il était dans la forêt, entre neuf et douze ans, dans le sentiment de l'absence radicale de ses parents.

« L'absence, écrit Pierre Fedida, ne se résout pas au passé. »[35] Aharon Appelfeld travaille ses textes dans la séparation temporelle, à partir d'une bribe de souvenir, d'une impression, qu'il laisse maturer afin de mieux y revenir, plus justement, parfois des années plus tard.

« Quand j'écris, je commence un chapitre [qui concerne une partie] de mon enfance. Puis je quitte le chapitre. Je le quitte pour des années, je n'y reviens pas [...]. Ensuite, durant des années, je pense à cette zone simplement abordée. J'essaie de la ressentir, de la toucher, de l'approcher. Je travaille en silence (très important, le silence...). De ce silence surgit une image. Grâce à elle, je reviens alors à cette zone. Cela peut prendre très longtemps. »[36] Je n'ai pu m'empêcher, découvrant cet entretien, de le voir, lui l'enfant Aharon, à l'orée de la forêt, et tel qu'il se décrit dans *Histoire d'une vie*. Il approche, puis recule, observe longuement le mouvement des hommes et des femmes pouvant être dangereux, les observe longtemps pour être certain de sa position de sujet, sujet fragile mais assuré au moins de lui-même.

Françoise Dolto disait des enfants qui ont traversé de grandes douleurs alors qu'ils étaient nourrissons, qu'ils devenaient des adultes possédant une grande force, du fait même d'avoir surmonté l'épreuve. Ce ne sont certes pas des adultes dénués de symptômes et de peurs. Ainsi, d'Aharon Appelfeld dont le corps, les sons, les perceptions viennent lui rappeler que le passé est toujours présent : « [...] les paumes des mains, le dos et les genoux se souviennent plus que la mémoire. »[37]

Pour un enfant, la trace est massivement corporelle. Mais, Aharon Appelfeld le raconte dans *Histoire d'une vie* : cette trace est imprimée sur un fond qui est celui du nid psychique que lui ont donné ses parents. Il est à la fois doux et rugueux, mais il a existé, et il existe encore, au moment du traumatisme, de façon si proche, si immédiate, qu'il est ce sur quoi le fantasme et sa traversée par l'écriture va pouvoir se déployer.

« Quand le passé revient de façon imprévisible, ce n'est pas le passé qui revient, c'est l'imprévisible »[38], dit Pascal Quignard.

Et c'est la responsabilité de l'écrivain vis-à-vis de lui-même que d'entendre ce que cet imprévisible ouvre de perspectives autres que la réponse donnée par l'histoire traversée. « La littérature, dit Aharon Appelfeld, doit obéir à un impératif : traiter de l'individu ; un individu auquel son père et sa mère ont donné un nom, ont parlé leur langue, ont donné leur amour et leur foi. Par sa nature même l'Art défie constamment le processus d'anonymat auquel chaque individu est réduit. »[39]

Mais c'est sans doute à cette évidence narcissique fondamentale que Aharon Appelfeld doit sa survie et c'est à partir d'elle encore qu'il écrit. De même, Primo Levi fait-il sortir de l'anonymat Kraus Pàli, dans *Si c'est un homme*, lequel aujourd'hui demeure pour nous un homme avec un regard et non un simple numéro.

Écrire... *de la main à la page, torsion infime*[40]... Tout parcours de vie d'écrivain est fait de l'entrelacement d'une singularité essentielle et d'un maillage collectif, maillage constitué des rencontres avec d'autres, mais aussi de la rencontre avec des textes. Je disais plus haut de Aharon Appelfeld, qu'il est demeuré tout au long de sa vie, un *être de marge et de chair vivante*. Une marge c'est autant un blanc qui côtoie un texte, qu'un bord telle que l'est la margelle d'un puit. Circonscrire le Réel avec la margelle que sont les mots, c'est inscrire *psychiquement* un dedans et un dehors, c'est aussi se situer sur la limite, sur la crête. *De la main à la page, torsion infime*... Écrire semble à certains un acte incontournable. Écrire pour faire surgir entre crayon et page, ou entre clavier et écran dans notre modernité, l'intime secret qui habite ce parcours que l'on appelle *la vie*, et, dans le même temps *créer* son chemin comme l'on pave une route sur laquelle on avance.

Au Cap Vert, dans l'île de Santo Antao, c'est ainsi que sont pavées les routes, qui se déroulent comme un unique lacet noir. Elles sont luisantes sous la pluie et brûlantes sous le soleil. Une portion de cette unique route traverse une cordillère d'où surgissent des aiguilles basaltiques dressées vers le ciel, et passe sur une crête, seul point d'accès à l'autre côté de l'île. D'un côté de l'île le désert aride où rien ne pousse, terres rouges rongées par les vents, de l'autre la luxuriance végétale, qui descend vers l'océan après la cordillère. Sur la crête, de part et d'autre de la route pavée tout est vertigineux et grandiose que ce soit dans la brume ou en pleine lumière. C'est sur cette crête que se situe le poète, l'écrivain. Dans l'acte d'écrire, il est dans la solitude absolue en même temps que porté par tous ceux qui ont contribué à ce que son chemin garde trace d'un paysage ancien, chaotique, et parfois en ruine, détérioré. Son itinéraire est creusé de manque, d'absence, de gravats, de poussière... il est témoin en acte de son exil intérieur et aussi des exils qui ont permis que la route soit construite de sueurs, de larmes et sans doute aussi de joies éphémères ou profondes.

---

[1]Tosquelles (F.), *Fonction poétique et psychothérapie*, Ramonville Saint-Agne, Éres, collection « Des travaux et des jours », 2003, p. 17.
[2]Association créée en 1989 dans le Vaucluse : « Espace de Recherche Psychanalytique et des Disciplines Affines », www.le-point-de-capiton.net
[3]Actes inédits.
[4]*Ibid.*
[5]Le mot *vivant* nous vient du participe présent de *vivre* et s'est substantivé au XVIIIe siècle. Aujourd'hui, il est adjectif et nom tout à la fois.
[6]Jean Oury remet en question dans de nombreux textes le fait qu'il n'y aurait pas de dimension du transfert avec les psychotiques et parle quant à lui de « greffe de transfert ».
[7]Jacques Lacan, en 1974, à Rome, écrit le mot *Vie* au niveau du cercle du Réel au tableau. « Incontestablement, de la vie, dit-il [...], nous ne savons rien d'autre (sinon ce terme vague d'énoncer "jouir de la vie"), et tout ce que à quoi nous induit la science, c'est qu'il n'y a rien de plus *réel*, ce qui veut dire rien de plus impossible. »
[8]Freud (S.), *Trois essais sur la théorie sexuelle*, Paris, Gallimard, 1987.
[9]Édition L'Harmattan, 1994.
[10]Actes inédits du colloque « Corps et écriture », Le Point de Capiton.
[11]Je voudrais renvoyer à ce sujet au texte d'Henri Bauchau, *L'écriture à l'écoute* (Arles, Actes Sud, 2000)
[12]Actes inédits du colloque « Corps et écriture », *op. cit.*
[13]*Ibid.*
[14]Le Poulichet (S.), *L'art du danger – de la détresse à la création*, Paris, Anthropos, 1996.
[15]Freud (S.), « Les théories sexuelles infantiles », in *La vie sexuelle*, Paris, PUF, 1969, p 17.
[16]Les cinq paragraphes précédents sont tirés d'une conférence « Le cri un trou dans une voix » que j'ai donnée en 2000 au Colloque d'Alger sur le traumatisme. Texte inédit en France.

[17]Appelfeld (A.), *Histoire d'une vie*, Paris, Éditions de l'Olivier, Seuil 2004 et Points 1384.
[18]Appelfeld (A.), *Histoire d'une vie, op. cit.*, Points 1384, p. 8.
[19]Clément (C.), *La syncope, Philosophie du ravissement*, Paris, Grasset, 1990.
[20]Brune (É.) et Gunzig (E.), *Relations d'incertitude*, Paris, Ramsay, 2004.
[21]Gunzig (E.), *Que faisiez-vous avant le Big Bang ?*, Paris, Odile Jacob, 2008.
[22]Le Poulichet (S.), *L'art du danger – de la détresse à la création, op. cit.*, p. 28.
[23]Le Poulichet (S.), *ibid.*, p. 27.
[24]L'identification est la forme la plus originaire du lien, dit Freud. Identification d'un état du moi à un autre : identification la plus primitive ?
[25]Appelfeld (A.), *Histoire d'une vie, op. cit.*, Points 1384, p. 8.
[26]Appelfeld (A.), *ibid.*, p. 9.
[27]Appelfeld (A.), *ibid.*, p. 126.
[28]Appelfeld (A.), *ibid.*, p. 200.
[29]« De la main à la page, torsion infime », texte lu lors du séminaire de M. Fennetaux, en octobre 2008, à Paris. Inédit.
[30]Levi (P.), *Si c'est un homme*, postface, Paris, Presse Pocket 3117, 1987.
[31]Appelfeld (A.), *Histoire d'une vie, op. cit.*, Points 1384, p. 168.
[32]Appelfeld (A.), *ibid.*, p. 170.
[33]4e de couverture de *La rhétorique spéculative* de Pascal Quignard, Paris, Gallimard, 1997.
[34]Toni Levi rappelait lors du débat qui suivit cette conférence sur Aharon Appelfeld, combien la réalité de sa participation au mouvement littéraire de son pays était plus importante qu'on ne l'entend dans l'ouvrage *Histoire d'une vie.* Cette remarque vient, de fait, réinterroger la fonction de l'écriture comme narration et vérité d'un sujet, et non comme évocation d'une vérité historique.
[35]Fedida (P.), *L'absence*, Paris, Gallimard, 1978.
[36]Entretien A. Appelfeld avec H. Artus, 22 mars 2008 (Internet Site Rue 89).
[37]Appelfeld (A.), *Histoire d'une vie, op. cit.*, Points 1384, p. 9.
[38]Quignard (P.), *La rhétorique spéculative, op. cit.*, p. 189.
[39]Entretien avec A. Appelfeld et H. Artus, *op. cit.*
[40]Extrait d'un poème inédit, dont lecture publique a été donnée dans le cadre de « Trace de poète » à Isle sur Sorgue en juin 2007.

Le meurtre de l'enfant dans les films des frères Dardenne

Fabienne Biégelmann

DU DOCUMENTAIRE À LA FICTION

Jean-Pierre et Luc Dardenne ont commencé par faire des films documentaires centrés sur des questions politiques. Au début il y a la rencontre avec Armand Gatti et un temps de travail avec lui, puis les frères filment ensemble des entretiens avec d'anciens résistants aux nazis et avec des ouvriers qui ont mené des grèves dans les cités ouvrières aux alentours de Liège. Dans un article, « Réfléchir le réel », Jacqueline Aubenas s'intéresse à leur trajet et souligne que les hommes qu'ils filment voient leurs luttes aboutir à l'échec : « Ils filment le cycle de l'échec. »[1] La sidérurgie qui était encore florissante en Wallonie pendant l'enfance des Dardenne disparaît. Dans les années quatre-vingt-un, ceux qui avaient rêvé de lendemains qui chantent constatent la débâcle, leur impuissance à s'opposer à la fermeture de leurs usines. Le passage des frères à un cinéma de fiction, en 1996 avec *La Promesse,* ne marque pas la fin de leur intérêt pour le réel dans sa dimension politique. Chacun de leurs films nous confronte très concrètement à des drames proches de nous, si nous voulons les voir.

Ainsi cette première fiction, *La Promesse,* nous montre comment les travailleurs clandestins sont exploités, ici par une crapule, Roger, marchand de sommeil et de travail au noir. *Le silence de Lorna,* leur dernier film (2008) renoue avec cette thématique des travailleurs clandestins en mettant l'accent cette fois sur les alliances que font certains d'entre eux avec la mafia de Liège pour obtenir la nationalité belge. Avec *Rosetta* (1999) ils veulent nous faire rencontrer « un personnage résolument contemporain », celui d'une enfant à peine entrée dans l'adolescence, qui se bat sans répit pour trouver un travail : « La représentante d'une nouvelle espèce vouée au loisir forcé. »[2]

C'est souvent un fait divers qui est à l'origine de leurs films. Dans son journal, *Au dos de nos images,* Luc Dardenne rapporte qu'un policier de Charleroi après avoir interrogé un adolescent de quatorze ans pris sur le fait pour vol téléphone aux parents et leur demande de venir chercher leur fils. Le père répond : « Gardez-le » et il raccroche[3]. Cette situation d'abandon radical de l'enfant est récurrente dans les films des Dardenne. Dans *L'enfant,* un jeune père, Bruno, vend son fils sans que cela lui pose en un premier temps le moindre problème. Luc Dardenne rapporte encore le témoignage d'une animatrice de quartier à Bruxelles : elle leur a raconté qu'on avait proposé à son frère héroïnomane de l'argent en échange d'un mariage blanc pour qu'une jeune femme obtienne la nationalité belge ; l'argent devait être versé en deux fois, une part au moment du mariage et l'autre au moment du divorce. Elle avait vivement incité son frère à refuser car elle savait que plusieurs fois il n'y avait pas eu de divorce, l'homme drogué ayant été assassiné d'une overdose. On trouve ici le point de départ du scénario du *Silence de Lorna.*

Mais il y a un enjeu d'une toute autre nature dans le passage à la fiction comme l'écrit Luc Dardenne : « Ils nous demandent pourquoi nous avons arrêté de faire des films documentaires, et chaque fois nous répondons de manière évasive en disant que nous ressentions une limite, une résistance venant des gens que nous filmions. Ce n'est pas inexact de dire cela, mais je crois qu'au fond la vraie résistance était pour nous l'impossibilité de filmer le meurtre, dans sa préparation ou dans sa perpétration. »[4]

Le meurtre est omniprésent dans leurs films, rarement comme meurtre réel, assassinat, mais comme tentation de tuer et mise à mort symbolique de sujets qui ne sont pas reconnus comme des êtres humains. Meurtres d'enfants, le plus souvent, les pères tuent les fils.

Ce constat ne fait pas de l'enjeu politique de leurs films un simple prétexte pour mettre en scène le meurtre ; il s'agit plutôt d'une rencontre entre le réel politique actuel qui vient exacerber l'envie de tuer de certains pères et les désirs de meurtre, qui ont existé de tout temps. Que ce désir de meurtre remonte aux débuts de l'histoire de l'espèce humaine, Jean-Pierre et Luc Dardenne le savent bien : dans son journal à propos du film *Le Fils* Luc Dardenne associe à l'envie de tuer qui habite leur personnage l'histoire d'Abraham et le sacrifice d'Isaac. Ces vœux de mort atemporels viennent se nouer dans plusieurs de leurs films à ce signe de notre temps : bien des pères n'ont plus rien à transmettre. Les Dardenne ne parlent pas d'une mort du symbolique universelle mais d'une situation historique précise en un lieu déterminé et concernant une classe sociale qui cesse d'exister en tant que telle. Dans *Je pense à vous*, le film qui a précédé *La Promesse*, on voit un personnage, Fabrice, se balader avec son fils dans les ruines industrielles, les tombes d'acier où est enterré son père : « Un homme qui montre à son fils les ruines hantées par le fantôme de son père. »[5] Ces pères ont perdu la face, ils ont perdu leur identité sociale ; à la génération suivante on rencontre des Bruno, ils ne savent pas ce que peut signifier la paternité, parfois ils vendent leur fils, parfois ils le tuent, le plus souvent ils le laissent tomber.

SON FRERE

Aujourd'hui comme autrefois la famille demeure le lieu privilégié de l'amour et de la haine. Au commencement de l'œuvre des Dardenne il y a un lien très fort entre deux frères. Luc, celui qui écrit un journal, nous assure qu'il est écrit à deux mains comme les films qu'ils ne peuvent tourner qu'ensemble : « Mon frère. Je ne pourrais pas faire ce film sans lui et il ne pourrait pas le faire sans moi. Dépendance réciproque qui ne provoque pas de ressentiment [...]. Si j'écris ces notes à la première personne du singulier, je sais qu'elles sont écrites à la première personne du pluriel.

C'est la même chose pour le scénario. Je tiens la plume mais elle écrit à deux mains. »[6] On pense au livre de P. Besson dont P. Chéreau a fait un film : *Son Frère*. Lucas et Thomas sont deux frères qui se retrouvent quand Thomas, malade, appelle Lucas. Thomas va mourir, Lucas l'accompagne. « Lucas, écrit J.-B. Pontalis, passe des heures auprès de Thomas. Il est son frère. Chacun d'eux est son frère. »[7] La formulation *Son frère* met en lumière la réciprocité absolue du lien, réelle ou imaginaire, sa parfaite circularité. Aux antipodes du titre du livre de J.-B. Pontalis *Frère du précédent*. Cette dépendance revendiquée par les Dardenne n'exclut pas parfois un sentiment de solitude accablant.

Sur ce qui les a faits si proches Luc Dardenne est à la fois pudique et précis ; il évoque le souvenir de bagarres sans répit avec son père, son frère toujours avec lui : « Nous ne le disions jamais à voix haute mais nous savions que notre lien était indéfectible. Peut-être scella-t-il notre destin de cinéaste bicéphale ? »[8] Il ajoute que dans leurs films ils parlent beaucoup de leur père.

PERES ET FILS

Dans deux de leurs films, *La Promesse* sorti en 1996, et *Le Fils*, en 2002, c'est le lien père-fils qui occupe toute la place. *La Promesse* est l'histoire de Roger, il exploite sans vergogne les travailleurs clandestins et vit avec son fils Igor. Les Dardenne s'intéressent aux enfants au sortir de l'enfance. *La Promesse* nous montre le passage d'Igor à l'adolescence, passage périlleux qui a pour condition la séparation d'avec son père. Au cœur du film une menace de meurtre invisible, la mise à mort d'un enfant que son père ne veut pas lâcher. Le seul ailleurs d'Igor, le garage où il est en apprentissage, est envahi par les appels incessants de Roger ; il lui téléphone sans répit, réclame son aide et le patron excédé finit par renvoyer Igor. Collage incestueux, homosexualité larvée, où jamais le père ne prend sa place de père. Ce que veut Roger c'est qu'Igor soit tout pareil à lui : dans la confusion des générations il l'incite vivement à l'appeler Roger, en aucun cas « papa », lui offre une chevalière identique à la sienne, symbole bien lourd d'une union qui serait vouée à durer toujours. En un premier temps rien semble-t-il ne vient gêner Igor, ni le cynisme désinvolte avec lequel son père traite les humains, ni le collage où il l'enferme. Où est la mère d'Igor ? Est- elle morte, est-elle partie ? Nous n'en saurons rien, un silence absolu règne en maître, Roger ne dit rien, Igor ne pose pas de question. Roger ne supporte pas l'altérité, ni celle des étrangers qu'il ne reconnaît pas comme des êtres humains, ni celle du sexe. Le total rejet du féminin et du maternel signe une haine inconsciente de l'autre. Qu'est-ce qui va pouvoir aider Igor à grandir, à devenir un homme sexué et désirant ? « Un autre, répond Luc Dardenne, et il faudra qu'il vienne de loin, de très loin. »[9] L'autre c'est Hamidou, un clandestin africain, mais c'est aussi Assita, étrangère par ses origines, sa culture, doublement étrangère car elle est femme et mère. Elle vient rejoindre son mari Hamidou avec leur enfant, un jeune bébé. On voit Igor intrigué et attiré par Assita, seule femme dans ce champ clos où un homme en exploite d'autres. Mais qui commence-t-il à aimer en Assita, la femme ou aussi l'épouse et la mère ? C'est sur un mode œdipien qu'Igor investit le trio.

Très vite le film s'emballe : Hamidou tombe d'un échafaudage, Igor lui fait un garrot et s'apprête à l'emmener à l'hôpital mais l'homme à terre sait qu'il est en train de mourir et demande à Igor de lui faire une promesse. Moment de bascule, Hamidou dit « mon fils... », on ne sait pas s'il parle de son enfant ou s'il s'adresse ainsi à Igor. Équivoque décisive. Igor promet qu'il s'occupera du bébé et de la femme d'Hamidou, selon son vœu. Hamidou, ce substitut paternel possible pour Igor disparaît très vite, le temps de faire entrevoir un couple, le temps d'une parole : on a souvent souligné à juste titre que le cinéma des Dardenne était un cinéma des corps et des gestes ; il faut dire aussi que les rares paroles sont essentielles, elles atteignent leurs personnages au plus près de leur désir inconscient et prennent alors valeur d'interprétation. Hamidou dit à Igor ce que sans le savoir il souhaite entendre « mon fils ». Au moment de sa mort, Hamidou vient occuper cette place paternelle et en même temps qu'il implore, il exige. Il intime à Igor l'ordre de changer.

Roger, dans sa hâte, dès qu'il arrive va achever Hamidou : son geste brusque et net pour arracher le garrot qu'Igor lui demandait de serrer scelle sa perte, la perte à venir de son fils. L'accident vire au meurtre, Roger en efface les traces, il enfouit le corps sous de la chaux, assassinat sans sépulture. Il bafoue une loi symbolique, celle qui veut que les humains donnent une sépulture à leurs morts. Au-delà de la cupidité, la haine. Quand il apprend la première tentative d'Igor pour aider Assita en lui donnant de l'argent il laisse éclater sa colère, le tape violemment et crie : « Tu n'iras plus chez la négresse ! » Il ne supporte pas qu'Igor désire une femme. Après les coups, les cajoleries, il aime tripoter son fils, et après lui avoir demandé : « Tu n'as jamais niqué ? » il lui propose implicitement une pute en guise de réconciliation.

La seconde partie du film nous montre Igor écartelé entre son attachement à son père, la promesse faite à Hamidou, l'amour pour Assita ; elle ignore la mort de son mari, croit qu'il est parti pour échapper à des dettes de jeu et attend fermement son retour. Roger, par son acharnement à vouloir la peau d'Assita, sa tentative pour l'emmener en Allemagne et la vendre comme prostituée, aide Igor à prendre le large. Passage douloureux, arrachement, car si Roger ne vaut pas grand-chose, jusque-là Igor n'a jamais eu que lui. C'est seulement dans la dernière scène qu'il réussit à dire à Assita qu'Hamidou est mort et comment il est mort, et puis il part avec elle et l'enfant.

Comme dans d'autres films des Dardenne il y a plusieurs meurtres et plusieurs enfants : une menace de mort sur Igor, « ou comment un fils échappe au meurtre de son père. Meurtre invisible et tellement puissant [...]. Comment échapper à celui qui vous aime et que vous aimez ? »[10] interroge Luc Dardenne. Il y aussi une menace de meurtre sur l'enfant d'Assita et d'Hamidou : après la mort occultée de son père, l'enfant a de violents accès de fièvre. Le devin consulté par Assita dit, en présence d'Igor : « Il y a dans ton fils la colère d'un ancêtre qui proteste. Tant que cet ancêtre n'aura pas obtenu justice la fièvre reviendra. » Ici aussi la parole est d'une grande justesse clinique : une falsification sur la mort d'un père risque de détruire son enfant. Igor, à l'issue du film, effectue un passage qui s'apparente à une naissance ; par la parole où il dit la vérité à Assita il délivre le bébé enfiévré d'un mal qui ne l'aurait pas épargné.

On retrouve dans *Le Fils* ce questionnement sur le meurtre et la paternité. Le film met en scène la rencontre d'un père, Olivier, avec Francis, le meurtrier de son fils. Le crime a déjà eu lieu mais il risque de se répéter. Olivier et Francis se trouvent réunis par hasard dans le centre d'apprentissage où Olivier apprend la menuiserie à des jeunes en réinsertion. *Le Fils* est une réussite exemplaire, l'affirmation forte d'un style singulier, c'est aussi un film qui inspire une peur difficilement supportable. Dans un entretien avec Francis Bonnaud[11], Jean-Pierre Dardenne nous dit : « Pendant treize semaines j'ai eu tout le temps peur. » Cette peur qui habite les personnages et que le spectateur éprouve a été aussi celle des Dardenne pendant le tournage ; ils la mettent sur le compte de la crainte d'en faire trop, de tomber dans le mélodrame, la facilité d'un thriller bon marché ; on comprend que la réalisation de cette épure qu'est *Le Fils* a dû être éprouvante. Pourtant l'essentiel de l'angoisse tient à la violence du propos, à ce que cette rencontre peut avoir d'explosif, d'insupportable pour Olivier et de l'extrême tension où nous met le renouvellement possible du meurtre d'un autre enfant, Francis. Rien n'est laissé au hasard : Olivier en salopette a l'air d'un brave type, mais lorsqu'ils trouvent une très large ceinture à ajouter les Dardenne n'hésitent pas un instant car le personnage y gagne quelque chose de menaçant, et la ceinture souligne aussi son enfermement, son asphyxie permanente. D'entrée de jeu ils mettent le spectateur dans une interrogation anxieuse en ne nous disant pas tout de suite que Francis est celui qui a tué le fils d'Olivier. Au début du film nous voyons un homme lire un dossier dont nous ignorons le contenu puis, systématiquement filmé de dos, nous le voyons courir dans les couloirs sans comprendre pourquoi, ni ce qu'il cherche à voir. Luc Dardenne justifie leur choix – privilégier la nuque d'Olivier – pour placer le spectateur devant l'impossibilité de savoir et faire sentir la menace que représente Olivier « pour celui qui se trouve devant le créneau de son regard »[12]. Nous n'en apprenons pas plus dans une des scènes suivantes où Magali, son ex-femme, vient voir Olivier pour lui apprendre qu'elle va se remarier et avoir un enfant. C'est seulement plus tard quand il finit par lui dire que Francis Thiéron est arrivé au centre et qu'il a accepté de le prendre comme apprenti et qu'elle explose d'un « Tu es fou... il a tué notre fils ! » que nous pouvons mettre des mots sur la présence de l'insupportable tension qu'éprouve Olivier et qu'il nous transmet. La perfection de ce style, de ces images d'un corps « au bord de l'explosion, compressé, tendu, en guerre »[13] selon les mots de Luc Dardenne, est indissociable d'un enjeu existentiel : Olivier va-t-il répéter le meurtre dans la logique de la vengeance, ou va-t-il respecter l'interdit de tuer ? Les Dardenne nous disent avoir changé plusieurs fois d'avis sur la réponse, ils nous disent aussi avoir deux fois décidé d'abandonner le tournage du film. Le spectateur de son côté doit résister à l'envie de sortir en courant mais il ne peut pas, il est pris, nous sommes tous pris comme Olivier par quelque chose qui nous dépasse.

Au bout de la course d'Olivier, ce que son regard découvre, c'est un enfant endormi, par terre, recroquevillé sur lui-même. Vulnérable, sans défense. Roger accepte de prendre Francis en apprentissage et à travers cette transmission d'un savoir faire un lien se tisse entre eux. Francis admire Olivier, Olivier découvre un être aussi seul que lui. Bref dialogue entre ces grands taiseux, Olivier demande à Francis pourquoi il ne va pas voir sa famille pendant le week-end, réponse laconique : « Le copain de ma mère, il ne veut pas que je la voie », « Et ton père ? », « J'sais pas où il habite. » Francis se montre pour ce qu'il est, un enfant détruit ; il arrive dans ce centre sans désir, sans envie, sinon celle qui prend forme dans le temps de cet apprentissage : à la fin du film il demande à Olivier à d'être son tuteur. En quête d'un père. C'est alors qu'Olivier le questionne sur les raisons qui ont été à l'origine de son incarcération dans un centre fermé avant son arrivée et Francis finit par avouer à contrecœur : un meurtre, comme l'issue accidentelle du vol d'une radio dans une voiture ; le vol aurait mal tourné ; un garçon à l'arrière s'obstinait bêtement à ne pas le lâcher, alors il l'a étranglé. Olivier lui demande s'il regrette ce qu'il a fait et il a cette réponse sidérante : « Cinq ans enfermé, y a de quoi regretter. » La vie humaine ne signifie rien pour lui.

Dernière scène du film : un hangar, autour d'eux des empilements de planches, Olivier apprend à Francis à reconnaître les différents bois, ils coupent une planche ensemble, à un moment Olivier qui est derrière Francis lui dit : « Le garçon que t'as tué, c'était mon fils. » Il y a la fuite paniquée de Francis et puis le corps à corps des deux, un temps qui dure longtemps, ils se battent, Olivier saisit la gorge de Francis et tarde avant de le relâcher. On ne peut éviter de penser à ce que Truffaut disait de la manière de filmer d'Hitchcock face à ce corps à corps : « Toutes les scènes d'amour étaient filmées comme des scènes de meurtre et toutes les scènes de meurtre comme des scènes d'amour. »

Le meurtre n'a pas eu lieu, il y a donc une baisse de tension mais rien de plus, ce n'est pas une fin heureuse. Olivier a rencontré une part inhumaine en lui, il a fait les mêmes gestes que Francis, il a été très près d'accomplir le même acte monstrueux, et puis il a lâché prise. Il n'a tenu qu'à un fil qu'il ne devienne comme l'autre, un assassin. Les Dardenne refusent de faire du renoncement au meurtre un geste de pardon, Olivier n'est pas un saint, il n'est pas occupé à sauver l'âme perdue d'un meurtrier. C'est seulement un homme qui découvre l'envie de tuer et son impossibilité. Ce qui va avec la prise en compte de l'interdit de tuer, c'est aussi l'accès possible à la paternité : « Le père ne deviendrait père qu'en ne commettant pas le meurtre, en devenant d'une certaine façon le père de l'assassin de son fils. »[14] Pour les Dardenne il s'agit de filmer la genèse d'un rapport de filiation qui ne serait qu'« apparemment impossible ». L'hypothèse demeure énigmatique pour nous : un père peut-il advenir en l'absence de toute femme ? La transmission d'un savoir faire, apprendre à Francis la menuiserie ne suffit pas à faire d'Olivier un père ; il peut projeter sur Francis une image de fils et Francis faire de lui un substitut paternel, ce jeu d'images n'assure pas une filiation symbolique. La fonction paternelle ne peut s'exercer que s'il y a une mère à interdire.

Dans l'entretien avec Frédéric Bonnaud, Luc Dardenne insiste sur le vide dans lequel vit Olivier, emmuré dans le deuil impossible de son fils ; il se demande comment la vie va revenir dans ce désert, comment l'eau va irriguer tout ça.

Dans *Au dos de nos images*, il fait l'éloge du film de Nanni Moretti, *La chambre du fils*, autre histoire de fils mort et de parents endeuillés : « Le voyage final, écrit Luc Dardenne, est beau de simplicité, simple de beauté. Une eau invisible coule dans les plans, elle irrigue lentement. Une vie fragile, si fragile revient. Retour de la vie ; retour à la vie. Se sentir à nouveau vivant parmi les autres, c'est un des passages les plus difficiles à filmer et il a réussi. *Grazzie*. »[15] Les mêmes mots disent le retour à la vie filmé par Moretti et ce que les Dardenne ont souhaité pour Olivier. Mais ce que Luc Dardenne ne nous dit pas c'est ce qui a rendu possible ce retour à la vie pour le couple : le passage fugace d'une jeune fille avec son ami, une jeune fille qui a, l'espace d'une journée, aimé leur fils et le lui a écrit. Cette lettre arrivée après la mort du fils et que ses parents ont lue, la venue de la jeune fille, fonctionnent pour eux comme une affirmation de l'amour, renouvelle la croyance en la possibilité même de l'amour. Le rire et la gaîté reviennent, fragiles bien sûr, chez cet homme et cette femme qui ne se parlaient plus, ne se touchaient plus, chacun ne pouvant que s'enfermer dans un désespoir solitaire.

La formidable réussite du *Fils* n'est pas dans le retour à la vie. Si le désir est présent, s'il affleure, c'est sur un mode tragique, étouffé, un désir qui ne se dit pas, celui d'un homme pour un jeune garçon, dans la confusion entre l'envie de l'étreinte et celle du meurtre, à son insu.

Quand Luc Dardenne écrit dans son journal à propos du *Fils* : « Nous voulions intituler le film *L'Épreuve* en pensant à l'épreuve d'Abraham »[16], il attire notre attention sur plusieurs points. La présence du fils mort et de celui qui voudrait prendre sa place de fils auprès du père évoque inévitablement la rivalité meurtrière entre Abel et Caïn, le désir de meurtre ne se réduit pas à un désir de vengeance, mais témoigne de la tentation d'un père à tuer un fils et nous renvoie au sacrifice d'Isaac qui finalement n'a pas eu lieu. Dans *Le sacrifice interdit*, Mary Balmary affirme que Dieu n'aurait pas demandé le sacrifice d'Isaac à Abraham[17], et seul Rachi aurait bien traduit le passage biblique, non par les mots : « Offre-le en holocauste », mais : « Littéralement FAIS-LE MONTER. Le Saint, Béni soit-il, ne voulait nullement cela, mais seulement le faire MONTER sur la montagne pour donner à la personne d'Isaac le caractère d'une offrande à Dieu. » Mary Balmary insiste sur ceci : jusqu'au moment du sacrifice, Isaac n'aurait pas été posé comme fils d'un couple, Sarah et Abraham, mais comme fils exclusif tantôt de l'un, tantôt de l'autre. Quand Sarah parle d'Isaac, elle dit « mon fils » : « Non le fils de cette servante n'héritera pas avec mon fils, avec Isaac »[18], déniant la paternité d'Abraham. Du côté d'Abraham, Isaac est désigné en ces termes quand Élohim s'adresse à lui : « Prends donc ton fils, ton unique, celui que tu aimes, Isaac. »[19] Là c'est la mère d'Isaac qui est niée. Par contre lorsque le messager arrête la main d'Abraham, il dit : « Ne lance pas ta main vers l'adolescent, ne lui fais rien. Oui, maintenant, je sais que, toi, tu frémis d'Élohim ! » Le messager n'appelle plus Isaac « ton fils, ton unique » mais « l'adolescent »[20].

Mary Balmary nous fait entendre le non sacrifice d'Isaac comme la mise au monde d'un être libre, non plus l'enfant ligoté à chacun de ses parents, mais l'adolescent en devenir. Il aura fallu l'intervention d'un tiers, ici en l'occurrence Dieu, pour qu'Abraham lâche sa mainmise exclusive sur son fils.

Dans *Le Fils*, aucun tiers ne vient séparer le père et le fils. Ce que ce film emprunte à l'épisode biblique c'est la tentation du meurtre et l'impossibilité de l'accomplir. D'où peut s'originer chez ces pères ce désir de mise à mort du fils ? Dans la logique de la version œdipienne freudienne si le père hait le fils c'est en tant qu'il a été lui-même un fils : la naissance d'un enfant peut venir réactiver le désir de demeurer l'unique et susciter des vœux de mort. Avec les Dardenne c'est plutôt l'acharnement du père à vouloir maintenir une possession exclusive avec tout ce qu'elle implique de haine qui s'affiche. On peut aussi reprendre à notre compte une hypothèse proposée dans un numéro de la revue *penser/rêver* consacré à « La haine des enfants »[21], soit une haine à l'égard des enfants qui dériverait de la scène primitive, l'enfant présentifiant la trace inacceptable que la mère fut une femme et la femme une mère. Les personnages de Roger et d'Olivier témoignent d'un tel déni de la part maternelle comme origine de l'enfant que l'on peut aussi se demander si ce n'est pas sous le regard d'une mère absolue, innommable, irreprésentable et toute puissante, mise hors champ, que père et fils s'affrontent dans une rivalité meurtrière. L'inexistence du couple, l'absence d'une mère vivante ont partie liée avec la tentation du meurtre.

À la fin du tournage du *Fils*, Luc Dardenne s'interroge sur l'exclusion des femmes dans leurs films : « Étrange "nécessité" que cette exclusion des femmes pour que le récit avance [...]. Pourquoi pour nous ce récit ne fut-il imaginable qu'entre un père qui a perdu son fils et rencontre un autre fils, et non entre une mère qui a perdu son fils et rencontre un autre fils ? »[22] Il nous dit aussi qu'avec ce film ils ont le sentiment d'avoir été au bout de quelque chose, de terminer un cycle. Ce qui se profile avec ce questionnement c'est le désir de filmer une femme, désir marqué du sceau du doute : « Filmer une femme ! Est-ce possible pour nous ? À deux ? »[23]

Entre *La Promesse* et *Le Fils*, il y a eu *Rosetta*. La thématique de l'enfant et du meurtre demeure centrale mais cette fois l'histoire ne se passe pas entre hommes mais entre mère et fille. Rosetta n'est ni masculine, ni féminine, c'est une fille qui a l'âge d'un Igor ou d'un Francis mais son absence de toute féminité empêche de parler d'elle comme d'une adolescente ; ses fulgurants éclats de beauté montrent quelle femme elle a sans le savoir renoncé à être. En filmant Rosetta, les Dardenne ne filment pas une femme. Rosetta vit seule avec sa mère, alcoolique détruite qui piétine sa féminité pour faire de son corps un pur déchet, à consommer et à jeter. La mère et la fille sont toutes les deux dans la misère au bord du gouffre. Tout le personnage de Rosetta est centré sur sa recherche acharnée à trouver du travail et sur l'idée de meurtre qui l'habite, violence qu'elle a la tentation d'exercer contre elle sur un mode suicidaire ou contre un autre ; en un premier temps c'est elle qui a été victime d'une menace maternelle meurtrière. C'est quand Rosetta insiste pour que sa mère fasse une cure de désintoxication, quand elle se fait la mère de sa mère, lui dit qu'elle l'aidera à s'en sortir – j'essaierai de t'acheter une machine à coudre – que cette femme sort de sa stupeur alcoolique et se déchaîne: la mère de Rosetta crie qu'elle s'en fout de s'en sortir, mère et fille se bousculent, Rosetta s'embourbe dans une eau marécageuse, elle perd pied, risque de se noyer et appelle sa mère au secours. L'appel reste sans réponse, la femme s'en va. Rosetta répètera ce geste d'abandon meurtrier envers Riquet, la seule personne qui s'intéresse à elle et qu'elle a déjà trahie pour lui prendre son travail. Une fois encore le meurtre est évité de justesse, elle finit par aller l'aider à sortir de l'eau.

À la fin du film Rosetta parle toute seule, elle dit : « Je m'appelle Rosetta. J'ai trouvé un travail. J'ai trouvé un ami. Je suis une fille normale. Je ne tomberai pas dans le trou. » Elle s'accroche à l'espoir que le travail pourrait chasser les vieilles terreurs, mais il y a dans ce monologue terrible de solitude une crainte de l'effondrement, pour reprendre les termes de Winnicott. L'angoisse porte sur sa survie et sur son identité d'être humain. Rosetta est déjà tombée dans le trou, le trou sans fond de l'absence de tout regard maternel ou paternel porté sur elle enfant. Sa terreur de l'annihilation la laisse en plan, en deçà de toute identification sexuelle possible.

En s'interrogeant sur leur désir de filmer une femme les Dardenne posent bien la question d'un passage inaugural dans l'histoire de leurs créations.

FILMER UNE FEMME ET UNE MERE ?

L'enfant et *Le silence de Lorna* montrent à l'évidence que les Dardenne ont tenu cette gageure, filmer une femme à deux. Mais la femme et la mère pourront-t-elles coexister ? *L'Enfant,* film charnière, est l'histoire d'un jeune couple, Bruno et Sonia ; ils sont fauchés et vivent ensemble des quelques aides sociales que reçoit Sonia et des larcins que Bruno pratique quotidiennement. Le film commence juste après que Sonia ait accouché d'un fils, Jimmy. Les retrouvailles de Sonia et Bruno nous les montrent comme des amoureux juvéniles, ils rient beaucoup et donnent le sentiment de jouer ensemble. Sonia est une très jeune femme, à peine sortie de l'adolescence. D'emblée il est évident que Bruno ne peut pas s'approprier sa place de père ; il n'a pas un regard pour l'enfant, ne s'adresse pas à lui, semble ignorer son prénom. Avec un cynisme inconscient à l'égard de Sonia, il vend ce fils dont il ne veut pas. Le personnage prend alors une dimension terrifiante, comme si au-delà de sa jolie petite gueule il n'y avait rien, personne, seulement du vide : « La fatigue de Bruno. Elle est abyssale, écrit Luc Dardenne. Pas de désir de vivre ni de peur de mourir. Rien ne l'atteint. Rien ne vaut la peine. Rien n'a de prix. Rien ne compte pour lui. »[24] On assiste à la mise à mort symbolique d'un enfant traité comme une marchandise. Bruno n'envisage pas un seul instant que Sonia puisse souffrir de son geste et il lui apprend qu'il a vendu Jimmy, en lui montrant des billets de banque « pour nous » lui dit-il comme s'ils ne pouvaient partager que l'argent ; il lui dit aussi : « On en fera un autre. » Pour Bruno on peut changer d'enfant comme de portable. Pas pour Sonia, elle chasse Bruno, refuse de lui parler, s'occupe de son fils retrouvé. Elle se révèle capable de force et de dureté, Sonia grandit mais il semble que c'en soit fini de ce couple. La mère prend corps, la femme se refuse désormais. Cette fois encore un enfant est mis à mort mais pour la première fois cet enfant est l'enjeu d'un couple. Couple fugitif que la naissance de l'enfant vient rendre impossible.

Nous allons voir Bruno changer, finir par s'enfanter lui-même dans la douleur. L'autre enfant qui a été détruit c'est lui. On assiste à une très brève rencontre avec sa mère sur le pas d'une porte que son beau-père ne lui ouvre pas : rejet et abandon font de Bruno un frère de Francis. Chassé par Sonia, privé d'argent, Bruno s'effondre, supplie Sonia de le laisser entrer, chiale comme un môme. Dans ce film que les Dardenne avaient d'abord pensé appeler *La force de l'amour* un des moteurs du changement de Bruno est son amour pour Sonia mais il ne suffit pas : « Sur le chemin de Bruno, il y a aussi la loi. Bruno ne change pas grâce au seul amour de Sonia. »[25] Bruno découvre la loi lorsqu'il libère Steve, jeune garçon à son service pour l'aider à voler ; pris sur le fait c'est Steve qui est enfermé par la police et Bruno va se dénoncer pour le délivrer. La répétition d'un meurtre symbolique est à nouveau possible, une fois encore elle est évitée. Mais dans l'univers des Dardenne la loi et le désir n'ont jamais partie liée. Leurs personnages n'ont pas intériorisé la loi qui en interdisant l'inceste avec la mère et le meurtre du père noue le désir à l'interdit de tuer. Même si pour tous les humains l'interdit de tuer ne se réduit pas à l'interdit de tuer le père, quand cet ancrage originaire manque c'est le risque de l'errance hors symbolique qui se profile, errance qui peut prendre bien des visages, celui de la psychose et du délire ou celui de passages à l'acte destructeurs. La rencontre avec la loi, l'interdit de tuer, ne peut être que très problématique pour les personnages des Dardenne auxquels cet ancrage fondateur n'a pas été donné.

La dernière scène du film nous montre la véritable rencontre entre Bruno et Sonia dans la prison où a été incarcéré Bruno. L'un en face de l'autre ils s'apprêtent à boire un café, quand Bruno dit : « Et... Jimmy ? » Il nomme son fils pour la première fois. À travers les larmes Bruno naît et reconnaît son enfant. Dans le partage des larmes, Bruno et Sonia se redonnent une chance, dans la grâce des larmes s'ébauche en Sonia une femme et une mère. Rien n'est joué, on peut parier sur du possible.

Le silence de Lorna est le premier film des Dardenne où le désir érotique est présent entre un homme et une femme, ce qui était à peine esquissé dans *L'Enfant.* C'est aussi la première fois qu'une femme est le personnage principal. Il s'agit d'un film noir, Lorna, jeune albanaise, est d'abord complice de Fabio, un petit malfrat ; elle a épousé Claudy, un homme qui se drogue, pour obtenir la nationalité belge. Claudy a touché une part de l'argent lors du mariage, il doit toucher le reste au moment du divorce. Fabio a prévu de tuer Claudy d'une overdose avant le divorce pour gagner du temps et de l'argent et faire épouser Lorna par un Russe qui veut aussi devenir belge. Déterminée à obtenir cet argent pour pouvoir ouvrir un snack avec son amant albanais Sokol, Lorna marche dans cette intrigue sordide, elle garde le silence, jusqu'au moment où sa relation avec Claudy change. La thématique de l'enfant mis à mort demeure pourtant doublement présente, avec le personnage de Claudy, puis avec l'enfant de Lorna, impossible à mettre au monde.

Ce qui fait de Claudy un enfant, c'est un trait de la première enfance, la dépendance, symptôme de son addiction à la drogue auquel en un premier temps il se réduit. Ce qui fait aussi de lui un enfant c'est qu'il grandit, on le voit opérer un déplacement de sa dépendance à la drogue à la dépendance envers Lorna. Il commence à l'aimer sur un mode addictif. Claudy veut se sevrer et il supplie Lorna de l'aider. Il pleure, il mendie sa présence pour tenir le coup. Sur le fil du rasoir entre le manque de dope et le manque de Lorna. Lorna commence par lui refuser toute aide, elle n'était pas prévue dans le deal et la belle est dure en affaires ; et puis elle cède, elle est aux côtés de Claudy dans ce passage où il se risque. Dès lors Lorna ne veut plus qu'il soit tué. Quand Claudy veut reprendre sa dope elle s'y oppose violemment en mettant son corps entre lui et la drogue. « À un moment, dit Luc Dardenne, elle n'en peut plus, elle se lâche d'un coup, sans pensée et elle se déshabille. »[26] Ils sont nus tous les deux, ils vont s'étreindre. Le silence de Lorna est double, il désigne son silence sur la programmation du crime où elle est d'abord partie prenante, mais à mesure que le film avance il devient silence sur son désir. Lorna se tait sur cet amour qui pourrait naître et dont elle ne veut rien savoir. Ce désir naissant entre Claudy et Lorna sera sans lendemain, Fabio fait tuer Claudy d'une overdose, la vie de celui qu'il n'appelle que « le camé » importe peu et le temps presse. Claudy c'est aussi l'enfant, au sens de l'innocent, celui qui ignore tout de l'intrigue, du piège infernal dans lequel il est pris, innocence semblable à celle d'Isaac qui demande où est l'agneau pour le sacrifice : « C'est peut-être cela être innocent : être en dehors de l'intrigue, écrit Luc Dardenne. L'innocence même de la question d'Isaac semble pouvoir dissoudre l'intrigue, dire que le sacrifice n'aura pas lieu. » Mais dans cette intrigue sans Dieu qu'est *Le silence de Lorna* Claudy sera sacrifié par Fabio sur l'autel de l'argent[27].

La dernière partie du film est l'histoire de Lorna aux prises avec son enfant imaginaire. Après la mort de Claudy, persuadée qu'elle attend un enfant, elle dérape : elle se met en danger en disant à Fabio qu'elle est enceinte de Claudy et face à son injonction d'avorter elle demande au Russe s'il accepterait de l'épouser enceinte. Lorna perd toute crédibilité pour Fabio, elle devient dangereuse, il prétend vouloir la renvoyer en Albanie. Dans la crainte qu'il veuille la tuer Lorna s'enfuit. En dépit de la parole du médecin qui lui a affirmé après une échographie qu'elle n'attendait pas d'enfant Lorna veut croire qu'elle attend un enfant de Claudy, elle sort du silence pour entrer dans une espèce de délire. Égarée dans la forêt, elle parle à voix haute à un enfant qui n'existe pas, elle dit en pleurant à son enfant qu'il vivra, qu'elle ne le laissera pas mourir comme elle a laissé mourir son père. Dans l'entretien avec J. Aubenas, *Des paroles sur un silence,* Luc Dardenne insiste sur la confiance dans les autres dont fait preuve Lorna quand elle dit par exemple : « On nous donnera à manger. »[28]

Mais la spectatrice que je suis a surtout été sensible à la solitude de Lorna.

Rosetta quand elle avait mal au ventre tentait de chasser la douleur avec le souffle chaud d'un sèche-cheveux et Luc Dardenne parlait alors « des contractions d'un accouchement qui ne trouve pas son enfant »[29]. Logique infernale des Dardenne, au moins l'un des trois doit mourir, être nié ou ne pas être, l'enfant, la mère ou le père. Il ne suffit pas que Lorna soit une femme désirante et magnifique, ses contractions seront aussi celles d'un accouchement qui ne trouve pas son enfant. Lorna s'est montrée femme, elle ne sera pas mère. Un enfant vivant n'a aucune place possible dans l'intrigue où Fabio mène le jeu : s'il avait été conçu Fabio aurait ordonné un avortement et l'assassinat du père rend par ailleurs la venue au monde de cet enfant-là inconcevable.

Les films des frères Dardenne sont de beaux objets douloureux, ils nous éprouvent et nous remettent en mouvement ; ils montrent à l'œuvre les forces de destruction mais aussi les pulsations de la vie. Leur esthétique s'accompagne d'une éthique qui refuse l'esthétisme de la pitié, celle des images télévisées où sont exhibés des corps biologiques souffrant, où il n'y a rien à interroger ni à combattre[30]. Leurs films s'affirment à l'encontre de ces incitations médiatiques à jouir dans la compassion ; ils nous font le cadeau d'un cinéma qui réveille.

---

[1]Aubenas (J.), « Réfléchir le réel », in *Dardenne Jean-Pierre, Luc,* ouvrage collectif sous la direction de J. Aubenas, Bruxelles, Édition Luc-Pire-La Renaissance du Livre-Tournesol Conseils, 2008, p. 23.
[2]Dardenne (L.), *Au dos de nos images,* Paris, Seuil, 2005 et 2008, p. 76.
[3]Dardenne (L.), *ibid.*, p. 88.
[4]Dardenne (L.), *ibid.*, p. 110.
[5]Dardenne (L.), *ibid.*, p. 25.
[6]Dardenne (L.), *ibid.*, texte cité, p. 24.
[7]Pontalis (J. B.), *Frère du précédent,* Paris, Gallimard, 2006, p. 62.
[8]Dardenne (L.), *Au dos de nos images, op. cit.*, p. 98.
[9]Dardenne (L.), *ibid.*, p. 46.
[10]Dardenne (L.), *ibid.*, p. 46.
[11]*Le Fils,* un film écrit et réalisé par Jean-Pierre et Luc Dardenne, ARTE vidéo, Entretien inédit avec Jean-Pierre et Luc Dardenne avec Frédéric Bonnaud.
[12]Dardenne (L.), *Au dos de nos images*, texte cité, p. 127.
[13]Dardenne (L.), *ibid.*, p. 87. Ici L. Dardenne parle de Rosetta mais ces mots conviennent tout aussi bien à Olivier.
[14]Dardenne (L.), *ibid.*, p. 100.
[15]Dardenne (L.), *ibid.*, p. 125.
[16]Dardenne (L.), *ibid.*, p. 128.
[17]Cité par Mary Balmary, in *Le sacrifice interdit,* Paris, Grasset, 1986, p. 197.
[18]Balmary (M.), *Le sacrifice interdit, op. cit.*, p. 193-194.

[19]Balmary (M.), *ibid.*, p. 196.
[20]Balmary (M.), *ibid.*, p. 202.
[21]*Penser/rêver*, « La haine des enfants, présentation », Mercure de France, automne 2004, p. 12.
[22]Dardenne (L.), *Au dos de nos images*, texte cité, p. 128.
[23]Dardenne (L.), *ibid.*, p. 137.
[24]Dardenne (L.), *ibid.*, p. 155.
[25]Dardenne (L.), *ibid.*, p. 164.
[26]Aubenas (J.), *Des paroles sur un silence*, entretien avec J.-P et L. Dardenne, in *Dardenne Jean-Pierre, Luc*, texte cité p. 240. C'est à juste titre que J. Aubenas a nommé cet entretien *Des paroles sur un silence*, et de fait il y a deux silences : celui de Lorna et celui de Luc Dardenne dont le journal s'interrompt avec *L'enfant*. Il n'y a plus de journal pendant le tournage du *Silence de Lorna*.
[27]Dardenne (L.), *Au dos de nos images*, texte cité, p. 19.
[28]Entretien avec J. Aubenas, texte cité, p. 241.
[29]Dardenne (L.), *Au dos de nos images*, p. 91.
[30]Dardenne (L.), *Au dos de nos images*, p. 36, 37.

L'enfant en jeu

Tous les enfants grandissent, sauf les poètes !

Michel Constantopoulos

« All children, except one, grow up » : c'est par ces mots que commençait *Peter Pan*, le roman de James Matthew Barrie[1] qui contait les aventures des enfants perdus. Oubliés par le temps, ils vivaient sur leur île au mystérieux nom de *Neverland* : l'immortelle utopie sans fin de l'enfance. Car s'il y a une aventure qui ne laisse aucun enfant indifférent, elle s'appelle « grandir » : de son horizon insaisissable, la mort, chacun en a conscience quoique personne n'y croie vraiment. « To die will be an awfully big adventure »[2], s'exclamait Peter Pan, avec la curiosité téméraire des enfants. La question se pose donc : en quoi consiste le fait de grandir, et que doit-on laisser derrière ? Le jeu, cette activité propre à l'enfance, tombe-t-il en déshérence ? Et sinon, à quoi cède-t-il sa place dans la vie du sujet adulte ? La question a attiré l'attention de Freud, qui a tenté une réponse : « La création littéraire, comme le rêve diurne, est la continuation et le substitut du jeu enfantin d'autrefois. »[3] Névrose et poésie feraient donc jeu égal ! Nous proposons ici de suivre son cheminement, avant d'en venir au jeu lui-même, pour essayer d'en saisir le trait distinctif.

Rappelons, pour commencer, que la réflexion freudienne est partie des préliminaires amoureux, *Vorspiele* : ces jeux de l'amour, qui tendent vers un toujours plus d'excitation, ont amené Freud à inventer un nouveau principe énergétique. Appelé « principe de plaisir préliminaire », celui-ci n'apparaît qu'une seule fois dans son œuvre, un *hapax* perdu dans les pages du livre sur le *Witz*[4]. Malgré cela, son invention équivaut à un geste galiléen, constituant le champ d'une nouvelle discipline, la psychanalyse, délimitant son objet et la dotant d'une axiomatique appropriée. Parmi les phénomènes constitutifs de ce nouveau champ, la place de *prototype* revint de droit au jeu, dont l'empire s'étend des préliminaires amoureux jusqu'aux jeux des enfants, en passant par la création artistique, considérée comme un de ses succédanés.

LA CREATION, UN JEU D'ENFANT ?

Nous le voyons : au commencement était le jeu de l'enfant avec les mots, débarrassé du souci de signification et de cohérence. C'est là que puise sa source le « gain de plaisir » apporté par le jeu : répétitions du similaire, joie de retrouver le connu, homophonies. Chacun a pu éprouver un jour ce goût pour le familier, par exemple lors des récits de contes, dont les enfants sont si friands, à condition que le conteur les reproduise à l'identique dans les moindres détails, sans changer une virgule, encore moins un *iota* ! Ce goût pour le connu se retrouve au niveau du doux ronronnement des habitudes quotidiennes, si chères aux enfants. Mais ce moment insouciant du jeu avec les mots ne se prolonge pas indéfiniment : associé à l'apprentissage du langage, il se situe déjà sur la voie de la culture et de ses exigences, sources de malaise. Sous l'effet des grands opérateurs de l'éducation (la honte, la culpabilité, l'angoisse), l'attitude critique et raisonnable se renforce et le jeu finit par être rejeté comme absurde. Ses sources de plaisir deviennent alors inaccessibles sauf à travers le mot d'esprit, qui réussit à « imposer le gain de plaisir apporté par le jeu, tout en faisant en sorte que les objections de la raison critique [...] soient réduites au silence »[5]. Sur cette voie, le sujet fait d'abord taire la critique en ajoutant à ses jeux avec les mots du sens : c'est la plaisanterie. Remarquons que le sens est second par rapport au jeu, de même qu'en analyse : sa pratique ouvre à un au-delà du sens, elle rencontre sur sa route l'opacité du jeu avec le matériel signifiant lui-même.

De la plaisanterie au mot d'esprit, il n'y a, selon Freud, qu'un pas, mais important : la qualité créative. Celle-ci caractérise un énoncé « riche de contenu et de grande valeur »[6]. Elle provient du fait que le mot d'esprit donne accès à des tendances réprimées (hostile, cynique, sceptique, obscène, ou agressive), ce qui produit du plaisir « grâce à l'élimination d'inhibitions »[7]. Car le *Witz* obéit au même mécanisme que le rêve ou le symptôme : le capital nécessaire à sa formation est fourni par les désirs infantiles indestructibles (les tendances réprimées) qui en sont, selon la métaphore du marché, le capitaliste. Quant à l'occasion récente, triviale, elle n'en est que l'entrepreneur... La qualité créative ainsi épinglée, elle attira, vers la même époque, l'attention de Freud vers la création artistique. Il faut dire que ses *Études sur l'hystérie* l'y avaient préparé. Mais alors que la théorie cathartique reprenait l'approche aristotélicienne de la tragédie[8], Freud va maintenant plus loin : « C'est assurément le *libre cours* donné à nos propres affects qui est à mettre ici au premier plan », écrit-il. Mais il ajoute : « La jouissance qui en résulte correspond d'une part à l'allègement dû à la décharge massive, d'autre part, sans doute, à *l'excitation sexuelle concomitante, laquelle, on peut le supposer, vient comme gain annexe lors de tout éveil d'affect et procure à l'être humain le sentiment tant souhaité d'une tension accrue de son niveau psychique.* »[9]

Cette théorie de la tension comme source de jouissance est nouvelle quant à la théorie cathartique qui se limitait à faire coïncider plaisir et décharge. La nouvelle approche contient, sans le nommer, une allusion au principe de plaisir préliminaire : voici l'apport spécifique de l'analyse. C'est dans ce cadre théorique nouveau que le jeu de l'enfant est érigé en prototype. Ici, par exemple, le théâtre est envisagé comme un jeu : « Être spectateur prenant part au jeu théâtral procure à l'adulte la même chose que le jeu à l'enfant [...], il veut ressentir, agir, tout organiser comme il le voudrait, bref, *être* un héros. »[10] De la même façon, l'écriture devient pour Freud une activité comparable au jeu : « J'étais à l'instant totalement toute-puissance, totalement un sauvage », écrit-il à Ferenczi[11]. Confronté à l'altérité radicale du désir en soi, l'auteur ne maîtrise pas sa plume, c'est elle qui le mène sur les chemins de la création. Autre exemple : « La question du tabou et de l'ambivalence a soudain disparu il y a quelque jours, s'est refermée en faisant presque entendre un "clac" et depuis je suis comme sonné. Pour le moment, mon intérêt est éteint, il me faut attendre qu'il renaisse. »[12] L'écriture a un retentissement physique, corporel : loin de rester cantonné à l'intellect, Freud *est* le sauvage, *vit* le repas totémique, *ressent* dans son corps l'effet des mots. Pour lui, écrire consiste à se laisser surprendre, de la même manière qu'en analyse, comme un enfant en train de jouer. Cette attitude prendra valeur de manifeste : « J'attache une importance particulière à ce qu'on ne bâtisse pas les théories ; il faut qu'elles viennent comme des hôtes non invités arrivent chez vous à l'improviste, alors qu'on est occupés à des investigations de détail [...]. »[13] Se tenir prêt à accueillir la surprise, c'est non seulement le lot de la création et de l'analyse, mais le propre du jeu des enfants, paré pour l'aventure.

La « parenté entre jeu enfantin et création poétique » finit par être affirmée explicitement[14]. Pour Freud, il n'y a là point de hasard : « Chaque enfant qui joue se comporte comme un poète, dans la mesure [...] où il arrange les choses de son monde suivant un ordre nouveau, à sa convenance. » En créant ainsi, à travers le jeu, un nouvel ordre du monde bien à lui, l'enfant « aime étayer ses objets et ses situations imaginés sur des choses palpables et visibles du monde réel »[15]. Nous reviendrons plus loin sur cet appui du jeu sur le réel. Pour l'instant, arrêtons nous sur le mouvement de réordonnancement du monde commun entre jeu et poésie : comme si les poètes étaient des enfants qui n'avaient pas grandi, pas cessé de jouer ! Comment ne pas songer ici au témoignage de Nora, l'épouse de Joyce, réveillée en pleine nuit et surprise de l'entendre rire aux éclats, tout seul, comme un gamin qui se serait oublié tard en train de jouer... En fait, il était aux prises avec l'écriture de son *Work in progress* ! Chacun sait combien il peut être difficile d'interrompre un enfant en train de jouer et le ramener à la réalité. S'arrêterait-il tout seul ? L'ouvrage qu'écrivait Joyce, *Finnegans Wake*, était conçu comme un jeu qui se prolonge à l'infini, un labyrinthe de mots revenant sans relâche à son point de départ !

Le fait est que la plupart des enfants, à l'adolescence, cessent de jouer. Mais comment renoncer à un plaisir qu'on a une fois connu ? En fait, les enfants ne font que remplacer le jeu par autre chose : c'est uniquement « l'étayage sur des objets réels » qui est abandonné. Le sujet, « au lieu de *jouer*, maintenant il se *livre à sa fantaisie*. Il se construit des châteaux en Espagne, il crée ce qu'on appelle des rêves diurnes. »[16] Le lecteur des *Lettres à Wilhelm Fliess* se rappellera que Freud avait employé la même expression à propos de ses rêves théoriques abandonnés : « Je me sens intérieurement très appauvri, j'ai été obligé de démolir tous mes châteaux en Espagne »[17], écrivait-il à propos de l'abandon de sa théorie traumatique, la célèbre *neurotica*. Ce « conte de Noël »[18] avait été son propre rêve diurne ! Le fait de redescendre de ses ambitions juvéniles de gloire scientifique, l'a transformé, comme le constate Eli Zaretsky, auteur d'une histoire sociale et culturelle de la psychanalyse. Mais c'est surtout le travail sur le rêve qui marqua, selon cet auteur, le style freudien. Dès ses lettres d'adolescent, son modèle littéraire déclaré avait été Gotthold Lessing, le critique et dramaturge allemand du XVIIIe siècle, dont le style révélait l'auteur en train de penser. Or l'analyse de ses propres rêves lui a fait faire un pas de plus : « Délaissant le rôle du professionnel anonyme, il se mit à s'adresser directement au lecteur. »[19] Ses rêves l'avaient confronté à l'enfant qu'il aura été...

« TRAITER LES MOTS COMME DES CHOSES »

On avait laissé de côté la question de l'étayage du jeu sur « des choses palpables et visibles du monde réel »[20]. *Peter Pan* nous montre que dans le jeu il n'y a ni temps, ni lieu, ni âge, ni soi, ni autre : c'est l'utopie de l'enfance, *Neverland*. Il s'agit de re-créer le monde selon un nouvel ordre, faire tomber les barrières temporelles, sociales, identitaires, laisser choir les repères habituels. Comment cette joyeuse récréation de l'univers qu'on appelle le jeu prend-elle appui sur le réel ? Pour commencer, il nous faut distinguer ce « monde réel » de la réalité. Dans son acception ordinaire, celle-ci ne fait pas partie du jeu.

Pour Freud, « l'opposé du jeu n'est pas le sérieux mais... la réalité. L'enfant distingue très bien son monde ludique [...] de la réalité. » Il nous donne une première indication sur le réel dont il s'agit dans le jeu, dans le chapitre sur « La psychogenèse du mot d'esprit » de son livre sur le *Witz*. Il y est question une fois de plus des jeux de mots chers aux enfants, ces mots d'esprit « innocents », à savoir « dénués de tendance » (refoulée). Leur technique consiste « à diriger notre attitude psychique vers la sonorité des mots plutôt qu'elle le fût vers leur sens ». C'est une ébauche de la théorie du signifiant : « La représentation (acoustique) du mot elle-même prit la place de sa signification, laquelle est donnée par les relations de celle-ci aux représentations de choses. »[21]

Pour illustrer son propos, Freud invoque cet exemple : « Un jour que j'étais invité à table dans une famille, on servit à la fin du repas l'entremets qu'on appelle *roulard* et dont la confection présuppose chez la cuisinière une certaine habileté. Aussi l'un des convives demanda-t-il : "C'est un gâteau maison ?", ce à quoi le maître des lieux répondit : "Mais bien sûr. C'est un home-roulard" (*home rule*). »[22] Considéré comme innocent, ce jeu de mot tisse ensemble un nombre considérable de fils, la cuisine et la politique mises à part : il renvoie à la gouvernance domestique matriarcale et, *last but not least*, tourne en dérision la maison de (Sa Majesté !) la mère. Il n'empêche, ce qui le caractérise, c'est que le signifiant prend ici le pas sur le signifié, la représentation acoustique l'emporte sur la signification. À travers une connexion basée sur le signifiant, notre exemple réalise une économie sur la pensée dite sérieuse, plus exigeante quant au lien de signification. Cette raison conduit Freud à n'y voir qu'un « mauvais mot d'esprit », dont il reconnaît néanmoins le caractère jouissif, lié au fait que « l'attente propre à l'enfant conserve ses droits ». Mais il se montre aussitôt sévère envers ce type de facilité, comme s'il était lui-même surpris d'y prendre du plaisir et devait se justifier : « Lorsque nous faisons des mots un emploi sérieux, nous devons nous retenir, au prix d'un certain effort, d'avoir recours à ce procédé commode », prévient-il !

Mais il profite en même temps pour glisser une remarque de première importance : cet usage des mots où la représentation acoustique passe avant la signification, ne se rencontre pas uniquement dans les jeux de mots des enfants, mais se retrouve aussi dans certains états pathologiques de type psychotique. Nous savons depuis que cette question allait acquérir suffisamment d'importance quant aux mécanismes à l'œuvre dans l'inconscient pour qu'elle soit re-abordée dix ans après, dans l'article sur « L'inconscient » (1915). Freud va s'appuyer cette fois sur des cas cliniques de schizophrénie. Exemple : une jeune fille, après une dispute avec son bien-aimé, se plaint que

« les yeux ne sont pas comme il faut, ils sont retournés ». Elle explique sa plainte par une série de reproches contre son bien-aimé : elle ne le comprend pas, il est chaque fois si différent, tel « un hypocrite, un *tourneur d'yeux* » (*ein Augenverdreher* : un imposteur). Emploierait-on plutôt l'expression « tourner la tête », comme dans la chanson d'Édith Piaf, que cela produirait sans doute une plainte à expression différente, à partir d'une histoire semblable... Le génie de chaque langue influe sur le réel de la clinique !

Nous sommes en présence d'une plainte hypocondriaque, à propos de laquelle Freud emploie l'expression : « langage d'organe ». Il remarque qu'une hystérique, à la place, aurait retourné les yeux convulsivement sans pour autant en avoir ou n'exprimer aucune pensée consciente. Ceci le fait remarquer que « dans la schizophrénie les *mots* sont soumis au même procès qui fabrique les images du rêve à partir des pensées latentes du rêve » : comme si dans ces plaintes l'inconscient était exposé à ciel ouvert. Qu'est-ce qui caractérise cet usage des mots commun au rêve et à la psychose ? Comme souvent, la réponse est précisée dans une note : « Le travail du rêve *traite les mots comme les choses* et crée alors des paroles ou des formations de mot très semblables aux "schizophrènes". »[23] A priori énigmatique, cette formule a fait couler beaucoup d'encre. Récemment encore, Fernand Cambon lui a consacré un long commentaire pour arriver à cette conclusion : « Les mots sont traités non selon leur sens, mais uniquement en tant que matériau phonétique [...] *comme de* purs signifiants. »[24]

Arrivé à ce point, le lecteur pourrait se demander avec raison si tous ces détours par la psychose et le rêve ne nous éloignent pas de notre point de départ, le jeu des enfants. Au contraire : après avoir (comme nous l'avons vu) rapproché l'usage des mots des enfants et des fous, le livre sur le *Witz* poursuivait : « L'enfant, on le sait, est encore habitué à *traiter les mots comme des choses.* » Ainsi donc, la formule de l'inconscient « à ciel ouvert » avait en fait surgit dix ans auparavant, dans le contexte du jeu des enfants ! Deuxième surprise : l'enfant, jusque là assimilé au poète, se voit actuellement comparer au fou. Ne recherche-t-il pas une signification identique derrière des sonorités de mots identiques ou similaires ? Or c'est une « inclination qui est source de nombreuses erreurs dont rient les adultes »[25] ! Ceux-ci rient d'entendre dans les mots autre chose que leur matérialité acoustique : ils y adjoignent le sens. Et ils rient d'autant plus que le court-circuit entre la sonorité et le sens concerne des domaines de représentations plus éloignés les uns des autres (telles l'économie et la politique dans l'exemple du *roulard*). Le plaisir du jeu des enfants avec les mots relève donc du plaisir préliminaire, alors que le rire des adultes signe la grande déliaison terminale (plaisir de satisfaction) apportée par le *Witz*.

« Traiter les mots comme des choses » s'érige ainsi en point commun du processus primaire (*via* le rêve), des phénomènes psychotiques qui montrent l'inconscient à ciel ouvert, ainsi que de l'usage des mots propre aux enfants, proches parents des poètes ! Il est vrai que ces divers éléments apparaissent dans des contextes variés et concernent des situations de toute évidence hétéroclites : le rêve, l'enfance, la création, la folie. Mais ils partagent un usage des mots qui privilégie les associations « externes » de la représentation de mot (*Wortvorstellung*) aux dépens des associations « internes ». Ils traitent la matérialité sonore du langage à la manière de la jeune schizophrène chez qui une partie de la réalité (l'organe œil) s'était mise en tenant lieu de l'ensemble du contenu. Ils jouissent du réel de *lalangue* se souciant peu de la réalité et de ses limitations. Dans tous ces cas, une identification est à l'œuvre : dans la plainte, les yeux tournaient tout *comme* « tournait » (changeait) le fiancé hypocrite, ce « tourneur d'yeux ». De son côté, l'enfant qui joue est un acteur qui « veut ressentir, agir, tout organiser *comme* il le voudrait, bref, être un héros »[26]. L'identification est signalée par ce « comme » qui réunit ici mots et choses (*Dinge*) dans un usage des mots particulier. Serait-ce cela que l'enfant, dans le fol emportement de son jeu, partagerait avec le poète, cet autre enfant qui n'a cessé de jouer ? On pourrait leur donner un ancêtre commun : Gorgias, le sophiste, qui voulait saisir par le verbe « les choses pleines de sève et de sang »[27].

GRANDIR...

Plus près de nous, osons quelques exemples, sans prétendre pour autant ni réduire le sens ni cerner les déterminants d'œuvres littéraires puissantes, fruit de toute une vie de création. Pour commencer : Joyce, que nous avons vu plus haut adonné à ses pérégrinations nocturnes et jouissives à travers le dédale des mots, n'était-il pas sa vie durant, tel un alchimiste du langage, en quête de ce moment dans l'écriture où « l'âme de l'objet le plus commun, sa structure [...] nous semble rayonner. L'objet accomplit son épiphanie »[28]. Était-il alors en train de traiter les mots comme des choses ? Il soulignait en tout cas la matérialité du signifiant en comparant son travail au mystère chrétien de la communion, à travers lequel le verbe est censé s'incarner. Son écriture, confiait-il à son frère Stanislaus, visait à transformer les moments ordinaires du quotidien en instants de révélation capables de changer la vie, convertir le pain quotidien de la vie en quelque chose qui possède une vie artistique propre et permanente : « Converting the bread of everyday life into something that has a permanent, artistic life of its own. »[29] Comme un enfant en train de jouer, Joyce réinvente le lien entre la matérialité acoustique et le sens. Et ce patient travail d'artiste nous permet, en le lisant, de redevenir aussi, pour un instant, l'enfant qui jouait avec les mots.

Autre exemple. Est-ce que la *Recherche du temps perdu* de Proust ne pourrait pas être envisagée dans notre optique comme une tentative de produire les « associations internes » : la signification, les souvenirs d'enfance réordonnés en histoire d'un sujet, à partir d'une sensation surgie de l'inconscient dans sa matérialité opaque ? Sensation indéfinissable, au-delà des mots, d'un petit bout de madeleine imbibé d'une gorgée de thé, surgie du passé mythique de l'enfance dans toute sa saveur jouissive ? Cette sensation aurait alors émergé de l'enfouissement dans toute sa matérialité corporelle initiale, détachée de toute signification, dont la « recherche » secondaire aurait engendré l'infinie concaténation qui constitue après-coup l'œuvre fleuve. Enfin, lorsque Mallarmé écrit cette phrase célèbre : « Je dis : une fleur ! et [...] musicalement se lève, idée même et suave, l'absente de tous bouquets »[30], l'image suggère que le mot « fleur » véhicule une présence musicale et sensuelle qu'aucun bouquet ne peut renfermer. C'est de cette essence mystérieuse, insaisissable, que procède la poésie.

Il est intéressant de constater qu'un critique contemporain comme Terry Eagleton, arrive à des conclusions assez proches de celles que nous avons essayé de développer ici à partir de Freud. D'obédience marxiste, son matérialisme historique l'a amené progressivement à un « matérialisme linguistique ». Son travail, basé sur une lecture attentive de poètes tels John Donne, Alexander Pope, W. H. Auden, et Seamus Heany, arrive à l'idée que la poésie est fabriquée de matériaux concrets, liée à la réalité socio-historique et ancrée dans les fonctions corporelles, ce qui lui confère son statut éthique. Ainsi, pour Eagleton, la poésie nous apprend à lire autrement : ne pas se limiter au sens (comme, par exemple, en conduisant, nous lisons les signes du code de la route), mais à accorder toute notre attention à la langue elle-même. La lecture de la poésie se constitue ainsi en une pratique où forme et contenu, signifiant et signifié, sens et matérialité du langage se trouvent inextricablement liés[31]. Non que cette dimension serait absente de la vie quotidienne : l'accent, le ton, le rythme, les silences témoignent aussi de nos émotions. Mais la poésie accentue la participation du corps, ce qui en ferait aux yeux de notre auteur une activité régressive, la rapprochant de l'enfance.

Les petits enfants font l'expérience jouissive du jeu avec les sons, du goût des syllabes et des mots dans leur bouche, une activité que le poète Seamus Heany appelle « mouth music » ! Dans ce contexte, grandir consisterait à laisser progressivement *tomber* l'enracinement des mots dans le corps pour en privilégier le sens. Cette transition, propre à l'humain, du corps muet vers la langue, correspondrait au moment de la « Chute », au sens biblique. Il est vrai qu'il s'agit en même temps d'une chute heureuse, la *felix culpa* des théologiens, qui contient en son sein l'immense potentiel créatif et civilisateur. Or, la poésie est pour Eagleton une tentative de renverser le mouvement de la Chute, en reliant à nouveau le sens avec le corps, l'esprit avec les sens. La poésie s'appuie sur le sens, mais d'une façon *incarnée,* en lui restituant son corps matériel perdu : elle rejoint par là l'utopie. Ainsi, par exemple : le rythme, un des plus anciens caractères de la poésie, reproduit les cycles biologiques du corps, la vibration respiratoire, le pouls sanguin... La poésie charrie par là un noyau archaïque qui nous ramène à l'enfance. Dans ce sens, T. S. Eliot avait sans doute raison de dire que le poète est à la fois le plus primitif et le plus raffiné des humains.

Est-ce que cette approche esquisserait une continuité qui, du jeu de l'enfant, conduirait aux œuvres et créations artistiques en passant par les rêves diurnes, les fantaisies de l'adolescent ? Bien que Freud ait pu laisser entrevoir un instant cette filiation, il n'est pas moins vrai que, pour lui, l'attitude envers les fantaisies varie entre le névrosé et le créateur. Le premier les dissimule avec honte, et lorsque, malgré cela, « nous les apprenons [elles] nous rebutent, ou nous laissent tout au plus froids », notait-il. Comment le nier : tout château en Espagne (*Luftschloss*, château de vent) n'est pas à l'origine d'une œuvre d'art. Et tout enfant ne devient pas poète... À situer la fantaisie comme héritière du jeu, c'est plutôt le symptôme névrotique que nous voyons se profiler dans la perspective entrouverte d'une créativité entravée. À charge pour l'analyse de libérer cette créativité emprisonnée dans le symptôme. Car dans l'optique freudienne, les fantaisies sont clairement : « Les ultimes stades psychiques préalables aux symptômes douloureux dont nos malades se plaignent. Ici s'embranche une large voie latérale qui mène à la pathologie. »[32]

Symptôme et création sont présentés ainsi comme des embranchements du même grand arbre foisonnant de fantaisies : là comme ici, un processus créatif est à l'œuvre. À la différence que « le créateur littéraire atténue le caractère du rêve diurne égoïste » ; par son travail, il nous procure « un gain de plaisir purement formel, c'est-à-dire esthétique, qu'il nous offre à travers la présentation de ses fantaisies ». Mais si le créateur fait de ses fantaisies une œuvre d'art, source d'un gain de plaisir pour le public, comment le charme opère-t-il ? La réponse de Freud reste prudente : elle se limite à rapporter le gain de plaisir procuré par la création au plaisir préliminaire, « qui nous est offert pour rendre possible par son biais la libération d'un plaisir plus grand, émanant de sources psychiques plus profondes ». L'œuvre d'art nous permettrait ainsi de « jouir désormais de nos propres fantaisies »[33], libérant en nous une capacité créative qui serait autrement demeurée incertaine voire inaccessible. Cette conclusion provisoire ne fait que tendre à chacun un miroir qui le renvoie à sa propre énigme.

À la manière d'une fin de dialogue socratique, la solution freudienne congédie gentiment le lecteur vers une suite qui se situe hors texte. Laissant dans l'ombre le cœur du processus, elle se limite à indiquer de façon incertaine ces « sources profondes » qui, étant par définition peu accessibles, ressemblent à ces fameuses sources du Nil qui ont longtemps été supposées se perdre, inaccessibles, dans une partie du continent noir non encore cartographiée par les explorateurs. Aux avant postes, le fou, le poète, l'enfant, explorateurs du réel, aventuriers de *lalangue*, praticiens du risque hors piste balisée, entendeurs attentifs aux messages venant des régions inexplorées du corps et de ses plaisirs. L'œuvre d'art nous saisit en effet sans qu'on saisisse trop pourquoi : Freud s'en étonnait devant la statue de Moïse de Michel-Ange. Si le charme opère, c'est grâce à cette énigme laissée sans réponse : « Maintenant, il est temps que je me rende ailleurs », disait en pareille circonstance Socrate, ou alors : « Mais pour demain, ici encore prenons rendez-vous »[34]...

---

[1]Barrie (J. M.), *Peter Pan* (1911), Londres, Penguin Popular Classics, 1995, p. 1 : « Tous les enfants grandissent sauf un. »

[2]Barrie (J. M.), *ibid.*, p. 99 : « Mourir sera une terriblement grande aventure » !

[3]Freud (S.), « Le créateur littéraire et la fantaisie » (1908), in *L'inquiétante étrangeté et autres essais*, Paris, Gallimard, 1985, p. 44.

[4]Freud (S.), *Le mot d'esprit et sa relation à l'inconscient* (1905), Paris, Gallimard, 1988, p. 253.

[5]Freud (S.), *ibid.*, p. 241.

[6]Freud (S.), *ibid.*, p. 245.

[7]Freud (S.), *ibid.*, p. 249.

[8]La tragédie était censée susciter une « purification des affects (catharsis) » chez le spectateur, en éveillant chez lui crainte et pitié pour le héros. Cf. Aristote, *Poétique*, 1449b 28, Paris, Belles Lettres, 1979, p. 36-37.

[9]Freud (S.), « Personnages psychopathiques sur la scène » (1905-1906), EPEL / *L'Unebévue*, Paris, 1993, p. 9. Je souligne.

[10]Freud (S.), *ibid.* Je souligne.

[11]Grübrich-Simitis (I.), *Freud, retour aux manuscrits*, Paris, PUF, 1997 (deuxième partie, chapitre 1 : « Écrire – écrire – écrire », p. 93-105). Lettre de Freud à Ferenczi du 30 décembre 1912.

[12]Grübrich-Simitis (I.), *ibid.* Lettre de Freud à Ferenczi du 1er février 1912.

[13]Grübrich-Simitis (I.), *ibid.* Lettre de Freud à Ferenczi du 31 juillet 1915.

[14]Freud (S.), « Le créateur littéraire et la fantaisie » (1908), in *L'inquiétante étrangeté et autres essais*, Paris, Gallimard, 1985, p. 34.

[15]Freud (S.), *ibid.*, p. 35.

[16]Freud (S.), *ibid.*, p. 36. Souligné par Freud.
[17]Lettre de Freud à Fliess du 23 mars 1900.
[18]Titre donné au Manuscrit K, portant sur la séduction, pièce maîtresse de la *neurotica*.
[19]Zaretsky (E.), *Le siècle de Freud*, Paris, Albin Michel, 2008, p. 55.
[20]Cf. Freud (S.), « Le créateur littéraire et la fantaisie », *op. cit.*, p. 35.
[21]Freud (S.), *Le mot d'esprit et sa relation à l'inconscient, op. cit.*, p. 226-227.
[22]Freud (S.), *ibid.*, p. 184.
[23]Freud (S.), « L'inconscient » (1915), Paris, EPEL/ *L'Unebévue*, 1992, p. 36-37. Souligné par Freud.
[24]Cambon (F.), *De quoi est fait l'inconscient*, Paris, EPEL, p. 50. Souligné par l'auteur.
[25]Freud (S.), *Le mot d'esprit et sa relation à l'inconscient, op. cit.*, p. 227. Je souligne.
[26]Cf. Freud (S.), « Personnages psychopathiques sur la scène » (1905-1906), *op. cit.*, p. 9. Je souligne.
[27]*Fr.* B. 16. Cité par Romeyer-Dherbey (G.), *Les Sophistes*, Paris, PUF, 1985, p. 50.
[28]Joyce (J.), *Stephen le héros.*
[29]Commentaire de Joyce sur *Dubliners* adressé à son frère Stanislaus.
[30]Mallarmé (S.), *Avant-dire* (Préface) au *Traité du Verbe* de René Ghil (1886).
[31]Eagleton (T.), *How to Read a Poem*, 2007.
[32]Freud (S.), « Le créateur littéraire et la fantaisie » (1908), *op. cit.* p. 40.
[33]Freud (S.), *ibid.*, p. 46.
[34]Platon, *Menon*, 100c, Paris, Les Belles Lettres, 1999, p. 280 et Platon, *Théétète*, 210d, Paris, Les Belles Lettres, 1976, p. 263.

Comme si c'était hier, demain

Claude Maillard

J'ai su qu'il avait peur. Comment l'expliquerai-je ? Je l'ai senti dans mon ventre. Alors, j'ai posé la main doucement sur la couverture du lit à hauteur de ses pieds. Il n'a pas bougé.

- C'est notre plus ancien malade.

- Quel âge a-t-il ? ai-je demandé.

- Cinq ans.

La surveillante m'a regardée. Derrière les lunettes, les yeux noirs ont fait posément le tour de mon visage.

Je détournai la tête. Le temps de voir les vitres opaques de la fenêtre. Et tout de suite après, l'infirmière qui venait d'arriver et qui, plantée dans l'embrasure de la porte, disait en souriant :

- C'est un futur pilier d'hôpital.

Pilier d'hôpital...

Le médecin-chef le répétait. Plus doucement, peut-être. Mais sans faire attention. Déjà, il quittait la chambre.

Avant de partir, je me penchais vers l'enfant.

- Comment t'appelles-tu ?

- Thierry.

La visite continuait. Classique et sur mesure, parfaitement bien élevée.

- Pourquoi est-il ici ?

La surveillante savait de qui je parlais.

- Il a été malade.

- Mais maintenant...

- Sa mère doit venir le chercher... mais elle ne viendra pas.

- Pourquoi ?

- Elle veut l'abandonner.

Nous arrivions au bout du couloir et faisions demi-tour. Revenant à notre point de départ, cette fois-ci sans nous arrêter. Dans le bureau, le médecin-chef enlevait sa blouse.

Ma première matinée d'hôpital, comme stagiaire de médecine. J'en étais étourdie. Ne sachant pas si j'étais gaie ou triste. Me retrouvant dans la rue sans y avoir pris garde.

*

Le portail de l'hôpital était ouvert. N'importe qui en passant pouvait voir la cour, les bâtiments. Je n'avais pas remarqué hier qu'il y en avait tant.

Ça klaxonnait. Une ambulance entrait, amenant un malade. Combien y en avait-il derrière les murs ? Je continuais à marcher. Peut-être, plus lentement. Vers le bâtiment qui fermait l'horizon.

Le bureau de la surveillante était vide. Le médecin-chef n'était pas arrivé. Sa blouse était encore pendue à la patène. Je prenais la mienne, l'enfilais. Devais-je attendre ?

Déjà, je me trouvais dans le couloir. À la porte de sa chambre, qui était entrouverte. Il semblait ne pas avoir bougé depuis la veille.

- As-tu bien dormi ?

Il me regarda avec une curiosité insolite pour son âge. Toute droite et sans ciller.

- Pourquoi viens-tu ?

- ...

- Je ne suis pas malade.

- Es-tu sage ?

- Je ne pleure jamais.

À voir la gravité de son visage, je me demandais si parfois il riait.

- Veux-tu que je te raconte une histoire ?

- Quelle histoire ?

- Celle de l'oiseau bleu.

Je m'asseyais au pied du lit. - - - *Il y avait une fois, dans les plaines de Hongrie, un pauvre paysan. Il habitait une chaumière et se nourrissait de galettes de maïs. Un jour qu'il allait aux champs, il rencontra une vieille femme qui regardait de tous côtés. Il lui demanda : « Que cherchez-vous ? – Quelqu'un, répondit-elle, qui serait suffisamment bon pour acheter mon oiseau. Vous, par exemple. – Mais je n'ai pas d'argent. – Je vous le donne. Nourrissez-le bien. » Il allait refuser, mais la vieille femme avait disparu. À sa place, il y avait l'oiseau. Bleu comme la mer, et si beau qu'il en resta tout étonné. Il le ramena chez lui, se demandant comment il allait faire pour le nourrir. Un oiseau aussi grand devait beaucoup manger. Et lui qui était si pauvre* - - - C'était l'histoire qui avait bercé mon enfance, celle que mon père me racontait le soir avant de m'endormir. Avais-je le même visage que celui de Thierry ? Ce même regard émerveillé ?

- Le docteur vous attend pour faire sa visite.

L'infirmière était là. Un sourire moqueur aux lèvres. Je me levais sans répondre.

- Pourquoi as-tu rougi ?

- ...

- Je ne l'aime pas. Toi non plus...

La perspicacité de l'enfant me surprit. Je le regardais. Il m'observait. De nouveau sur le qui-vive. Seul, à la tête d'un lit beaucoup trop grand pour lui.

- Il ne faut pas lui raconter.

- Pourquoi ?

- Elle tuerait l'oiseau.

*

Sa chambre était encore plus triste que celle des autres enfants. Propre et nue, à souhait. Sans aucun jouet pour l'égayer.

Un après-midi, je lui ai fait la surprise de venir.

- C'est pour toi.

Il m'a regardée, méfiant. Sans toucher à la boîte déposée sur le lit.

- Ouvre-la.

Il la prit avec précaution, et commença à défaire la ficelle très lentement. Puis il enleva les papiers de soie, un par un. Tête penchée, il resta à regarder son cadeau. Je ne voyais plus que ses cheveux blonds.

- Te plaît-il ?

Il sortit le mouton en peluche et, le tenant à deux mains par le cou, le contempla.

- Il a les yeux bleus comme toi, dit-il doucement en me montrant les yeux de verre et en les touchant du doigt.

Dans le couloir, des gens passaient. C'était l'heure des visites. À me voir près de l'enfant, on pouvait me prendre pour sa mère. Cette idée me fit mal.

- Tu pars déjà ?

J'allais inventer un mensonge. Mais il a dit très vite en baissant les yeux :

- C'est mon premier jouet.

Et nous sommes restés l'un à côté de l'autre, sans parler.

*

Quand j'arrivai, le médecin-chef était au chevet d'une fillette qui respirait à peine.

- Je vais lui faire une ponction, disait-il pour moi.

Il prenait le tube et le trocart des mains de l'infirmière qui aidait l'enfant à s'asseoir.

- Une petite piqûre... Surtout ne bouge pas.

D'un geste sec, il enfonçait l'aiguille au-dessous de l'omoplate. Un liquide jaunâtre commença à couler. Je levais les yeux pour me distraire et ne pas risquer de me trouver mal. Alors, j'aperçus derrière la vitre de la cloison, qui séparait la chambre de celle de Thierry, le visage du petit garçon. Il devait être debout sur son lit. Et même dressé sur la pointe des pieds. Pour mieux voir. Rien d'autre que ce trocart bougeant à chaque respiration ne semblait retenir son attention. Il était comme obnubilé par ce spectacle. Et j'eus envie de quitter la pièce pour aller le voir. Mais le médecin-chef me parlait de pleurésie et de microbes. De purulence et d'antibiotique. De tout ce qu'il fallait entreprendre. J'en avais la tête submergée. Pensant déjà, mais sans le savoir, qu'il y avait d'autres choses à voir et à entendre. Enfin, je le laissais discuter avec l'interne qui allait être de garde cette nuit-là. Je partais voir Thierry.

Il était sur son lit. À quoi réfléchissait-il ? Impossible pour moi de lui parler de la fillette voisine. Bêtement, je lui demandai :

- As-tu des amis ?

- Non. Ici, on est malade.

Il remettait les choses à leur place. Avec une telle lucidité que j'en restais étonnée.

Soudain, j'entendis des pas dans le couloir. Aussitôt, l'enfant se tut et son visage prit un air tendu, voire inquiet. Je tournais la tête, juste au moment où une femme en blouse grise passait. En m'apercevant, elle sembla surprise. Quelques secondes, à peine. Puis elle sourit. Je crus qu'elle allait s'arrêter. Mais il n'en fut rien.

- Qui est-ce ?

- L'assistante sociale.

- ...

- Elle est laide.

Et il me confiait sans rire qu'elle avait de grandes dents.

*

- Je t'attendais, m'a dit Thierry.

- C'est gentil.

- Tu es la seule personne qui vient me voir.

- Et la surveillante...

- Ce n'est pas pareil. Elle va voir tout le monde. Toi... tu es comme ma maman.

Je baissais la tête, ne sachant que répondre. Mon silence l'a inquiété.

- Tu n'es pas fâchée ?
- Mais non.
- Alors, embrasse-moi.
D'un ton impératif et tendre.
- Tu sens bon.
- Aimes-tu l'eau de Cologne ?
- Je ne sais pas.
- Demain, je t'en apporterai.

Il sauta du lit et pieds nus courut à l'armoire de sa chambre. Il revint avec un crayon à la main.

- C'est pour toi.

Je le prenais.

- Te plaît-il ?
- ...
- Je l'ai pris dans le bureau... Je voulais te faire un cadeau.

Je l'avais encore dans la main, quand la surveillante est entrée. S'est-elle aperçue de mon trouble ?

- Venez. Nous avons au 3 un cas intéressant.

Et nous avons rejoint le médecin-chef, qui auscultait un petit garçon.

En fin de matinée, je passais devant la chambre de Thierry. Il dormait.

Cette nuit-là, je fis un rêve : - - - *Un enfant marchait derrière moi. De temps en temps, je me retournais. Il était vraiment très petit - - - Mais pourquoi n'avait-il qu'une chemise sur le dos ? Une chemise camisole lui battait les mollets. Il faisait si froid - - - Comme tout est blanc et vide. Quel silence. Je me mets à courir. Il m'appelle - - - Je m'arrête. Où est-il ? La plaine est déserte - - - Mais qu'y a-t-il là-bas ? En fin d'horizon. Comme la tête d'un mouton qui sourit fixement - - -*

Je me réveillai en sursaut.

Ce matin-là, j'arrivai à l'hôpital plus tôt que d'habitude. La fille de salle lavait encore le carrelage du couloir. Sans prendre le temps d'enfiler ma blouse, je me rendais dans la chambre de Thierry. Elle était vide. Revenant sur mes pas, j'entrai dans le bureau de la surveillante.

- Où est-il ?

Encore une fois, elle devinait. Son sourire était grondeur et bienveillant, peut-être triste.

- Le voilà.

Il lâchait la main de l'assistante sociale et se précipitait vers moi.

- Qu'as-tu ? Tu es malade...

Planté devant moi, dans la capote de l'assistance publique bien trop longue pour lui, il m'inspectait avec le plus grand sérieux. Avant de dire à voix basse :

- Tout à l'heure, j'ai vu un oiseau sur la pelouse. Il n'était pas bleu... ce n'était pas le nôtre.

L'assistante sociale le priait de ne pas dire de bêtises et d'aller se coucher. Sur le pas de la porte, l'enfant se retournait :

- Quand m'emmènes-tu ?

Le téléphone sonnait. J'entendais la surveillante dire : « C'est impossible. Je ne peux plus recevoir de malades. Le service est complet. Dirigez-la à l'hôpital Saint-Vincent de Paul. » Et tout de suite après, il y eut ce dialogue auquel je n'étais pas conviée :

- Vous n'allez pas pouvoir le garder ici.
- Je sais. Mais où va-t-il aller ?
- Je vais m'occuper de lui.
- J'enverrai une nouvelle lettre à sa mère.
- Elle n'y répondra pas.
- Elle est venue le voir.
- Une fois, pour lui apporter un camembert.
- Pauvre Thierry.
- Il sera mieux dans un centre d'enfants.
- Peut-être.
- Il pourra jouer.
- Mais il est hémophile.

La surveillante insistait sur ce mot, dont j'allai chercher la définition dans mon dictionnaire médical le soir même - - - hémophile : atteint d'hémophilie - - - hémophilie : anomalie du sang, caractérisée par un retard ou une absence de coagulation et dans laquelle la moindre blessure peut être à l'origine d'une hémorragie importante - - - De la façon dont elle l'avait dit, je sentais qu'elle s'en servait. Comme d'un prétexte. Qu'allait-il se passer ? Je me sentais inquiète. Je suis allée dans la chambre de l'enfant. Le mouton trônait sur la chaise.

- Pourquoi es-tu triste ?
- Mais non.
- Veux-tu que je te raconte à mon tour une histoire ?

Je me suis assise au pied du lit. - - - *Il y avait une fois, dans un grand hôpital, une jeune fille en blanc. Chaque matin, elle venait voir un petit garçon. Un jour, elle lui dit : « Je suis venue de loin pour t'apporter un présent. Tant que tu le garderas, personne ne pourra te faire de mal. » Il allait la remercier, mais elle avait disparu. À sa place, il y avait un mouton. Bleu comme la mer, et si beau qu'il en resta tout étonné. Les méchants, quand ils le voyaient en passant, n'osaient plus entrer dans sa chambre. La nuit... Oui, seulement la nuit, le mouton parlait. Il disait : « Elle reviendra. Attends-la sagement. Il faut qu'elle se marie. Alors, elle nous emmènera, toi et moi le mouton, très loin de cet hôpital, dans une maison où il y aura des pelouses avec des oiseaux bleus - - -*

Des larmes me venaient aux yeux.

- Oh ! mais ce n'est pas triste.

- ...

- Tu vas voir comment elle finit mon histoire.

Mais l'assistante sociale arrivait, avec son discours modèle plein la bouche :

- Aimerais-tu aller à la campagne ?

- ...

- Et jouer avec d'autres enfants ?

- ...

- Tu aimes les fleurs, n'est-ce pas ?

- ...

- Il y en a là-bas.

- ...

- Des fleurs, des animaux... et des petits enfants comme toi.

- ...

- Tu n'es plus malade.

- Je peux le redevenir.

Elle se mit à rire, à petits coups.

- Pourquoi te moques-tu de moi ?

- Parce que tu es un comédien.

- Un comédien... qu'est-ce que c'est ?

- Quelqu'un qui joue.

- Mais je ne joue pas... je suis tout seul.

Je faillis crier : « Arrêtez. » Mais j'ai senti, rien qu'à la regarder, qu'il ne fallait pas que j'intervienne. Pas maintenant. À la porte, je me suis retournée pour le voir. Peut-être, pour lui sourire. Il regardait droit devant lui, farouchement silencieux.

*

J'allais avoir tout un week-end pour réfléchir. Sûr, que je trouverai une idée. Pour que, même s'il partait, je puisse continuer à le voir. Et le visage de la surveillante vint en arrière-plan de mes préoccupations, comme une image bienfaisante.

Dans l'après-midi du samedi, j'ai feuilleté le *Rouvière*. Découvrant, à chaque page, des os, des muscles et des tendons. Mais très vite, mon regard a glissé de l'atlas anatomique de première année de médecine vers quelque chose qui était à l'intérieur de ma tête. Une petite image, à la fois floue et tenace. Les yeux fermés, je l'ai regardée grandir. M'envahir. Il n'y avait plus de place pour rien d'autre. Longtemps, je suis restée ainsi. Puis, peu à peu, le visage de l'enfant m'a abandonnée. Alors, il y eut en moi comme une sensation douloureuse et tendre. Avec du bleu, autour. « Demain »... je l'ai dit à haute voix, en ouvrant les yeux. Et j'ai commencé à attendre.

Ce n'était plus l'heure des visites. Et pas encore celle de la nuit. Il faisait cet entre-temps indécis et tranquille des fins de journée d'automne. Dans la cour, j'accélérai le pas.

Au premier étage du pavillon, tout était calme. Personne dans le bureau pour me demander où j'allais. La garde de nuit n'était pas encore arrivée.

J'entrai dans la chambre de Thierry. M'étais-je trompée de porte ? L'enfant, assise à la tête du lit, était une petite fille. J'allais ressortir, quand j'ai vu le jouet sur la chaise. Son mouton. Je restai là, à le regarder.

- Il me l'a donné.

- Pourquoi ?

- Il est parti.

Je répétai la question, d'une voix sans doute bizarre. Car la fillette se dressa soudain sur son céans, criant presque :

- Il ne l'aimait pas. Moi non plus, je ne l'aime pas... le mouton. Et puis il est laid... Il n'a qu'un œil.

C'était vrai. Un des yeux avait été arraché. Et avec quelle violence. Comme pour mieux voir, je me baissai. Du trou sortait de la bourre de laine. Je me relevai, et sans tourner la tête vers l'enfant qui maintenant sanglotait, je sortis.

Longtemps, je me suis promenée. Au hasard des rues. Quand je suis rentrée chez moi, il faisait nuit.

*

La surveillante marchait devant moi. Le médecin-chef à ses côtés. Et nous nous sommes retrouvés au pied du lit d'un petit garçon.

- C'est une néphrite, me disait-on.

Mais pour moi, c'étaient des yeux tout ronds et qui avaient cinq ans.

- Avez-vous recueilli ses urines ?

On parlait d'albumine, de sucre, de je ne sais quoi d'autre. Je regardais les mains parfaitement immobiles, à plat sur le revers du drap. « Est-ce grave ? » ...soudain, j'avais besoin qu'on me rassure. Mais personne ne me répondait. Alors, j'ai su qu'à l'hôpital il fallait se taire.

Savez-vous planter les choux à la mode de chez nous ?

La fabrique des enfants en bonne santé

Ouriel Rosenblum

Nous présenterons ici une situation paradigmatique de ces accès à la parentalité au sein de dispositifs alliant à la fois le soin somatique et la procréatique. En allant à la rencontre de ces sujets empêtrés dans leur corps aux prises avec les vestiges encombrants de leur sexualité polymorphe, tentant d'accéder à une parentalité, nous nous intéresserons aux procédés techniques, préludes à l'édification d'un enfant issu d'un couple contaminé par le VIH. Ce couple accède au statut de parents par l'entremise de la fiction d'une sexualité stérile et de la contrainte de la non transmission à l'enfant du caractère dangereux de leurs émissions sexuelles. Le virus provient obligatoirement d'un autre, on pourrait à nouveau le transmettre à son tour. Dans ce lien entre jouissance et contamination, qu'est-ce que l'amour, quel désir reste-t-il, quel type d'investissement est-il encore possible dans une relation à l'autre ? Dans un rapport modifié à la temporalité, vient la capacité de construire un lien dans la durée qui ne soit plus marqué par la destructivité, mais qui peut perdurer sous le sceau du désir, inscription dans la vie et le futur. L'enfant ayant pour mandat de restaurer le narcissisme de ce couple.

SITUATION

Depuis plusieurs années, les équipes d'Assistance Médicale à la Procréation (AMP) sont régulièrement sollicitées par des couples désirant un enfant, dont l'un des partenaires ou les deux sont infectés par le VIH et/ou le virus de l'hépatite C (VHC). Ces demandes sont en augmentation constante.

La sexualité, qui est marquée dans ces cas par le sceau du VIH, peut apparaître comme le témoin d'un désordre antérieur (les circonstances de l'infection par le VIH), et la demande adressée à l'« ordre médical » doit alors se situer pour ou contre l'établissement d'un ordre social. L'inscription sociale est figurée par le désir d'enfant, qui requiert d'en passer par la biologie, elle est authentifiée par l'acte procréatif. Le discours médical se situe ainsi au carrefour de la demande sociétale et de la biologie comme figure de la bonne nature. La réflexion qui suit est celle d'un clinicien psychanalyste impliqué dans l'accompagnement des couples à risque viral et des équipes pluridisciplinaires – infectiologues, obstétriciens et biologistes de la reproduction – qui en ont la charge à la Pitié-Salpêtière à Paris.

Il est proposé d'aborder ici l'analyse de cette pratique, en ayant recours à un va-et-vient entre la description de l'aspect technique spécifique et de sa nécessaire traduction fantasmatique. Nous nous inspirerons à la fois de l'outillage proposé par une lecture anthropologique de ces procédés procréatifs et de la nécessaire approche psychodynamique de l'étude des écueils liés à la technique. Celle-ci prélude à la construction d'un individu issu d'un couple qui accède au statut de parents par l'entremise, à la fois de la fiction d'une sexualité stérile et de la contrainte de la non transmission à l'enfant du caractère dangereux de leurs émissions sexuelles.

L'approche anthropologique contemporaine nous permet d'appréhender la manière dont la société va s'appuyer sur la médecine pour offrir aux individus empêtrés dans leur chair par un virus, témoin de leurs conduites sexuelles individuelles, un dispositif familial clé en main, afin de produire à nouveaux frais un ordre social normé par les recommandations médicales. On sait que le mouvement de médicalisation de la procréation ne cesse de s'amplifier et de se diversifier. Afin d'éviter un eugénisme d'État revenant à déterminer le genre de vie qui est digne d'être vécu et celui qui ne le mérite pas, on a préféré confier aux médecins le soin de prendre les décisions au cas par cas. Le droit français leur octroie une place centrale dans la production de nouvelles normes concernant, par exemple, la qualité de vie des enfants à naître. Avec à l'appui, des comités d'éthique et des réunions collégiales dont la finalité est toujours de limiter l'arbitraire et d'accroître la légitimité par le caractère collectif et négocié des décisions. Selon Pierre Jouannet (2004), la responsabilité confiée aux médecins résulterait plutôt d'une limitation allant jusqu'à l'abdication de ces pouvoirs au profit de la société civile, que d'une délégation. Ainsi les médecins sont-ils placés sous la double exclusive imposée par les caisses de l'assurance maladie et de la loi.

Les conditions posées par l'AMP sont à la fois médicales et sociales. En effet, outre leur objet de remédier à une infertilité dont le caractère pathologique a été médicalement diagnostiqué, elles ont l'objectif d'éviter la transmission à l'enfant d'une maladie d'une particulière gravité, conformément à l'article 152-2 du Code de Santé publique paru en 1994. Mais également, il doit s'agir d'un couple vivant, en âge de procréer, apportant la preuve d'une vie commune d'au moins deux ans et consentant aux interventions. L'AMP étant destinée à répondre à la demande parentale d'un couple, les membres de l'équipe médicale s'atteleront à vérifier la motivation des deux membres du ménage...

L'AMP chez les couples séropositifs vient à la fois lever l'interdit posé sur le désir d'enfant, du fait du danger de la contamination parent-enfant, et autoriser une réinscription au sein du champ social. Le projet d'une famille permet d'intégrer à nouveau le fil des générations et de s'identifier à la communauté des couples s'engageant dans la parentalité. Ils passent ainsi du statut de survivants à celui de parents potentiels, entrouvrant le champ d'une possible immortalité. Le clinicien est confronté de manière manifeste à l'insistance des couples à se promouvoir comme des futurs parents, pour lesquels la sexualité entre les époux s'édulcore au profit de la reproduction.

Une nouvelle famille peut s'identifier à un idéal proposé par la médecine

Après avoir été contaminé, l'individu égoïste a bien failli disparaître par la pratique de sa sexualité, en compagnie du virus. Mais celui-ci le ramène illico à la société par le biais du médical. Survivant, notre sujet séropositif n'avait droit qu'à la survie, il peut désormais en se reproduisant, revenir à la communauté, dans un cadre contraignant et codifié. La nature, d'abord dangereuse, du fait de l'écart individuel, redevient « bonne mère » en accueillant en son sein le sexuel autrefois déviant. En effet, l'accès à la parentalité est le signe éclatant du retour à une bonne nature domestiquée par la médecine, corps social fabriqué à partir du socle biologique normé et codifié, à l'opposé de la figure polysémique de la sexualité qui se dérobe sans cesse à l'appel d'une demande de compréhension ordonnée des instances émanant du social.

L'aide médicale à la procréation, par l'application des textes législatifs qui l'ont instituée, est instaurée, on l'a vu, à la demande parentale d'un couple. Par l'action régénérative de la technique, une famille peut enfin émerger comme lieu électif de l'intervention humaine sur la sexualité, avec les interdits posés par la technique elle-même (rapports protégés, interdiction d'allaiter...), pouvant enfin se déployer, effaçant les transgressions passées. Par ailleurs, nous pouvons remarquer que la prise en charge médicalisée des couples séropositifs nous permet de redéfinir les pivots sur lesquels se construisent habituellement les systèmes de parenté. Si nous nous appuyons sur le système de l'alliance, celui-ci précise ici la nature du lien qui permet de s'unir : il doit s'agir d'une personne du sexe opposé, en âge de procréer, qui prend son traitement de manière efficace. Elle abrite un virus vivant mais biologiquement indétectable, définissant par là le caractère sain à partir d'une norme définie par la quantité de virus lui-même.

Si l'on suit Michel Foucault, ce sont à la fois les disciplines du corps et les régulations de la population qui constituent les deux pôles autour desquels s'est déployée l'organisation du pouvoir sur la vie. En effet, ici, c'est la société qui donne un mandat à l'autorité médicale, sorte d'idéal du moi, incarnant à la fois une possibilité identificatoire et une censure pour la personne soignée, dont l'activité sexuelle au service de la reproduction est dorénavant mise en coupe réglée, la conjuration de tout risque de contamination faisant figure de règle primordiale et fondamentale.

Ainsi, pour reproduire une parenté qui reproduit et prolonge le système de parenté, la société n'exerce pas seulement un contrôle sur la sexualité-désir mais aussi sur la sexualité-reproduction à la fois biologique (individuelle et au service de la perpétuation de l'espèce) et sociale (les modalités de rapports mis en place par le collectif). Un des aspects de la pratique de la marginalité incarnée par la séropositivité impose donc à la société humaine une double tâche : subordonner la sexualité-désir à l'ordre social et placer la pratique sexuelle reproductive sous le contrôle de la société.

Dans une perspective anthropologique, les conduites déviantes de la sexualité et de la prise de drogues sont réintégrées dans différents rituels pour les insérer dans la mécanique des rapports de hiérarchie. Celle-ci est portée à un haut degré de technicité et de sophistication, comparable à ceux qui opèrent au sein du monde médical, représentent l'un des modèles de l'Idéal du moi sociétal. Quand la sexualité se soumet à l'injonction d'un ordre procréatif, quelle place vient prendre l'enfant pour maintenir les exigences mises en place par la société, dorénavant relayées par les futurs parents ?

L'enfant-enjeu dépasse le désir individuel d'enfant ; il va contribuer, en effet, en remplaçant ses parents, à reproduire le groupe où il vient prendre leur place, sa santé étant l'objet de toutes les attentions avant même sa conception, au cours des toutes premières étapes de sa vie. Ici, un des modes, pour l'enfant à venir, de « fabrication de l'homme occidental », selon l'expression de P. Legendre, c'est la prise en charge médicalisée de ses futurs parents. Ceux-ci conservent les stigmates de la faute originelle, sous l'apparence du virus rendu à l'état quiescent par les vertus du traitement, condition biologique indispensable mais suffisante pour qu'ils parviennent à la condition de parents. Ici, la place occupée par l'enfant est rendue légitime en vertu de l'application des principes sociaux, qui définissent par avance son identité et son appartenance à un groupe inédit : celui d'une classe d'individus médicalisés à vie par une caste médicale hautement hiérarchisée et spécialisée.

Ainsi l'enfant conçu et normé est-il l'incarnation, dans un renversement des valeurs, des contraintes exercées sur ses futurs parents concernant leur sexualité déviante. Ces derniers seront promus par le discours médical comme figures idéalisables auxquelles leur progéniture pourra enfin s'identifier, sous la tutelle quasi divine du pouvoir de vie et de mort délégué aux instances médico-administratives.

L'individu en soin engendre un enfant sain

Sous le sceau du VIH, donner la vie est le garant ultime d'une condamnation à perpétuité à être traité par la société. C'est par ce jeu entre biologie et société qu'un certain type d'Idéal du moi, « être parent soigné d'un enfant sain », va intervenir dans l'économie des désirs de l'individu séropositif et contribuer en même temps à la reproduction des rapports de parenté et des rapports sociaux auquel appartient cet individu. Cette position peut permettre de « domestiquer » chez le futur enfant, d'une manière anticipée, sa future sexualité polymorphe, en appartenant d'emblée à la société l'ayant fabriqué. Dès à présent, on peut gager que cet enfant mythique puisera, au sein des figures parentales protectrices sublimées, les personnages idéaux incarnés par la médecine, de nécessaires identifications qui incarneront pour lui ces nécessités faites lois. Ses parents dépendent de manière vitale de la société qui les traite à vie, l'enfant à venir sera également contraint par une dette contractée par ses parents. Cette créance a un prix fixé par la société ; c'est par exemple le coût du traitement médicamenteux antirétroviral administré aux parents. Cette dette se trouve en compétition avec la dette de vie de l'enfant vis-à-vis de ses parents (Monique Bydlowski). Ici, par conséquent, la filiation s'origine à partir d'un double registre à la fois social et symbolique.

LA FABRICATION DU PETIT D'HOMME, PRODUIT D'UNE SOCIÉTÉ MONDIALISÉE

Dans une perspective juridique et anthropologique, on peut appréhender le champ de la pratique des techniques reproductives spécifiques proposés à ces couples séropositifs en l'élargissant aux théories sexuelles reproductives ayant cours au sein des différentes sociétés.

En France, si l'on se réfère à l'application des textes législatifs, un arrêté modifiant l'arrêté du 12 janvier 1999 relatif aux règles de bonnes pratiques cliniques et biologiques en AMP a été promulgué le 10 mai 2001. Cet arrêté supprime l'obligation de passer par un protocole pour prendre en charge les patients à risque viral, mais il en fixe les conditions particulières : un couple à risque viral en demande d'AMP s'engage à avoir une vie sexuelle protégée, y compris pendant la grossesse et l'allaitement, et il est tenu au respect des conditions sérologiques pour confirmer la séronégativité du conjoint qui n'est pas infecté. De plus, la charge virale du conjoint infecté doit être quasiment indétectable dans le sang et nulle dans le sperme, si l'homme est infecté. Par ailleurs, le couple ayant reçu les informations sur les risques d'une grossesse chez une femme séropositive, signe un consentement, les traitements contre le VIH pris pendant la grossesse pouvant avoir un caractère délétère sur le développement du futur enfant.

Il s'agit là de dispositions contraignantes qui maintiennent le couple sous la tutelle d'une sexualité codifiée par la quantification normée des constantes biologiques retrouvées dans les fluides vitaux et sexuels. Ici, l'intimité des conduites et du corps désirant se traduit par une objectivation biologique, prélude à la naissance d'un corps filtré, indemne de toute contagion virale. Dans ces conditions, l'AMP devient une nouvelle forme de reproduction, parce qu'elle féconde selon ses propres procédés qui deviennent, remarque Marcela Iacub, aussi contraignants, sinon plus, que ceux de la nature.

Si l'on s'intéresse aux représentations que se font les sociétés plus lointaines étudiées par les anthropologues du processus de fabrication d'un enfant, nous pouvons constater que cette liste d'interdits se rapproche de celle exercée par ces communautés, définissant les lieux, les espaces et les circonstances dans lesquels des actes hétérosexuels menant à la conception peuvent être légitimement accomplis. Ainsi, faire l'amour est un acte qui engage l'ordre à la fois de la société et du cosmos.

Les questions posées par ces nouvelles prises en charge autour de la procréation viennent interroger au moins trois des cinq chaînes de thèmes développées par toutes les sociétés humaines, selon l'anthropologue Maurice Godelier : Qu'est-ce que naître, vivre et mourir ? Comment chaque société pense-t-elle la nature qui l'environne et agit-elle sur elle ? Quels sont et quels doivent être les rapports des humains avec l'invisible, les ancêtres, les esprits, les dieux ?

L'anthropologie nous enseigne que la fabrication d'un enfant nécessite l'intervention d'agents plus puissants que les humains. La pratique de l'AMP chez l'homme et/ou la femme infecté assigne les deux membres du couple à une place où la distinction entre le sexe social et le sexe physique s'estompe au moment où chacun va devoir participer au processus de reproduction de la vie et de la société en y prenant la place que son sexe d'origine lui destinait. Comme chez les *Inuits* étudiés par Agnès Fine, l'un et l'autre parents se retrouvent dans leur enfant en lui donnant matière et forme, mais l'homme et la femme ne lui ont pas donné la vie. Ainsi, la médecine reproductive dans le contexte de l'infection au VIH, constitue l'une des composantes spirituelles de l'identité d'un enfant qui affronte l'existence en compagnie de ceux qui ont survécu ou bien qui ont disparu – victimes du virus promues au rang d'ancêtres –, les enfants en étant quelquefois l'incarnation.

Par ailleurs, l'enfant à naître sera soigné par un père et une mère nourriciers sous traitement médicamenteux antirétroviral pour protéger leurs enfants. Cet aspect peut s'apparenter aux pratiques des *Baruya,* société d'horticulteurs-chasseurs de Papouasie décrite par Maurice Godelier, qui façonnent de leur sperme le fœtus en formation au sein du ventre maternel, en faisant l'amour à leur femme enceinte. Pendant la période de la grossesse, le traitement antirétroviral vient alimenter le futur enfant ; et par déplacement, le bon sperme purgé du virus, qui est déposé au laboratoire de biologie de la reproduction, peut nourrir fantasmatiquement le fœtus dans l'imaginaire parental. Le futur parent est informé par la science médicale, il peut se sentir auréolé du prestige de la santé recouvrée par la prise de médicaments et apte à se reproduire. La confrontation entre le VIH et les gamètes du couple infecté ressemble au rituel initiatique décrit par Dan Jorgensen chez les *Telefolmin,* quand les rites du *taro* concernant le pouvoir de donner la vie s'affrontent à ceux de la flèche qui possède le pouvoir de prendre la vie, de tuer. Le virus rendu à l'état invisible ne peut-il pas prendre la fonction d'un être surnaturel non reconnaissable, contribuant, telle une divinité, à rendre enceinte celle qui a été fécondée ?

En Occident, la science médicale procréatrice tient lieu de mythologie, fondatrice d'un nouveau culte venant détrôner l'ancien dogme chrétien de l'immaculée conception. En effet, par la technique de l'AMP, la sexualité chancelante du couple retrouve une finalité par la réintroduction de gamètes masculins et féminins purgés de tout virus, en réintroduisant un mythe des origines, celui de la rencontre de deux êtres purifiés, lavés de tout péché, d'avant la faute originelle. Ici, le législateur a tenté de normaliser le couple parental qui aurait accès à ces techniques selon le modèle hétérosexuel classique, en utilisant la fiction d'un acte sexuel reproductif vraisemblable. Il s'approcherait au plus près de la « vérité » de la filiation. On peut remarquer que la technique rejoint le credo chrétien. En effet, quand un homme et une femme s'unissent sexuellement pour ne faire qu'une seule chair et engendrer un enfant, ils transmettent sans le vouloir la faute originelle d'Adam et Ève, le péché originel qui, après eux, fut désormais porté par la chair. Ainsi, si la divinité chrétienne complète donc, comme le soleil des Baruya, le fœtus que fabriquent les humains, si elle lui donne une âme et avec elle la promesse du salut éternel, encore faut-il que celle-ci soit lavée du péché originel avec lequel elle est née et que les parents ont transmis. Tel est le rôle du baptême qui fait entrer l'enfant dans la communauté chrétienne tournée vers son salut. On le voit ici, la parenté occidentale chrétienne fait donc partie des quelques univers culturels qui associent naissance et souillure et font porter cette dernière par le sexe. La faute originelle peut-elle se transmettre aux descendants sans mettre en péril le dispositif reproductif patiemment mis en œuvre par les tenants de la médecine, émanation d'un nouvel ordre religieux ?

Ce bref tour d'horizon nous permet d'établir des tentatives de rapprochement entre les diverses théories qui sous-tendent les pratiques procréatives. L'étude de ces croyances nous indique bien que dans aucune société un enfant ne naît du seul jeu des unions sexuelles et des rapports de parenté. Le nouveau venu s'insère dans une sphère cosmique et sociale qui déborde et englobe la sphère de la parenté. Nous allons maintenant questionner la place de la fonction reproductive au sein de la sexualité et analyser le tour de passe-passe auquel se soumettent ces couples contaminés par le VIH pour recouvrer une sexualité reproductive.

QUE TRANSMETTRE À L'ENFANT ?

L'énigme se transmet

La scène primitive originaire a changé de lieu, se faufilant de la chambre des parents au laboratoire de la biologie de la reproduction. La nature du secret a connu un déplacement notable… L'énigme, « d'où viennent les enfants ? », s'est transmuée en lancinante question : « d'où vient le virus ? » La question de la transmission des valeurs à l'enfant, doublée habituellement du travail du négatif des signifiants inconscients transmis, se trouve mise en concurrence par l'interrogation taraudante du : « comment ne pas transmettre mon virus à mon enfant ? » Voire : « comment faire table rase de mon passé incarné par la présence-absence obsédante du virus, qui, de surcroît, est rendue actuellement indétectable ? » L'incarnation, la réincarnation des fantômes du passé effracte le psychisme et peut, par conséquent, faire obstacle au maintien de la condition immatérielle des fantasmes, faisant le lit du « matériel » transmissible redoublé par le procédé de manipulation de gamètes. Ici, la transmission de la vie n'émane plus de l'individu, mais du matériau humain qui, lui, ne meurt pas. Le virus tapi dans les profondeurs, être primitif mais agissant, entre en résonance avec les pulsions partielles archaïques, témoignage encombrant de la préhistoire oedipienne dans laquelle s'est empêtré le sujet en butte à sa séropositivité. Comment la société va-t-elle domestiquer cet organisme brutal afin de l'élever au rang d'agent de la transmission ?

Le totem au service de la domestication

Le virus, témoin primitif de la sexualité antérieure, peut être l'incarnation d'un biologisme spontané, fruit du rapport au vivant à l'animal, telle la pratique du totémisme avec l'idée que l'animal est au plus profond de l'homme.

Selon Jean Laplanche, ce renvoi à l'animal est purement idéologique, il nous permet de nous décharger de notre inconscient en l'attribuant au non-humain en nous. Selon cet auteur, ces théories biologisantes sur notre sexualité demeurent des codes de traduction mis à la disposition de l'enfant par l'univers culturel, pour lui permettre de tenter de traduire les messages adultes. Les théories référant l'homme au vivant visent à maîtriser le sexuel pulsionnel, qui infiltre la relation adulte-enfant.

Mais en libérant la sexualité de son crochet, la nature a contraint l'homme à devenir co-responsable avec elle de sa propre évolution. Le VIH, témoin de cette sexualité dénaturée, peut-il contribuer à co-responsabiliser la nature associée à l'homme ? L'auto-domestication par l'homme de ses pulsions, à l'origine, selon Sigmund Freud, de l'éternel malaise dans la culture, ne semble jamais rencontrer d'issue, mais peut-elle obtenir un exutoire à travers le processus de domestication ?

OUVERTURES

Cette subordination de la sexualité individuelle des sujets séropositifs n'est pas celle d'un sexe à l'autre, mais d'un domaine de la vie sociale aux conditions de reproduction d'autres rapports sociaux. Elle sert à imprimer dans la subjectivité la plus intime de chacun, dans son corps, l'ordre qui règne dans la société, et qui doit être respecté si celle-ci veut se reproduire. Cette empreinte se réalise par le jeu des représentations du corps et de la personne, et du rôle qu'on prête à chacun des sexes et à d'autres agents dans le processus qui donne naissance à un enfant, à la vie. C'est en effet à travers ces représentations que s'inscrit l'appropriation de l'enfant par des adultes considérés comme ses parents.

Ces pratiques procréatives participent à la construction des logiques sociales où la sexualité, toujours en danger de déviance, est vécue comme quelque chose qui peut à tout moment questionner et subvertir l'ordre de la société et de l'univers. D'où les multiples tabous qui l'entourent. La sexualité, prenant appui sur les représentations du corps, est d'avance contrainte de servir de langage et de légitimer des réalités. Ainsi, elle devient source de fantasmes. Ces représentations fantasmatiques du corps parviennent à encoder l'ordre social et inscrire ses normes dans le corps de chacun. Les représentations du corps déterminent ainsi dans chaque société une sorte d'anneau de contraintes sociales et culturelles qui enserrent l'individu. Et c'est dans cette forme impersonnelle de l'intimité à soi qui lui est imposée dès la naissance, et qui organise à l'avance ses rencontres avec l'autre, que l'enfant va commencer à vivre ses désirs.

L'activité humaine transforme sans cesse la réalité matérielle et nous sommes ainsi condamnés à penser avec des schémas conceptuels qui deviennent chaque fois caducs. La situation décrite ici nous offre un exemple remarquable où l'espèce humaine est capable, non seulement d'agir sur elle-même et de modifier ses rapports avec la nature, mais également d'intervenir sur le cours de sa sexualité pour la subordonner à la reproduction de la société. On l'a vu, le sacrifice de la sexualité, par la soumission aux normes, est une nécessité impersonnelle, véhiculée ici par la biologie de la reproduction, qui fait autorité. Ainsi, utilisant les contraintes inhérentes à la contamination virale, l'homme se trouve contraint de produire de la société, du collectif à réinventer pour se résoudre à vivre.

BIBLIOGRAPHIE

Bydlowski (M.) (1997), « Le désir d'enfant au féminin », *La dette de vie, Itinéraire psychanalytique de la maternité*, Paris, PUF, Le fil rouge, 6e éd. mise à jour, 2008.

Fine (A.) (1998), *Adoptions, ethnologie des parentés croisées*, Paris, MSH.

Foucault (M.) (1976), *Histoire de la sexualité. La volonté de savoir*, Paris, Gallimard.

Freud (S.) (1930), *Malaise dans la civilisation*, Paris, PUF, 1971.

Godelier (M.) (1996*a*), Meurtre du père ou sacrifice de la sexualité ? Conjectures sur les fondements du lien social, in *Meurtre du Père. Sacrifice de la sexualité*, in M. Godelier et J. Hassoun (éds), *Approches anthropologiques et psychanalytique*, Les Cahiers d'Arcanes, p. 21-52.

Godelier (M.) (1996*b*), *La production des grands hommes*, Paris, Champs Flammarion.

Godelier (M.) (2007), *Au fondement des sociétés humaines, ce que nous apprend l'anthropologie*, Paris, Albin Michel.

Iacub (M.) (2002), *Le crime était presque sexuel*, Paris, Epel, Essais.

Jorgensen (D.) (1988), Mirroring Nature? Men's and Women's Models of Conception in Telefolmin, *Mankind*, 1, 57-65.

Jouannet (P.), Nahoum-Grappe (V.) (2004), *Histoires de sexe et désir d'enfant*, Paris, Le Pommier.

Laplanche (J.) (1999), *La sexualité humaine, biologisme et biologie*, Paris, Les empêcheurs de penser en rond.

Legendre (P.) (1996), *La fabrique de l'homme occidental*, Paris, Arte Éditions.

Cabinet de lecture

Moustapha Safouan

Pourquoi le monde arabe n'est pas libre

Politique de l'écriture et terrorisme religieux

Paris, Denoël, Collection Médiations
Série « L'Espace analytique », dirigée par Alain Vanier, 2008

Henriette Michaud

Il y a bien des portes d'entrée pour la lecture de ce livre. Je choisis celle de *la traduction des langues*, dans leur rapport à la « politique de l'écriture » au Moyen-Orient. Des questions fondamentales concernant les enjeux de la traduction sont présentées ici dans une pensée qui s'expose : audacieuse, elle s'énonce avec cette clarté particulière qui caractérise le style d'écriture « à l'anglaise » de Moustapha Safouan – proche en cela d'Octave Mannoni, autre auteur psychanalyste de grande culture anglo-saxonne : un style simple, où la pensée avance à découvert. Cette qualité est sans doute accentuée ici par des textes « trempés » dans la langue anglaise, *like the dyer's hand*... j'y reviendrai.

La langue arabe, comme Moustapha Safouan le précise d'emblée, présente cette particularité que la langue écrite, privilège des élites, s'y oppose à la langue vernaculaire, orale, celle de tous les jours. Les deux langues sont « aussi éloignées que le latin de l'italien » (p. 27). La conséquence, considérable, est la suivante : le peuple n'a pas accès à l'arabe classique, qu'il faut apprendre à l'école. Le pouvoir en place en profite pour établir, à bas bruit, ce que l'auteur nomme « une politique de l'écriture », c'est-à-dire une confiscation de fait de la langue écrite, « subordonnée à des fins de prestige et d'exploitation » et « une censure qui ne dit pas son nom ». En Égypte, la langue écrite devient une arme privant le peuple *à la fois* de la pensée occidentale (il ne peut pas lire les traductions en arabe classique), et de la possibilité d'écrire des livres dans sa langue maternelle (la langue de tous les jours n'a pas vraiment statut de langue écrite).

Ce n'est pas la langue classique elle-même – superbe véhicule de la haute littérature (Adonis...) – qui est en cause, mais son utilisation frauduleuse à des fins d'asservissement. En effet, de secrète, l'écriture devient sacrée, en vertu de cette « ventriloquie transcendante » (Lichtenberg) étudiée par l'auteur dans la remarquable dixième conférence des *Dix conférences de psychanalyse*[1] : l'aphorisme de Lichtenberg dit qu'« il existe une manière de ventriloquie transcendante qui consiste à faire croire aux gens qu'une chose vient du ciel qui a été dite sur la terre ». Ce jugement s'applique exactement à la question de la confiscation de l'écriture, considérée comme « venue du ciel » et devenue ainsi « le lieu silencieux de la vérité », « légitimant la religion » (p. 116).

« Pourquoi le monde arabe n'est pas libre » : l'absence de point d'interrogation – un pourquoi qui devient un « voici pourquoi » – fait surgir, par son absence même, la question du lecteur : comment faire autrement ? Chaque chapitre du livre est une manière de poser cette question. L'histoire de la publication, elle-même fruit de l'engagement de plusieurs lecteurs, traducteurs, adaptateurs (tous nommés à leur place par l'auteur, Colin MacCabe en tête) me semble le meilleur exemple de l'éclairage mutuel apporté par une *traduction plurielle.*

HISTOIRE DE LA PUBLICATION DE L'ESSAI : UN VOYAGE DE LANGUES

Le livre regroupe sept articles, conférences ou introductions de traduction, rédigés à partir d'une réflexion commencée, « en juin 1967, après la défaite de la guerre des Six-Jours » (p. 13). L'édition française, c'est ce qui me retient d'abord, a vu le jour après un long périple.

Écrits pour moitié en arabe classique et pour moitié en égyptien démotique, les textes ont d'abord été publiés en Égypte, non sans difficulté. En 2002, après un séminaire à la London Consortium/ University of Pittsburgh sur la structure du pouvoir au Proche-Orient, une traduction anglaise voit le jour. Le manuscrit est adapté à un public non arabe et s'enrichit d'une préface. L'histoire ne s'arrête pas là. C'est à partir de la traduction anglaise que Catherine et Alain Vanier, en 2008, proposent et accomplissent une – excellente – traduction française.

Au passage, le volume gagne une nouvelle préface et un ajout important concernant le problème du terrorisme après le 11 septembre. Avant-propos, préface, introductions diverses, notes et annexe, loin d'alourdir le propos, jalonnent le parcours comme autant de traces d'un voyage de langue en langue, de Pittsburgh à Almansoura, de Londres au Caire. La coloration des chapitres varie en fonction du public auquel s'adressent les conférences ou les articles (linguistes du Caire, universitaires de Londres, psychologues, etc.), comme des variations s'inscrivant dans la marge de l'œuvre principale de Moustapha Safouan. Le simple mouvement de déplacement/rapprochement de cette série de textes soigneusement agencés met en relief le propos de chaque chapitre, articulé autour de la question du pouvoir et de ses liens au langage et à la culture.

TRADUIRE EN LANGUE VERNACULAIRE

> *That handkerchief*
> *Did an Egyptian to my mother give.*
> William Shakespeare, *Othello*, III, 3, 323

Le second point qui retient mon attention est le choix, par Moustapha Safouan, de traduire l'*Othello* de Shakespeare en arabe vernaculaire. Grand traducteur vers l'arabe classique – on connaît, entre autres, sa monumentale traduction de *L'Interprétation des rêves* de Freud, qui a fait événement[2] – et grand admirateur de la langue classique, il décide cependant, en 1998, de changer de langue de traduction. Il s'en explique dans l'introduction de sa traduction d'*Othello*, qui constitue ici le chapitre 4, intitulé « Le rôle du langage dans la création de la culture ».

La décision de traduire en langue vernaculaire est née, comme le précise l'auteur, de « [son] désir de permettre au peuple de lire les grands écrivains dans la langue qu'il apprend au berceau et dans laquelle il passe sa vie, de la naissance à la mort » (p. 79). Il rappelle qu'il a quitté Alexandrie dans sa jeunesse, « sans vraiment connaître [son] pays ».

> Je n'avais aucune idée de la vie à la campagne et ne n'avais jamais rencontré cette figure dont l'Égypte tire son existence matérielle, son véritable être : le paysan (*fallah*).

Le problème purement linguistique n'a pas posé de difficulté spéciale :

> La syntaxe de l'arabe parlé est sans doute plus simple que celle de l'arabe classique. Mais cette simplicité n'est pas synonyme de déficience. En réalité, pour n'importe quelle traduction sérieuse, l'arabe parlé convient beaucoup mieux que l'arabe classique (p. 86).

L'auteur rappelle dans ce chapitre ce qu'il avance dans le reste du livre sous d'autres angles : aucun pays ne peut se développer sans communiquer avec les autres cultures ; c'est donc la tâche des intellectuels de donner au peuple, dans sa langue, un accès à la littérature et à l'écriture. Pour que la plume soit messagère d'une « parole pleine », susceptible d'ouvrir au « clair langage d'une bouche libre », selon les mots d'Eschyle repris par l'auteur (p. 25). Faire de la langue maternelle un outil d'écriture et de lecture est un pas nécessaire sur la voie de la démocratie. La création littéraire doit pouvoir fleurir dans la « première langue »[3], celle que Dante et Galilée utilisaient, à leurs risques et périls.

Moustapha Safouan explique son choix de Shakespeare, parce qu'il est « d'une grandeur indiscutable ». Certes. Mais je me permets deux remarques à l'attention de mes lecteurs : que la traduction d'une tragédie de Shakespeare se fasse *langue maternelle pour langue maternelle,* comme on dit mot pour mot, semble une évidence : Shakespeare a écrit ses tragédies, comme ses comédies dans sa langue maternelle, mouvante et inventive, celle que chacun parlait à l'époque. Les pièces n'étaient d'ailleurs pas faites pour être publiées ; le directeur du théâtre possédait l'unique exemplaire du manuscrit, et chaque acteur recopiait son rôle et l'apprenait par coeur. Alors que les longs poèmes que William Shakespeare a écrits en « beau langage » classique et soigneusement édités, car il en espérait la gloire, ne sont plus appréciés aujourd'hui que des spécialistes.

Deuxièmement, la scène de théâtre, si proche de la scène inconsciente que Freud l'appelait *der andere Schauplatz,* « l'Autre scène », est l'exact contraire du « lieu silencieux de la vérité ». Elle est espace d'énonciation ; elle parle. Sous le masque des mots équivoques se disent tous les mensonges vrais qui construisent, par la plume du poète, ce « puissant refuge de la vérité » auquel Moustapha Safouan fait appel au début du chapitre :

> Les peuples vivants doivent leur vie à leurs écrivains. Non parce que les auteurs leur donnent une « conscience de soi ». Les gens – il suffit d'entendre leurs mots d'esprit – savent tout ce qu'il y a à savoir sur la passion pour le pouvoir, la tyrannie du monarque, la distribution hiérarchisée de la richesse et du pouvoir entre classes sociales et la fausseté inhérente à toute glorification. Mais si la vérité est plus qu'une affaire de plaisanterie, *les grands auteurs sont alors son puissant refuge,* et quiconque assume la vérité est libéré de la crainte du pouvoir (p. 79) [je souligne].

Je ne comprends ni l'arabe classique ni l'égyptien dialectal, ce qui limite mon approche. Mais cette réflexion sur la langue, et l'acte de traduction qu'elle a entraîné, me semblent du plus grand intérêt. Et quand l'occasion se présentera d'assister à une représentation d'*Othello* en arabe dialectal, j'y prendrai grand plaisir, car il s'agit d'une prise de parole avec Shakespeare.

OTHELLO ÉGYPTIEN : LA TRADUCTION COMME ACTE

Traduire *Othello* en arabe vernaculaire, dans les conditions précises que le traducteur analyse, revient à dire en acte : voici comment les choses peuvent changer, pour qu'« une société humaine [soit] possible »[4]. C'est une autre « politique de l'écriture » qui résonne dans ce chapitre, appliquée à un objet qui peut sembler infime.

La brève étude du personnage d'Othello, dont je recommande spécialement la lecture dans le chapitre 4, éclaire vivement l'ensemble du livre, y compris le dernier chapitre, portant sur le terrorisme. La « faillite » d'Othello ne vient-elle pas illustrer celle du pouvoir absolu, « quand l'État fait faillite » ? (p. 11).

> [...] Plus que tout autre pièce, Othello nous apprend à tempérer cette fascination naturelle pour les idéaux, qui annule la pensée (p. 86).

En quelques lignes, Moustapha Safouan campe le personnage d'Othello. Le héros jaloux ne fait pas l'objet d'une interprétation, comme s'il était un être en chair et en os, mais il est traité comme « une création littéraire qui nous enseigne de la névrose », ainsi que Lacan le notait à propos d'Hamlet. L'auteur explique pourquoi il a préféré cette pièce-là :

> Pourquoi *Othello* ? Parce qu'Othello parle comme s'il se regardait en permanence dans un miroir pour s'assurer que son image a toutes les perfections qui fascinent le regard et plaisent à autrui. La raison d'une existence captivée par une telle image idéale est énoncée par Othello quand il dit :
>
> *Oh ! malédiction du mariage,*
> *Que nous puissions appeler nôtres ces créatures délicates*
> *Et non leurs appétits.*
>
> (acte III, scène 3[5])
>
> Othello trahit ainsi son impossibilité à comprendre, ou son incapacité à admettre, que *le désir est un don* : il ne se satisfait pas d'avoir obtenu le désir de Desdémone. Ce qu'il veut, c'est le posséder de façon à ce qu'elle ne puisse pas le reprendre et l'octroyer à un autre, comme s'il s'agissait d'un bien quelconque, une maison, un champ ou une vache. C'est bien sûr impossible, à moins qu'elle ne se transforme en une icône, une statue ou un cadavre inerte ; et de fait, il la tue [...]. (p. 84-85)
>
> [...]

Il paraît que les comédiens, jouant récemment l'*Othello* de Shakespeare en Égypte, à Almansoura, « ne se sentaient pas spécialement à l'aise dans leur langue maternelle » (note, p. 87), habitués qu'ils étaient à jouer en langue classique. Peut-être aussi s'entendaient-ils prendre la parole ? L'histoire ne dit pas comment le public a réagi. Mais on souhaite de belles saisons à cet *Othello égyptien*. Shakespeare aurait adoré, lui qui prédisait, par la bouche d'un de ses mille personnages, que l'on jouerait ses pièces « dans des pays et dans des langues encore à naître », *in states unborn and accents yet unknown*[6]. Sur le théâtre d'Almansoura, la prédiction s'est accomplie.

---

[1]Safouan (M.), *Dix conférences de psychanalyse*, Paris, Fayard, 2001.

[2]Moustapha Safouan est également traducteur, en arabe classique, du *Discours sur la servitude volontaire*, d'Étienne de la Boétie. L'introduction de cette traduction, sous le titre « Les facteurs de la domination occidentale », constitue le premier chapitre du présent livre. À lire sans modération.

[3]Un bel exemple de cette créativité est donné par le livre de Khaled Al Khamissi, *Taxi*, recueil savoureux de dialogues avec des chauffeurs de taxi du Caire, *best-seller* récemment traduit en anglais (Aflame Books, 2007).

[4]Safouan (M.), *La Parole ou la mort, une société humaine est-elle possible ?*, Paris, Seuil, 1993.

[5]*O curse of marriage !*
That we can call these delicate creatures ours,
And not their appetites.

[6]Shakespeare (W.), *Julius Caesar*, III, 1.

Gérard Guillerault
Dolto/Winnicott
Le bébé dans la psychanalyse

Paris, Gallimard, mai 2007, 205 pages

Catherine Desnos

Nous devons à notre collègue Gérard Guillerault un livre intéressant sur les ressemblances, dissemblances voire oppositions entre le bébé selon Françoise Dolto et le bébé selon Donald W. Winnicott. Bébé W vs Bébé D !

Si nous commencions par une histoire, celle-ci pourrait se dire ainsi : bébé Dolto et bébé Winnicott sont sur le même bateau qui fait route de la pédiatrie vers la psychanalyse. Comment se développent-ils ? S'ils tombent à l'eau, par où leurs parents – ou leurs psys ! – les repêcheront-ils ?

L'auteur, un familier et un exégète de Dolto et de son œuvre, se demande d'abord avec humour quel bébé de la « nursery psychanalytique » choisir pour le confronter au bébé selon Dolto ? Le bébé selon Lacan, dans sa férocité et sa jalousie, a beau l'intéresser conceptuellement, d'une part, il craint un peu sa brutalité, d'autre part il le trouve finalement assez proche du bébé Dolto avec son insistance sur le symbolique, sur la constitution du sujet dans et par la parole. Le bébé Winnicott au contraire lui donne l'occasion de mieux discerner ces deux psychanalystes qui ont eu un même souci prévalent de saisir le plus archaïque pour chacun et des parcours similaires, notamment quant à leur désir de transmettre leur entendement dans le corps social, même si leurs pratiques paraissent divergentes.

G. Guillerault, dans ce qu'il revendique clairement comme une lecture doltoïenne de Winnicott, entend démontrer que ce dernier met trop exclusivement l'accent sur « l'environnement maternel », alors que Dolto insiste sur la parole maternelle adressée à l'enfant. Ceci entraîne nombre de conséquences, qui font à ses yeux autant de lignes de partage, et qu'il déplie dans son ouvrage : conséquences sur la culpabilité, la soif d'illusion, les origines de la psychose ou sur la thérapeutique, sur ce qui soigne.

À le lire, commentant presque terme à terme les notions dégagées par l'un et par l'autre, on en vient à penser que si la séparation, la possibilité de se séparer, non seulement sans dommage mais avec joie, est au cœur du projet Dolto, le confort des (re)trouvailles, la nécessité psychique de ce confort, est au centre de celui de Winnicott. On pourrait presque dire que pour l'auteur Dolto fait grandir (opérativité des castrations symboligènes dans le langage) là où Winnicott fait régresser (par un retour créatif à un développement que l'environnement de l'enfant n'aurait pas annihilé, sur lequel il n'aurait pas empiété).

C'est un des mérites de ce livre de donner à penser, très précisément, ces mouvements antagonistes dans la prise en compte de la psyché, antagonismes dont le ressort central se trouve dans l'importance donnée ou non à la parole et au langage.

Maintenant, dans ce qui est pour G. Guillerault l'évidence de plus en plus affermie de leur opposition, on peut regretter qu'il passe en partie à côté du génie de Winnicott. Soutenir que celui-ci a une vision « éthologique, fondée sur l'objet », du développement humain, qu'il en deviendrait plus psychologue que psychanalyste, au sens d'une moindre prise en compte de l'inconscient, n'est pas rendre justice à quelqu'un qui avance dans la lignée de Ferenczi : « L'effondrement a pu avoir lieu, vers les débuts de la vie du sujet, et mon but est ici d'attirer l'attention sur cette éventualité. Le patient doit s'en souvenir, mais il n'est pas possible de se souvenir de quelque chose qui n'a pas encore eu lieu, et cette chose du passé n'a pas encore eu lieu parce que le patient n'était pas là pour que ça ait lieu en lui. »[1]

C'est une attention extrême portée à quelque chose qui, *in fine*, est une compréhension et c'est dans le souci de la restitution de cette compréhension au patient que Winnicott voit le principal ressort thérapeutique.

Dolto, quant à elle, avec son fameux – et central dans sa théorie – : « prend avec ta bouche de main »[2], par exemple, lance la communication au sujet, en l'occurrence une petite fille de 5 ans ayant invalidé une image du corps anale mais ayant conservé une érotique orale. Elle ne s'était pas servie de ses mains depuis 2 ans.

Est-ce pour autant que ces deux approches, dans l'entendement comme dans l'intervention, sont incompatibles ?

Plutôt oui, mais au lecteur de juger, nous répond G. Guillerault avec son livre. Il donne cependant son interprétation : « [...] cette fâcheuse négligence manifeste de Winnicott quant à l'instance signifiante est ce qui le rend du coup forcément plus minutieux dans le détail de ce à quoi est confronté l'enfant, le bébé, "de l'intérieur", de ce qui constitue son "monde", son monde intérieur (ou réalité intérieure). C'est là, dans cette restitution fine du monde intérieur de l'enfant, que Winnicott excelle, c'est là, même avec le cadrage discutable qui est le sien, qu'il nous aide à plonger dans l'impensé, sinon l'impensable, de ce qui constitue les abysses pré-subjectives du vécu du bébé. C'est-à-dire ce que F. Dolto explore, elle, à sa façon – autrement complexe – avec l'image du corps. »[3]

Même si, personnellement, « j'habite » plus l'œuvre de Dolto que celle de Winnicott, je ne les trouve pas incompatibles et je trouve passionnante l'idée d'une confrontation. Avec quels patients et selon quelle sensibilité conduisons-nous des cures tantôt doltoïennes, tantôt winnicottiennes, lacaniennes… J'ai trouvé intéressant aussi de voir poindre les écueils qui surgissent lorsque nous nous en tenons à une lecture « externe » d'une œuvre : prendre les trouvailles pour des « trucs », ou négliger les limites internes propres à chaque théorisation. Dans l'abstrait, si Dolto opère du côté du tranchant et Winnicott du côté de l'enveloppe, comment entendent-ils et font-ils, chacun, intervenir l'inverse ? Ou pour le dire du côté du corps social, si une directrice de crèche se met à croire Winnicott, à l'essentialiser, elle va s'affoler autour des doudous et bâtir un tas de considérations inutilement alarmistes autour d'un enfant qui n'élirait pas un « objet transitionnel », jusqu'à lui fourguer un objet fétiche entre les mains ! Désespérant.

De même, une croyance « plate » en Dolto, induirait l'idée potentiellement sauvage que l'on peut tout dire aux enfants, et même qu'il pourrait suffire de dire. Comme si nous n'avions pas à connaître des ravages du parler sans porter, du parler en se défaussant.

Voici, en dernier lieu, l'interrogation fondamentale que la lecture de ce livre critique a ouverte pour moi, outre le travail de pensée que je viens d'évoquer : le rapport singulier que chaque analyste entretient avec ce qui pour lui est théorique et qui fait qu'avec certains auteurs nous découpons, tandis que chez d'autres nous habitons, ne nous enseigne-t-il pas sur nos fantasmes originaires ?

---

[1]In Winnicott (D. W.), *La crainte de l'effondrement et autres situations cliniques*, Paris, Gallimard, avril 2000, p. 211-212.
[2]In Dolto (F.), *L'image inconsciente du corps*, Paris, Seuil, septembre 1984, p. 36-37.
[3]In Guillerault (G.), *Dolto/Winnicott. Le bébé dans la psychanalyse*, Paris, Gallimard, 2007, p. 58.

Patrick Chemla (sous la direction de)

Entre deux rives. Exil et transmission

Ramonville Saint-Agne, Érès, 2008

Josette Zoueïn

Si les Rencontres de la CRIÉE constituent depuis toujours un événement, à lire ces dixièmes rencontres tenues à Reims les 23 et 24 juin 2006, on peut dire qu'il y va plutôt d'un avènement. Quinze voix plus une portées par l'œuvre de J. Hassoun, témoignent qu'*Entre deux rives* il n'y a pas de transmission sans exil quelle que soit sa forme. Chacun des auteurs passeur, du fait d'être passant, s'exile d'un espace à soi vers un autre inattendu, bouleversant la synchronie la plus établie de l'ontologie, de l'histoire, de la clinique ou de l'anthropologie. Le coup d'envoi de Patrick Chemla se veut coup de force dans cette expédition. Le XXe siècle n'a cessé de nous confronter à une clinique post-traumatique de la Shoah, des génocides et des guerres coloniales de chaque côté de la Méditerranée ; le XXIe, guère plus amène, nous prend « en tenaille » entre novlangue et fétichisation de la marchandise, d'un côté, et la montée irrésistible des communautarismes et des revendications identitaires de l'autre ; n'est-on pas en mesure de s'appuyer sur l'invention de la psychothérapie institutionnelle, fruit d'un surgissement créatif *à partir* d'une situation de catastrophe, pour « se tenir dans le fil de cette transmission qui ne saurait se confondre avec un quelconque héritage... »[1] Création du lieu même de la catastrophe, transmission d'un mouvement, non d'un objet : tel serait l'enjeu.

Trois récits nous racontent comment *Traverser l'exil* à même le pays d'origine. Les guerres ne sont plus alors si extérieures à ce cimetière juif profané à Ghardaïa (Y. Amhis) ; l'exclusion jamais aussi effective en Europe que dans ce mouchoir d'écolière qui l'avait naguère brandie (F. Attiba) ; et les vociférations entendues aux relents d'autant plus mortels qu'ils nous renvoient à un temps qu'on croyait à « jamais » révolu (E. Lumbroso). La facture réelle du cauchemar a donc raison de son prix sur le terrain retrouvé. Le mouvement d'aller-retour vers le lieu de l'origine ouvre au sujet un possible nouage de l'intime au collectif comme il nous confronte dans le même temps à l'étrangeté de la terre natale. Égrenant les œuvres comme autant de parcours et de noms d'exil, avec É. Lumbroso, nous faisons partie d'une série où *Nous sommes tous des exilés*[2].

Y a-t-il transmission dans la cure s'il n'y a pas, d'une position à l'autre, exil du psychanalyste lui-même dans le transfert ? P. Hassoun en fournit une indication magistrale où la constitution d'un lieu en soi pour l'analyste, son ancrage symbolique, prend acte d'un mouvement de migration, aussi bien subjectif que théorique, construisant ainsi au vif des séances un lieu dans l'Autre pour sa patiente. Sarah Collins n'hésite pas à prendre appui sur un collectif thérapeutique pour avancer, allant jusqu'à écrire son cas avec sa patiente toxicomane. Loin de se cantonner à la discipline médicale, M. El Alami s'en remet au transfert pour la constitution d'un autre espace thérapeutique. Créer du lien lorsque manquent les mots à l'adolescence, T. Zampaglione emprunte pour ce faire au modelage sa surface d'inscription. L'humour est enfin cette grâce d'A. Guérineau-Jomelli pour qui *l'Ancre-deux-rives* permet ce balancement de l'une à l'autre, d'une terre à l'autre. Humour indispensable quand il s'agit de secouer l'immobilisme ou la mélancolie d'une existence. Cinq voix au féminin nous livrent ainsi leur savoir-faire, d'une position d'occupant à celle de pré-occupé, une psychanalyse défie toute politique...

Le lecteur ne s'attardera jamais assez sur le *Divan occidental oriental*, troisième volet de l'ouvrage où le face-à-face avec le monde ne lui sera pas épargné. F. Benslama se demande comment poser la question de l'identité dans une langue arabe qui n'a pas de verbe « être », quand le terme qui la désigne, *al huwya*, dérive d'une copule, *huwa*, qui renvoie à la troisième personne de l'absent ! *Lui pas Lui* est donc le titre et la facture de cet « il » du « je », sujet défini par son altérité jusqu'à l'altération. L'auteur développe son interrogation en s'appuyant sur la philosophie soufie d'Ibn 'Arabî (1164-1240), cette expérience de l'altérité si proche de l'élaboration lacanienne quand elle ne la devance pas. Serait-on sur la voie d'un *Autre* désir de l'Autre ? L'*Autre* anthropologique du soufi saura-t-il enfin nous guérir de la folie des origines et la Jérusalem imaginaire, réelle et symbolique d'Henri Cohen-Solal nous délivrer de l'unique, la terrestre et l'incarnée ? La migration des hommes ne serait plus alors qu'une migration des idées : N. Maarouf en illustre la portée anthropologique dans une historiographie saharienne dénaturée par une vision colonialiste tournée vers l'Europe. Sa méthode de travail rejoint celle d'un Freud qui repère dans le trajet d'un rêve le grain de sable insu et soudain révélé. C'est en psychiatre et psychanalyste que Jalil Bennani retrace l'histoire singulière de la psychanalyse au Maroc : une rupture dans la transmission déconstruit la théorie psychanalytique en un geste d'appropriation. Le culturel ne prend pas la touche ethno-psychiatrique, mais se fonde d'une visée structurelle et symptomatique dans un pays moderne où la langue, dans son mouvement de transmission, interroge sans cesse la tradition.

Avec P. Chemla, l'origine fait place à l'entre-deux, la transmission ne s'effectue pas sans perte. *Il était une fois des juifs arabes* est le récit d'un parcours affecté par la psychanalyse, l'histoire, la politique. La clinique n'est pas si étrangère aux évènements politiques quand il s'agit de rétablir une vérité historique, d'exhumer des traces effacées ou de déjouer une sémantique qui annule toute altérité. L'origine étrangère du Moïse est ce fil rouge nécessaire aux psychanalystes qui s'affrontent au trauma dans la clinique et le collectif. P. Chemla traque les ressorts du repli communautaire jusque dans cette identité nosographique appelée forclusion, rendue caduque par une autre clinique. La thérapie des psychoses, la clinique de l'exil contraignent le clinicien au déplacement continu : l'origine toujours inappropriable. Et, s'il est rare, après J. Hassoun, de « s'attaquer » au conflit israélo-palestinien – le réel inabordable ! – l'auteur n'hésite pas à rendre au jour ce que l'histoire ne cesse de refouler : une proximité insoupçonnée des Juifs et des Arabes sur le sol maghrébin, une histoire et une origine particulières dans le cas des Juifs berbères, ces Juifs infidèles. Antisémitisme à peine voilé et anti-sionisme de façade sont à ses yeux à déni égal de la réalité, les psychanalystes y succombant sans nulle peine. P. Chemla illustre-t-il une laïcité (politique ?) proche de celle d'un Freud, tourné plutôt vers l'Orient que vers l'Occident ? Cette même laïcité qui nous porte à dire, à partir d'une situation qui ne cesse d'être catastrophique, que les Palestiniens, de leur façon singulière, sont eux aussi porteurs d'altérité : étrangers parmi leurs semblables, une hétérogénéité pour seule identité au sein du monde arabe. Nous sommes de plus en plus nombreux à le penser. Dans un ouvrage récent *Penser l'hétérogène*[3], Georges Zimra n'écrit pas autre chose : une altérité de part et d'autre signifiant d'une identité de destin. Il est temps que cesse la guerre qui accentue et redouble le clivage. Il est temps de *Franchir la frontière intérieure* (A. Cherki), mur ou tranchée intériorisés, afin que l'exil psychique devienne possible.

Jean Oury nous dit pour conclure que nous sommes de plus en plus en exil et depuis longtemps. Mais en ce qui concerne la transmission, cet homme de la distinction nous invite à reprendre les termes que nous utilisons et à les mettre toujours en question car nous avons tendance à l'hypostase et à la chosification. Indication précieuse quand on songe que le langage s'emploie dans notre économie libérale à évaluer, accréditer, plutôt qu'à dire la vérité. Gravité d'une époque où l'on aliène le symbolique à l'économique.

Il ne faut surtout pas manquer ces Dixièmes Rencontres de la CRIÉE. Chaque ligne de l'ouvrage est gage d'une *Ouverture. Passage des frontières* (Thierry Delcourt).

---

[1]p. 8.

[2]Hassoun (J.), *Les contrebandiers de la mémoire*, Paris, Syros, 1994.

[3]Zimra (G.), *Penser l'hétérogène. Figures juives de l'altérité*, Paris, L'Harmattan, 2007.

F. Robert Rodman

Winnicott, sa vie, son œuvre

Toulouse, Éres, 2008, 538 pages

Jean-Pierre Lehmann

Winnicott, life and works, paru en 2004 à New York, vient d'être traduit en français. Cet ouvrage est le résultat de vingt années d'enquêtes. F. R. Rodman, citoyen américain, né en 1934 (et mort soixante-dix ans plus tard), avait fait des études de médecine et de chirurgie vasculaire avant de s'orienter vers la psychanalyse vers les années soixante. Il n'a jamais rencontré Winnicott : il l'a seulement vu en mai 1963, à Londres, en assistant à une de ses conférences. Mais lui ayant envoyé un article qu'il avait écrit sur les « Effets thérapeutiques des erreurs techniques », il reçut de lui, en 1969, comme un véritable cadeau, une longue lettre. Dix ans plus tard (huit années après la mort de Winnicott), Rodman qui exerçait à Beverley Hills (Californie), écrivit à Clare Winnicott pour lui proposer de publier les lettres de son mari. Ceci aboutit à l'édition en 1987, de *The Spontaneous Gesture,* paru ensuite en 1989, chez Gallimard, sous le titre *Lettres vives.* Mais Rodman ne s'en tint pas là. Clare Winnicott étant, à son tour, décédée en 1984, il continua à travailler avec Madeleine Davis, membre du Winnicott Trust, et cette dernière accepta de collaborer avec lui, à la préparation d'une biographie.

Le nombre de personnes ayant connu Winnicott aux différents temps de sa vie, qu'il a rencontrées ou qui, sollicitées par lui, lui ont écrit, est impressionnant. Les souvenirs des uns et des autres ne coïncident pas toujours. Quelquefois ils sont même contradictoires. Mais l'ensemble constitue un portait très vivant de D. W. W. ainsi que de ses contemporains, protagonistes du mouvement psychanalytique en Grande-Bretagne, amis et adversaires. Cette enquête quasi policière a amené Rodman à soutenir la thèse que la plupart des avancées de Winnicott ont été le résultat de son travail sur sa problématique personnelle. Cela semble assez évident concernant l'élaboration de la position dépressive – nous l'avons, nous-même mûrement établi dans *La clinique analytique de Winnicott* paru chez Éres en 2003. Mais les propos de Rodman, faisant remonter l'origine de ce qu'il a pu dire ou écrire sur la haine, ou sur le clivage des éléments masculin et féminin, à ce qu'il aurait vécu dans relation primitive établie entre sa mère et lui, et dans la quasi-absence de son père, paraissent beaucoup plus sujets à caution.

L'auteur a divisé son livre en deux parties, la première de la naissance de Winnicott à 1952, et la seconde de 1953 à sa mort en 1971. Cette seconde période serait celle de la maturité de D. W. W. On pourrait discuter de la pertinence de cette division. Si Winnicott n'a cessé, sa vie durant, d'affiner sa pratique et sa théorie, tant qu'à parler de maturité, il serait possible de la situer deux ou trois ans plus tôt.

Quoi qu'il en soit, l'auteur a pris le parti de présenter l'œuvre de D. W. W. en suivant au plus près, la chronologie de ses exposés et de ses articles. Les avantages de cette méthode sont contrebalancés par quelques inconvénients. Elle ne permet pas toujours au lecteur de pénétrer plus avant dans la compréhension des questions nouvelles auxquelles s'était attaqué Winnicott ainsi que dans l'analyse des concepts particuliers qu'il a introduits dans le corpus analytique. On peut aussi regretter qu'en traitant de « l'utilisation de l'objet », Rodman n'ait pas assez laissé apparaître que c'était le point d'aboutissement de la recherche de Winnicott sur l'élaboration de la position dépressive ou, selon la formule qu'il préférait, du développement de la capacité de *Concern*.

Mais ce livre ne peut être ignoré de celles et ceux qui désireraient connaître avec plus de précision, le parcours de Winnicott ainsi que ses relations avec quelques-uns de ses contemporains.

F. R. Rodman est décédé l'année de la parution de cet ouvrage aux États-Unis.

Marion Milner
La folie refoulée des gens normaux

Toulouse, Éres, 2008, 378 pages

Jean-Pierre Lehmann

Marion Blackett, née en 1900, dut arrêter sa scolarité en 1917, faute de moyens pour en payer les frais. Peu après, on lui proposa d'apprendre à lire à un petit Canadien de sept ans dont le père combattait dans les tranchées en France. Ce travail si modeste, qui lui avait procuré, ainsi qu'à son élève, beaucoup de plaisir a déterminé, selon son dire, sa carrière future. Une personne à qui elle en avait parlé, l'incita à lire Montessori, ce qui l'amena à enseigner dans une école maternelle Montessori. Cela donna, pour elle, une première forme à la question de la nature de la relation existant entre travail et jeu, du point de vue de la créativité, question qui ne cessa, par la suite, de la préoccuper. Après avoir obtenu une licence en psychologie et physiologie, elle fut amenée à travailler pour l'Institut National de Psychologie du Travail, sur les problèmes liés à la concentration. Ce faisant, elle voulut étudier la sienne, et pour cela se mit à tenir plus assidûment son journal. Elle en publia la teneur, sous un pseudonyme, en 1934, dans un livre intitulé *A Life of One's Own* (*Une vie à soi*). Entre-temps, elle s'était mise à enseigner la psychologie dans des cours du soir ouverts aux travailleurs de Londres, puis à entreprendre une recherche sur le système scolaire et la situation des filles qui ne semblaient pas profiter de leurs études.

En 1937, elle publia un autre livre (*An Experiment in Leisure*) faisant état de souvenirs de vacances passées et d'images qui hantaient ses pensées avec une qualité particulière de rayonnement tranquille dont elle avait essayé de découvrir la signification. Cet écrit préfigurait le problème central auquel, depuis lors, elle ne cessa d'être confrontée chez ses patients et chez elle-même : comment, véritablement, se fier

« à l'inconscient », au vide, à la vacuité, à ce qui semble n'être pas là. Peu après, elle entreprit une analyse avec Sylvia Payne, et à la même époque, elle tomba par hasard sur *La psychanalyse des enfants* de Melanie Klein et entendit une conférence de Winnicott. Celle-ci l'amena à assister à sa consultation, le samedi matin au Paddington Green Children's Hospital. Winnicott, dont elle fit ainsi la connaissance, fut le seul à accepter de prendre en analyse son mari, Derm Milner, un avocat qui souffrait d'asthme aigu.

Quand la guerre de 1939 fut déclarée et que son travail dans les écoles fut interrompu à cause de l'évacuation des enfants, elle se mit à écrire *On not Being Able to Paint* qu'elle publia la première fois en 1950 sous le pseudonyme de Joanna Field. Ce livre fut traduit ultérieurement en français sous le titre *Rêver, peindre*. Elle passait en revue ses premières tentatives pour apprendre à peindre et elle mentionnait les problèmes posés par la perspective et le contour. C'est à cette occasion qu'elle produisit le dessin des deux pots qui se chevauchent, dessin qui allait revenir sans cesse, des années plus tard, dans ses réflexions à la fois sur l'art et sur la psychanalyse. En 1940, elle fut admise à suivre les séminaires de formation à la Société britannique de psychanalyse, et quand elle commença à prendre en thérapie, des enfants, alla voir Melanie Klein pour être supervisée. Par la suite, divorcée, elle fit une seconde analyse avec Winnicott, pour sa « part folle » laissée intacte, pensait-elle, dans son travail avec S. Payne. En 1943, elle commença l'analyse de « Susan » dont elle publia le récit de la cure en 1969, sous le titre *The Hands of The Living God* (*Les mains du Dieu vivant*). En fait, cette analysante lui avait été envoyée par Winnicott. Alice, la première femme de Winnicott, avait, en effet, fait la connaissance de « Susan » en faisant des visites à l'hôpital où cette dernière était soignée, et l'avait invitée à venir vivre avec eux, pour quitter ce service où on lui faisait des électrochocs.

Vers 1954, elle cessa de fréquenter les séminaires de M. Klein parce que, comme Winnicott, elle ne pouvait admettre son idée d'« envie innée ». Elle était beaucoup plus proche du groupe des Indépendants dont elle fit partie.

Une trentaine d'années plus tard, la Société britannique de psychanalyse lui demanda de rassembler ses articles en un recueil : ce qu'elle fit, en publiant ce volume en 1986. Elle lui donna pour titre *The Suppressed Madness of Sane Men* (*La folie refoulée des gens normaux*), en pensant à deux de ses patients qui étaient « sains » dans leur travail professionnel mais non dans les satisfactions émotionnelles de leur vie privée : ils montrèrent, au cours de leur analyse, qu'ils souffraient d'une « fuite dans la santé » (expression de Winnicott). Elle y a donc repris une vingtaine de textes écrits entre 1942 (*La capacité de l'enfant à douter*) et 1977 (*Winnicott et les cercles qui se chevauchent*).

On y trouve notamment un texte qu'elle avait écrit en 1952, à l'occasion du soixante-dixième anniversaire de Melanie Klein, « Le rôle de l'illusion dans la formation du symbole ». Elle y parlait d'un jeune garçon dont l'analyse avait été supervisée par Mélanie. Observant avec attention la façon dont cet enfant utilisait les jouets à sa disposition (une bataille entre deux villages), elle avait pensé que la relation entre lui et eux, pouvait avoir quelque chose de semblable à ce qu'elle avait observé introspectivement lorsque elle-même faisait des dessins « libres », quelque chose à mi-chemin entre la rêverie diurne et l'action instinctive ou volontaire visant un but. Elle avait été amenée à faire un « lien avec l'utilisation que fait l'artiste de son "médium", une substance intermédiaire à travers laquelle des impressions sont transférées aux sens. Cette matière malléable à laquelle on peut faire prendre la forme de ses fantasmes peut inclure la "matière" de son et de souffle qui devient notre langage parlé. » Elle avait souligné l'importance de l'espace de l'illusion dans la relation entre le *self* et l'autre, qui procède du fusionnel à la création du symbole grâce au médium qui accepte d'être malléable.

Dans le long texte de 1955 « La communication de l'expérience sensuelle primaire », elle avait présenté une quarantaine de dessins de deux de ses patientes pour cerner comment l'amour et la joie sont exprimés et communiqués, et montrer l'interaction entre le désir de transmettre, de partager ses sentiments, et les aspirations à retrouver des états narcissiques primaires. Le jeu de ces patientes avec un médium malléable leur permettait d'extérioriser, d'expulser d'elles-mêmes, pour les déposer sur le papier, des marques qui pouvaient prendre une infinité variété de formes et fournir une base pour la communication, à la fois avec l'analyste et avec elles-mêmes. Dans la suite de ce texte, Marion Milner a transcrit les commentaires de psychanalystes à qui elle a demandé, individuellement, de lui faire part de leurs réactions spontanées à certains de ces dessins. Son propos était que les réponses de ces observateurs pourraient peut-être révéler certaines idées non encore formulées dans la théorie analytique et dire quelque chose des approches de base propres aux divers groupes psychanalytiques.

Dans l'article de 1956, « Le sens dans le *Nonsense* (Freud et le Job de Blake) », elle s'est efforcée de transposer ce que, dans ses vingt et une gravures sur l'histoire de Job, Blake a dit sous la forme de symboles visuels et poétiques, à la fois dans les termes de la théorie freudienne classique mais aussi dans les termes des nouvelles perspectives ouvertes par la théorie freudienne. Son but était de communiquer par là, ce qu'un point de vue de freudien pouvait apporter à des enseignants.

La même année, elle avait repris ces illustrations du Livre de Job par Blake, ainsi que certains dessins de « Susan », dans une conférence sur « Psychanalyse et art », à l'occasion des célébrations du centenaire de la naissance de Freud. Son propos était de traiter de la question : « Qu'est-ce que l'art ? » et « Qu'est-ce que le génie en art ? » Au terme de son exposé, elle avait abouti à cette réponse : l'art a à voir avec la capacité du psychisme conscient de faire l'expérience d'une coopération avec les profondeurs inconscientes, à travers la bataille pour exprimer quelque chose avec le médium choisi. Et la mesure du génie dans les arts est liée au degré de coopération avec son psychisme inconscient auquel l'artiste parvient au moyen de ce médium.

Il me faudrait encore citer ses textes de 1972 et 1977, « Winnicott et le trajet aller-retour », où elle a décrit les moments forts de ses rapports avec lui, en matière de théorie, et « Winnicott et les cercles qui se chevauchent », où pour le 69e numéro de la revue *L'Arc* consacré à Winnicott, elle avait pris comme point de départ ce qu'il avait dit à propos de son dessin des années 1930 sur les deux pots.

Marion Milner est morte en 1998.

David Foster Wallace

Brefs entretiens avec des hommes hideux

Paris, Au Diable Vauvert, 2005, 439 p.

Frédéric de Rivoyre

WELCOME TO PARADISE

Moqueur ? :

« Le poète américain, cinquante-six ans, prix Nobel, connu dans les cercles américains comme "le poète des poètes" ou parfois simplement "Le poète", était dehors sur la terrasse, torse nu, quelques kilos en trop, dans une chaise longue partiellement inclinée, au soleil, en train de lire, à moitié allongé, quelques kilos en trop pas plus… »

Grinçant ? :

« Écoutez. J'abhorrais mon enfant. J'en abhorrais l'œil, la bouche, la lèvre, le naseau pincé, la lippe mouillée et pendulaire. Sa peau elle-même était une affliction. *Impétigo*, le terme médical, chronique. »

David Foster Wallace est un écrivain de nouvelles américain. Un vrai, un grand, dans la lignée de Pynchon, de Carver surtout. Un de ces gars qui viennent de la campagne et qui écrivent des histoires petites et misérables, prétexte à exercer leur vision désespérée du monde.

Un qui aurait beaucoup lu aussi, du Salinger à coup sûr mais aussi les Grecs, les Russes, etc.

Et qui saurait faire de cette pratique littéraire particulière qu'est la nouvelle un art moderne de dire le monde.

Le monde, tel que le regarde D. F. Wallace, est un monde étrange et triste où l'espoir est rare. S'y croisent sans se rencontrer des êtres qui portent un mal être permanent. L'écrivain parfois semble laisser sa propre douleur affleurer dans le récit mais son talent réside dans son intelligence de la construction, sa liberté ahurissante d'écriture et puis enfin et surtout par son humour dévastateur. Son talent se trouve sans doute dans cette étonnante capacité de toucher des questions tragiques (Eschyle est présent) tout en gardant une ironie et une loufoquerie présentes.

Dans cette catégorie, il a y un petit bijou qui s'appelle *Adult World*. C'est le récit cinématographique d'une discussion qui se situe à l'intérieur de la tête d'une femme. « J. (tjrs pâle comme un linge, ambiance Nastasya F. chez Dostoïevski) consent abruptement à interlude adultérin du Holiday Inn. (Ton neutre : "HMMM, OK dit-elle.") E. A. dessert plateau avec barquette intacte & tasses vides & dosettes de crème et c... suit J. dans parking de fast-food. J. attend au volant de son Accord. » Elle est obsédée par une certitude : comme elle se sent insignifiante et sans la moindre qualité, elle se persuade que son mari la délaisse. L'intrigue n'est pas neuve. Sur ce thème archi connu, Wallace livre une improvisation impeccable. Le grotesque envahit la scène, le mari est rebaptisé OCC pour Onaniste Compulsif Clandestin, il est soupçonné de livrer une comédie permanente de l'amour alors qu'en réalité, il ne ressent aucun plaisir avec elle. Cette certitude dont la loufoquerie parvient à masquer tout juste son réel de paranoïa, l'entraîne dans un certain nombre de situations totalement désopilantes.

Construite comme un plan de cinéma, la nouvelle intègre par petites incises rapides et déconcertantes des éléments du décor. Puis se dessine un contrechamp qui donne alors à la nouvelle une profondeur philosophique. Car par la vitre on aperçoit la façade d'*Adult World*, le sex-shop du centre commercial. C'est le monde adulte vu par Wallace, un énorme sex-shop, sans âme, qui vend des *toys* comme on vend des boîtes de raviolis, et dans lequel des humains ravagés d'angoisse se pressent sans savoir pourquoi.

Il y a aussi la réjouissante histoire du « sujet dépressif » qui raconte en détail sa thérapie, son psy (sympa mais nul !), sa famille normale donc abominable et qui cherche à joindre les membres de son Échafaudage Émotionnel pour s'en sortir.

Celle-là est un *must* pour ceux qui croient que les psychanalystes sont des thérapeutes comme les autres.

Bon, je ne vais pas aller plus loin. Le recueil de nouvelles se nomme *Brefs entretiens avec des hommes hideux*, publié au Diable Vauvert. Comme le précédent tout aussi formidable et qui s'appelle : *Un truc soi-disant super auquel on ne me reprendra pas*. C'est à lire comme on déguste un alcool fort, sans respirer.

À propos, David Foster Wallace s'est donné la mort en septembre 2008, il avait quarante-six ans. Mauvaise nouvelle.

À paraître à l'automne 2009

Che vuoi ? Nouvelle série

Volume 32 / 2009

Les perversions

Hydre aux cent têtes mais au corps incertain, la perversion toujours paraît et toujours échappe. Structure, symptôme et défense à la fois, elle brouille les repères en subvertissant les dichotomies fondamentales du bien et du mal, du privé et du public, de la réalité et du fantasme. La clinique du transfert, reprise dans les conditions d'aujourd'hui, ne confèrerait-elle pas une nouvelle ampleur à cette forme étrange du désir, dont Freud déjà avait renouvelé l'approche ?

Les textes proposés sont à adresser par courrier électronique en document Word et avec l'adresse de l'auteur au Comité de rédaction à : sreznik@free.fr

Les articles ne devront pas dépasser 30 000 signes (espaces compris). Ils seront présentés sans mise en page particulière. Il est conseillé d'avoir recours à des sous-titres pour rythmer le texte. Les mots étrangers, les titres de livres ou d'œuvre (film, tableau, etc.) sont à inscrire en *italiques.* Les notes seront à ajouter en fin de texte.

Pour une note de lecture, compter environ 3 000 à 9 000 signes en moyenne. Il existe aussi de courtes notes (1 000 à 3 000 signes) dans la rubrique *Che vuoi ? a aussi reçu.*

Les citations seront introduites entre guillemets dans le texte et leurs références devront être le plus complètes possible, selon le modèle suivant :

- **Pour un livre** : Dolto Françoise, *Au jeu du désir,* Paris, Le Seuil, 1981, 344 p.
- **Pour un livre traduit** : Freud Sigmund (1905), *Le mot d'esprit et sa relation à l'inconscient,* trad. fr., Paris, Gallimard, 1988, 440 p.
- **Pour un article dans une revue** : Castoriadis-Aulagnier Piera, « Le droit au secret : condition pour pouvoir penser », *Nouvelle Revue de Psychanalyse,* Paris, Gallimard, 1976, n° 14, p. 141-157.
- **Pour un article dans un livre** : Ferenczi Sandor (1910), « Mots obscènes. Contribution à la psychologie de la période de latence », in *Psychanalyse I. Œuvres complètes,* tr. fr. 1968, Paris, Payot, p. 132.

La rédaction se réserve le droit de demander des précisions, coupures ou autres modifications des textes fournis. Elle se réserve aussi celui de refuser un texte qui ne respecterait pas les dates-limites de remise indiquées ou dont les références seraient incomplètes.

Numéros parus :

N° 1 *Expériences du négatif* : M. Arambourou, J.-J. Blévis, M.-Cl. Thomas, J. Clerget, G.-A. Goldschmidt, F. Biégelmann, Ch. Maillet, M.-Cl. Thomas, D. Kohen, J. Hassoun, S. Hajlblum, P. Hassoun, J.-P. Lehmann, S. Benzaquen, J.-M. Pré-Laverrière, Cl. Spielmann

N° 2 *La contrainte* : M. Montrelay, B. Baas, M. Blévis, P. Hochart, F. Baudry, M.-L. Lévy, J.-M. Pré-Laverrière, Parménide, J.T. Dessanti, J. Cooren, I. Diamantis, F. Delbary, J. Jouet, C. Doroszcuzuk, E. Guidoni, J.-P. Maillet, C. Casadamont, J. Hassoun, G. Casadamont, A. Deniau, P. Chemla

N° 3 *Actualité de* **Totem et Tabou** : C. Rabant, M. Arambourou, S. Benzaquen, A. Deniau, J. Imbeault, C. Buci-Glucksman, G. Casadamont, S. Ostrowetsky, P. Ginésy, D. Pariente, J.-J. Blévis, M. Hessel, M. Gaugain, J. Hassoun, Ch. Maillet, S. Lesourd

N° 4 *La Folie insoupçonnée* : J.-J. Blévis, J. Jouet, S. Hajlblum, P. Kahn, M. Schneider, J.-L. Payen, D. Maugendre, Y. Charnet, B. Buchanan, C. Casadamont, J. Oury, D. Destombes, J.-M. Pré-Laverrière, E. Diet, S. Le Poulichet, E. Cormann, A. Vicaire, S. J. Norman

N° 5 *La responsabilité du psychanalyste dans la Cité* : S. Benzaquen, A. Cherki, M. Chnaiderman, R. Hallack, F. de Rivoyre, S. Nerson-Rousseau, M. Dubec, M. Martin, A. Allart-Terminassian, M. Dreyfus, J. Hassoun, G. Dana, M. Arambourou, M. Tricot, J. Birman, P. Mieli, J. Hassoun, Ch. Maillet

N° 6 *La jalousie* : C. Casadamont, J.-J. Blévis, M. Montrelay, J. Moulin, G. Grandguillaume, M. Arambourou, E. Marjolin-Guidoni, C. Wajsbrot, M. P. Destombes-Charitat, P. Aubier

N° 7 *Logiques du corps* : J. Birman, M. Novodorsqui, G. Guillerault, S. Nerson-Rousseau, D. Dobbels, M. Arambourou, Cl. Rabant, J.-M. Pré-Laverrière, Cl. Spielmann, C. Cacoub, Ph. Sollers, P. Uzan, G. Dana, J. Hassoun, S. Hajlblum, H. Abdelhouaed

N° 8 *Le religieux* : J.-J. Blévis, M.-L. Lévy, F. Cohen, S. Benzaquen, O. Natahi, O. Grignon, J.-P. Lehmann, Cl. Rabant, Cl. Maillard, E. Faber, J. Hassoun, J.-M. Pré-Laverrière, P. Chemla, A. Dufourmantelle, J.-P. Lebrun, A. Deniau

N° 9 *Moments psychotiques dans la cure* : M. Blévis, S. Benzaquen, C. Kolko, F. Davoine, S. Quesemand-Zucca, F. Delbary-Jacerme, A. Longuet Marx, P. Mieli, A. Lehmann, J. Feher-Gurewitch

N° 10 *L'inespoir* : M. Revault d'Allones, F. Delbary-Jacerme, E. Guidoni, J.-M. Pré-Laverrière, O. Natahi, P. A. Taguieff, Y. Lugrin, F. Benslama, M. Arambourou-Mélèse, C. Casadamont, P. Ginésy, D. Weiss, B. Friot

N° 11 ***Désunion*** : J.-P. Lehmann, J.-P. Basclet, K. Varenne, O. Douville, A. Deniau, G. Dana, J. Félician, D. Epstein, J.-P. Teboul, J.-P. Lehmann, O. Douville, A. Deniau, N. Zaltzmann, J. F. Glicenstein, O. Douville, J.-P. Lehmann, A. Deniau, S. Trigano

N° 12 ***Jacques Hassoun*** : F. Hofstein, M. Godelier, Cl. Sahel, G. Garner, C. Wajsbrot, N. Novodorsqui, Cl. Spielmann, C. Alexandre-Garner, C. Naggar, M. Arambourou, A. Cherki, O. Douville, O. Natahi, A. Deniau, J.-P. Lehmann, M. Abbaye, J.-P. Pré-Laverrière, J. Félician, A. Longuet Marx, F. M'rad

N° 13 ***Le mouvement de l'analyse*** : G. Dana, F. Davoine, G. Haddad, Cl. Maillard, F. Delbary-Jacerme, C. Casadamont, A. Didier-Weill, M. Moisseeff, A. Finkielkraut, S. Trigano, Ph. Rappard, A. Deniau, M.-L. Lévy, M. Tricot, P. Verhaege, P. Hassoun, D. Lévy, J.-M. Pré-Laverrière, J.-P. Teboul

N° 14 ***Rencontrer le réel*** : H. Petit, M. Tricot, Ch. Maillet, F. Davoine, J.-P. Lehmann, J.-P. Winter, H. Bentata, A. Ksensée, S. Benzaquen, A. Deniau, F. de Rivoyre, P. Belamich, L. Mélèse, J.-L. Payen, L. Mingasson, P. Hassoun

N° 15 ***La formation des psychanalystes*** : N. Beauchamp, J.-P. Lehmann, A. Lehmann, M. Safouan, Ch. Melman, A. Didier-Weill, Ph. Julien, C. Soler, J. Cournut, D. Zaoui, J.-A. Miller, J.-J. Blévis, R. Zygouris, D. Sainte Fare Garnot, I. Gárate-Martínez, L. Gherchanoc, R. Lévy, B. Lemérer, G. Pommier, M. Strauss, G. Dana, J. Froissart Jr, A. Galbiati, P. Hassoun-Lestienne, M.-L. Lévy, S. Nerson Rousseau, J. Zoueïn

N° 16 ***Le symptôme*** : M.-L. Lévy, J.-J. Blévis, J.-P. Lehmann, F. Davoine, P. Kahn, H. Petit, G. Dana, F. Decant, S. Benzaquen, C. Desnos, G. Sabsay Foks, J.-M. Pré-Laverrière, A. Deniau

N° 17 ***Loin du divan ? Des psychanalystes dans les structures de santé*** : J. Sédat, J.-P. Lehmann, M. Landau, M.-T. Fritz, M. Tricot, I. Bethenod, O. Borel, S. Giampino, A. Lehmann, Th. de Rochegonde, G. Dana, A. Deniau, D. Lévy, É. Lumbroso, P. Ginésy, F. de Rivoyre, A. Doussin, J. Perroy, S. Nerson Rousseau, G. Michaud, S. Benzaquen, J.-J. Blévis

N° 18 ***Sublimer ? I. La pulsion et l'acte*** : P. Quignard, J.-J. Blévis, F. Delbary-Jacerme, M. Constantopoulos, M. Gauthier, G. Lévy, Cl. Maillard, C. Casadamont, J.-P. Lehmann, D. Arnoux, A. Deniau, M.-L. Lévy, D. Weiss, Ph. Beucké

N° 19 ***Sublimer ? II. Chemins de la création*** : H. Cixous, M. Faivre-Engelhardt, D. Sibony, C. Wajsbrot, Cl. Maillard, Cl. Spielmann, J. Labour-Gril, J. Froment, D. Arnoux, J.-Cl. Maleval, H. Petit, S. Wiener, C. Soler, J. Attié, D. Lévy, M. Constantopoulos, J.-L. Durand, A. Guérineau-Jomelli

N° 20 *De l'infantile* : M. Faivre-Engelhardt, D. Weiss, M. Tricot, S. Reznik, M. Hessel, A. Deniau, M. Constantopoulos, P. Hochart, J.-P. Lehmann, D. Rivière, P. Hassoun, P. Chemla, F. Attiba, É. Lumbroso, C. Desnos, F. de Rivoyre, S. Benzaquen, G. Dana, J. Perroy, N. Anquetil, M. Jeanvoine

N° 21 *La psychanalyse en traductions* : J.-Cl. Milner, D. Lévy, S. Reznik, G.-A. Goldschmidt, J. Altounian, L. Cornaz et Qi Chong, O. Douville, G. Tarabichi, J. Zoueïn, T. de Rochegonde, M. Constantopoulos, J. Morel Cinq-Mars, A. Houballah, Cl. Maillard, F. Reznik, G. Sabsay Foks, L. Cornaz, P. Hassoun, M. Tricot

N° 22 *Malaise dans la réglementation* : J. Sédat, A. Deniau, D. Lévy, M. Aisenstein, C. Mathelin, A. Vanier, T. de Rochegonde, Débat au Sénat, L. Mahjoub, J.-A. Miller, A. Tardits, C. Soler, Cl. Rabant, J. Perroy, J.-P. Llugiver, L. Le Vaguerèse, J.-D. Matet, G. Dana, P. Boismenu, P. Mieli, A. Esquerre, G. Sias

N° 23 *Destins des traces* : J.-P. Lehmann, R. Major, Ph. Beucké, P. Pachet, G. Dana, J.-J. Blévis, C. Casadamont, Cl. Maillard, P.-L. Assoun, C. Kolko, J. Aubry, C. Tiberghien, A. Lehmann, Cl. Rabant, D. Lévy, M. Landau, M. Hessel, D. Destombes, F. Delbary-Jacerme

N° 24 *De l'argent* : S. Reznik, Cl. Alphandéry, R. Lew, J. Sédat, M.-L. Lévy, A. Deniau, L. Mingasson, G. Sabsay Foks, F. Biégelmann, M. Ducornet, M. Landau, F. Bieth, F. Bétourné

N° 25 *Regards cliniques sur la loi* : J. Attali, D. Lévy, S. Reznik, J. Félician, Ph. Réfabert, A. Deniau, D. Rivière, L. Cornaz, Cl. Sahel, Th. de Rochegonde, M. Tricot, D. Epstein, J.-P. Lehmann, É. Glissant

N° 26 *La langue intime* : M. Vierling, H. Ewenczyk, J.-P. Lehmann, Cl. Maillard, F. Delbary, M. Faivre-Engelhardt, R. Lew, S. Malem, S. Reznik, A. Deniau, F. Swiatly, F. Bétourné, F. Reznik, F. F. Berger

N° 27 *L'expérience du transfert* : S. Rabinovitch, D. Lévy, S. Reznik, J. Zoueïn, Cl. Maillard, M. Constantopoulos, F. Biégelmann, G. Sabsay Foks, Ph. Réfabert, A. de Villanova, J.-P. Lehmann, Cl. Jeangirard, V. Medda, G. Dana, F. Dahan, J. Félician, P. Hassoun, S. Benzaquen, T. Landau

N° 28 *Imaginaire et narcissisme* : J. Sédat, F. de Rivoyre, J.-P. Lehmann, B. Toboul, C. Desnos, B. Lemérer, A. Deniau, O. Douville, O. Grignon

N° 29 *L'erre de la jouissance* : J. Sédat, M.-L. Lévy, M. Tricot, F. Delbary, S. Reznik, H. Michaud, Ph. Réfabert, Cl. Maillard, G. Chaboudez, S. Malem, J.-P. Lebrun, D. Lévy, A. Deniau, Ph. Beucké

N° 30 ***Le rire en analyse*** : S. Reznik, Ph. Avron, A. Guérineau-Jomelli, D. Destombes, Cl. Maillard, C. Rabant, M. Constantopoulos, R. Lew, M. Kohn, F. Reznik, L. Gorse, F. de Rivoyre, J. Morel Cinq-Mars, F. Biégelmann, I. Robert

Collection « Psychanalyse et faits sociaux »

N° 1 ***Quand la psychanalyse oriente la psychiatrie*** : A. Deniau, G. Dana, J.-D. Matet, P. Chemla, P. Bantman, J. Pernet, M. Sauvé, M. Rajnchapel-Granat, M. Bullot-Boisson, B. Chevillion, S. Colin, L. Buzit, Ch. Pourrier, B. Wallian, F. Grasser, F. Chaumon, K. Le Marois, D. Ramsbott, F. Grossmann, A. M. Vanhove, M. Nebout, S. Quéré, M. Boisliveau, A. Bouhlal, L. Rajbenbach, G. Lewkowicz

N° 2 ***Psychanalystes, gourous et chamans en Inde*** : C. Clément, P. Bantman, D. Sabatier, J. Nimylowycz, S. Kakar, R.C. Jiloha, O. Douville, M.-H. Braudo, A. Vanier, G. Pommier, S. Hefez, F. Mélèse, J. Vigne, Y. Govindama, F. Pittolo, U. Barua, R. Airault, I. Kaganski, J.-F. Solal, Ch. Fouchard, D. Lippe, T. Van Eersel, T. Delcourt, J.-J. Moscovitz, P. Hassoun, A. Deniau, Ch. Condamin

N° 3 ***Jacques Hassoun, Extraits d'une œuvre*** : Prémices ; La langue - les langues, histoire et psychanalyse ; De l'expatriement fondateur à la déchirure en abîme ; Être psychanalyste avec l'écriture de l'Histoire ; Un judaïsme éclairé

L'HARMATTAN, ITALIA
Via Degli Artisti 15 ; 10124 Torino

L'HARMATTAN HONGRIE
Könyvesbolt ; Kossuth L. u. 14-16
1053 Budapest

L'HARMATTAN BURKINA FASO
Rue 15.167 Route du Pô Patte d'oie
12 BP 226
Ouagadougou 12
(00226) 76 59 79 86

ESPACE L'HARMATTAN KINSHASA
Faculté des Sciences Sociales,
Politiques et Administratives
BP243, KIN XI ; Université de Kinshasa

L'HARMATTAN GUINEE
Almamya Rue KA 028
En face du restaurant le cèdre
OKB agency BP 3470 Conakry
(00224) 60 20 85 08
harmattanguinee@yahoo.fr

L'HARMATTAN COTE D'IVOIRE
M. Etien N'dah Ahmon
Résidence Karl / cité des arts
Abidjan-Cocody 03 BP 1588 Abidjan 03
(00225) 05 77 87 31

L'HARMATTAN MAURITANIE
Espace El Kettab du livre francophone
N° 472 avenue Palais des Congrès
BP 316 Nouakchott
(00222) 63 25 980

L'HARMATTAN CAMEROUN
BP 11486
Yaoundé
(00237) 458 67 00
(00237) 976 61 66
harmattancam@yahoo.fr

506994 - Novembre 2012
Achevé d'imprimer par

1livre.com

du rêve à la réalité !

Made in the USA
Monee, IL
05 November 2026

67853045R00129